PROGRAMA DE LEVANTAMENTO DE PESO

PROGRAMA DE LEVANTAMENTO DE PESO

O GUIA DO TREINADOR VITORIOSO

BOB TAKANO

Tradução
Balão Editorial

Revisão técnica
Mariana Nobre S. L. dos Santos

Phorte editora
São Paulo, 2022

Título do original em inglês:
Weightlifting Programming: A Winning Coach's Guide

Programa de levantamento de peso: o guia do treinador vitorioso

Rua Rui Barbosa, 408
CEP: 01326-010
Bela Vista – São Paulo – SP
Tel.: (11) 3141-1033
Site: www.phorte.com.br
E-mail: phorte@phorte.com.br

CIP-BRASIL. CATALOGAÇÃO NA PUBLICAÇÃO
SINDICATO NACIONAL DOS EDITORES DE LIVROS, RJ

T142p

Takano, Bob

Programa de levantamento de peso : o guia do treinador vitorioso / Bob Takano ; tradução Balão Editorial ; revisão técnica Mariana Nobre S. L. dos Santos. - 1. ed. - São Paulo : Phorte, 2022.

296 p. ; 24 cm.

Tradução de: Weightlifting programming: a winning coach's guide
Apêndice
Inclui bibliografia
ISBN 978-65-990174-5-2

1. Educação física. 2. Halterofilismo. I. Balão Editorial (Firma). II. Santos, Mariana Nobre S. L. dos. III. Título.

20-64464 CDD: 796.41
CDU: 796.88

Leandra Felix da Cruz Candido - Bibliotecária - CRB-7/6135
ph2383.1

Este livro foi avaliado e aprovado pelo Conselho Editorial da Phorte Editora.

Impresso no Brasil
Printed in Brazil

PROGRAMA DE LEVANTAMENTO DE PESO: O GUIA DO TREINADOR VITORIOSO

Prefácio de Harvey Newton

O interesse pelo empolgante e exigente esporte olímpico chamado levantamento de peso vem ressurgindo nos Estados Unidos na última década. Isso se deve, em parte, ao forte apoio de organizações como a National Strength and Conditioning Association (NSCA – Associação Nacional de Força e Condicionamento) e a Collegiate Strenght and Conditioning Coaches Association (CSCCa – Associação de Treinadores Colegiados de Força e Condicionamento), e, em parte, ao surgimento do CrossFit, um treinamento físico popular que utiliza movimentos-chave de levantamento de peso competitivo, como o arranque e o arremesso.

Como acontece com a maior parte dos esportes, o aperfeiçoamento no levantamento de peso demanda um treinamento adequado. Um treino bem-sucedido de levantamento de peso requer proficiência em ao menos três áreas: desenvolvimento otimizado de técnicas de exercício, criação e implementação de um plano de treino adequado, e conhecimento e técnica apropriados e direcionados para a busca do sucesso na plataforma competitiva.

Os iniciantes no treinamento de atletas de levantamento de peso focam corretamente sua energia em observar, entender e instruir as complexidades técnicas de nossos levantamentos desafiadores. O treinador novato logo percebe que o treinamento bem-sucedido para a competição não pode ser acelerado, mas vem com o tempo. No meio disso tudo, perde-se o "como" planejar e implementar programas de treinamento adequados. A falta de entendimento científico sobre os princípios de treinamento ou de habilidade para planejar protocolos de treinamento ideais limita muito a possibilidade de sucesso.

Com a obra *Programa de levantamento de peso: o guia do treinador vitorioso*, Bob Takano, treinador de renome internacional e professor há muitas décadas, estabelece um mapa detalhado do caminho para o sucesso no levantamento de peso. Bob é um amigo de longa data e colega de trabalho, em quem eu confio para a tarefa de ensinar aos atuais e aos futuros treinadores de levantamento de peso como treinar corretamente, de forma sensata e inteligente.

No começo, Bob e eu aprendemos a treinar por meio de métodos similares, incluindo aprender com outros, digerir publicações estrangeiras destinadas a treinadores, e várias tentativas e erros, que aplicamos em nossos levantadores juniores. Muito antes de conhecer o "T", eu era influenciado por seus escritos no antigo periódico *International Olympic Lifter*. A sua coluna, "Exercise of the Month" [Exercício do mês], que depois se tornou a "Takanotes", era sempre um ponto alto, e descrevia não somente seus *insights* sobre técnicas e conceitos de treinamento, mas também mostrava como ele era um excelente escritor.

Como primeiro treinador do time americano de levantadores de peso, convidei Bob a participar de treinamentos e cursos no Centro de Treinamento Olímpico em Colorado Springs, para que eu pudesse observar de perto seus métodos de treinamento. Eu também tive o prazer de treinar vários levantadores que também foram treinados por Bob, principalmente o olímpico Albert Hood. O jovem Albert demonstrou os resultados do treinamento excelente de Bob nos campeonatos mundiais juniores e nas Olimpíadas de 1984.

No final dos anos 1980, organizei as primeiras tentativas de ensino para treinadores do time americano. Gene Baker, nosso coordenador de treinamento à época, escreveu três manuais sobre técnica, preparação física geral e planejamento de treino, bem como produziu dois programas em vídeo. O sucesso do terceiro manual, *Training Program Design* [Planejamento de Programa de Treino], foi incrível.

Gene e eu logo chegamos à conclusão de que a maioria dos treinadores quer receitas para aplicar ao treinamento, isto é, "Quero implementar o programa de outro treinador". Esse é, certamente, o jeito mais fácil de conseguir um programa de treinamento, embora possa não ser o ideal para determinado levantador. Poucos queriam aprender *como* desenvolver um programa, ou se dar ao trabalho de calcular toda a matemática envolvida. Do mesmo modo, na NSCA encontrei muitos (até demais) especialistas certificados em força e condicionamento sem noção nenhuma de como criar um plano anual.

Alguns leitores adotarão a mesma abordagem depois de ler *Programa de levantamento de peso: o guia do treinador vitorioso*. Bob até menciona "roubar programas de treinamento" como um método de começo de carreira. Mas ele continua e afirma que, para ser bem-sucedido, é preciso se aprofundar e usar toda essa informação valiosa que ele nos entrega neste livro único.

O treinamento de levantamento de peso é um desafio difícil de ser dominado. Atalhos, como seguir a última moda da internet, geralmente não valem a pena, ainda mais quando se busca nível olímpico. Como leitor, você tem em mãos uma fonte fantástica de métodos de treinamento testados e aprovados para otimizar a *performance* no levantamento de peso. Aproveite esta experiência!

Harvey Newton

SUMÁRIO

SEÇÃO A
INTRODUÇÃO

3 de agosto de 2011

Atualmente, há, nos Estados Unidos, mais interesse em praticar levantamento olímpico do que nunca. O número de sócios da principal autoridade do esporte no país, a USA Weightlifting, bate recordes. A venda de barras para arranques e arremessos e outros acessórios está estourando as previsões. Calçados próprios a esse esporte estão disponíveis na internet e até em algumas lojas físicas. Mais do que nunca, há inscrições para as certificações no esporte.

As dependências de treinamento de força e condicionamento nas universidades estão substituindo máquinas de musculação por plataformas e barras e anilhas olímpicas. O interesse em praticar arranques e arremessos e seus derivados vem crescendo, bem como a sede por conhecimento quanto ao treino. Donos de academias e instrutores, treinadores profissionais de força e condicionamento, professores de Educação Física e outros trabalhadores da indústria do esporte e do preparo físico estão ansiosos para aprender os melhores métodos de treino e de *performance* de levantamento olímpico. Além de participar de cursos e seminários que variam muito em termos de qualidade, essas pessoas podem encontrar um caminho muito tortuoso e cheio de becos sem saída até a competência técnica.

Como é de se esperar, há um número relativamente grande de pessoas oferecendo esses cursos e seminários. Muitas delas têm credenciais duvidosas e experiência mínima. A maioria cobra caro, e a informação disseminada é imprecisa, incompleta ou não representa adequadamente o conhecimento bem organizado envolvido no treino de atletas de levantamento de peso.

Boa parte da confusão ocorre porque os Estados Unidos não têm um credenciamento ou licenciamento sistematizado para treinadores esportivos. Ademais, não há uma organização preocupada em verificar a autenticidade e a validade dessas fontes de informações. A maior parte das profissões é representada por um conselho que licencia e certifica os indivíduos de acordo com suas competências e capacidade de disseminar informação legítima com base no conhecimento organizado. E, embora haja milhares de técnicos profissionais nesse país, não há um conselho nacional. Dessa forma, determinar as qualificações de um treinador ou instrutor pode ser dificílimo.

Em certa medida, isso ocorre porque o país nunca valorizou o âmbito de educação necessário para um treinador profissional. Enquanto nações que levam os esportes a sério oferecem e providenciam currículo e graduações para treinadores, os Estados Unidos nunca viram necessidade em impor normas acadêmicas rigorosas para candidatos a treinadores, mesmo em esportes populares.

Atualmente, há pouca chance de que uma credencial em treinamento seja exigida em qualquer esporte no futuro próximo. Se isso acontecesse, milhares de treinadores perderiam o emprego, e certificá-los de forma correta seria uma tarefa grandiosa. Uma "cláusula de anterioridade" seria, provavelmente, a melhor solução para os antigos, e começar a exigir dos novatos uma certificação completa.

Enquanto a maior parte dos treinadores iniciantes de levantamento de peso precisa dominar o básico da arte de lecionar técnicas adequadas, aqueles que querem seguir em frente na carreira precisam dominar a arte e a ciência do planejamento de programas de treino para garantir o progresso contínuo de seus atletas. Atualmente, grande parte da educação para treinadores de levantamento de peso nesse país está direcionada ao processo de dominar técnicas de treino.

Isso ocupa apenas uma parte da carreira do atleta — uma parte muito pequena. O resto será ocupado com treino. O planejamento adequado desse treinamento irá determinar o progresso contínuo de um atleta. Hoje em dia, há pouquíssimos técnicos interessados em dominar o processo de planejamento de programa.

A intenção de preencher essa necessidade me deu o ímpeto para escrever este livro.

CAPÍTULO 1
O PROBLEMA, O DILEMA

Você quer treinar levantadores de peso e já fez tudo que podia para aumentar sua instrução. Já obteve certificações e até começou a treinar amadores e os inscreveu em competições, com resultados muito satisfatórios. E agora? Qual o próximo passo?

Nos Estados Unidos, a busca por conhecimento na área não é uma linha reta. Um aspirante a treinador de levantamento de peso tem uma tarefa árdua à sua frente. Com este livro, o que eu gostaria de fazer é remover um pouco do mistério em torno do processo de planejar um programa – um componente crítico na lista de funções do técnico.

A maior parte dos treinadores desenvolve uma técnica de treinamento, e uma boa porcentagem está percebendo que não é algo tão desafiador como alguns "*experts*" no mundo da força e do condicionamento querem fazer parecer. Pessoalmente, já vi alguns técnicos que obtiveram certificações e, pouco depois, já estavam treinando atletas com técnicas adequadas continuamente aperfeiçoadas.

Depois dessa educação inicial básica na técnica de treinamento, o treinador lidará com a tarefa de escrever programas de treinamento que garantam o progresso de forma que o potencial do atleta seja alcançado.

A maioria dos graduandos nos departamentos de Educação Física, de Ciências do Exercício ou de Ciências do Esporte das faculdades precisa frequentar aulas de anatomia, de fisiologia e de cinesiologia. Isso é incontestável. Contudo, há muito pouca informação disponível sobre como colocar esse conhecimento em prática para um treinador de levantamento de peso ou de outros esportes.

A NSCA adotou o lema "Diminuindo o abismo" para divulgar as aplicações de princípios científicos na prática do treinamento de atletas. Infelizmente, o objetivo está longe de ser alcançado, já que não há muito *background* em comum entre os cientistas do esporte e os treinadores.

O abismo nem começou a enfocar assuntos relacionados à pedagogia, à psicologia do esporte, ao gerenciamento de competição ou a vários outros problemas que entram na equação de se tornar um técnico eficiente.

Assim, o treinador se vê forçado a aprender sobre muitos aspectos da arte e da ciência do treinamento sem nenhum currículo embasado, sem o apoio de nenhuma instituição esportiva, nem de nenhuma universidade para fornecer ou, ao menos, indicar um caminho efetivo de aprendizado.

A essa altura, a melhor prescrição que eu poderia indicar seria participar do esporte levantamento de peso por um longo período, de forma a entender os sentimentos envolvidos no treinamento e na competição. Uma das tarefas de um técnico é ser capaz de descrever "sentimentos" a atletas, e isso é feito com mais facilidade por aqueles indivíduos que os sentiram e refletiram sobre métodos de transmitir os conceitos.

Se, durante essa participação no esporte, o atleta/futuro técnico puder ser treinado por um treinador respeitado, as chances de sucesso são maiores. Observar o processo em ação é uma das melhores maneiras de entender as muitas facetas da tarefa. Observar vários treinadores executando suas missões é, também, muito produtivo.

Aqueles de nós que escolheram lecionar como profissão puderam assistir a dezenas de professores em ação ao longo da vida escolar. Em algum momento, com certeza, tomamos nota das técnicas que funcionavam e daquelas que deveriam ser evitadas. Boa parte do trabalho do treinador é ensinar, e essa abordagem pode ser aplicada.

Uma mentoria sob a supervisão de um treinador experiente tem grandes chances de ser a experiência educacional mais significante pela qual um aspirante a treinador pode passar no caminho para o desenvolvimento profissional.

Claro que, durante esse tempo, é preciso estudar e aprender os princípios científicos envolvidos no desenvolvimento atlético. Há inúmeros cursos formais disponíveis, mas o aprendizado pode ser feito de forma autodidata por aqueles que têm disciplina para os estudos.

É nesse momento que o processo de desenvolvimento de um técnico pode estancar rapidamente. O próximo passo lógico seria estudar e assimilar as traduções disponíveis dos textos russos. Embora eles contenham informações valiosas, podem ser complicados e de difícil compreensão por alguém que não tenha, no mínimo, formação universitária em Ciências do Esporte com especialização em Treinamento de Levantamento de Peso.

Com isso em mente, fui em frente com o projeto deste livro, numa tentativa de providenciar uma fonte de informações para uma das funções básicas do treinador de levantamento de peso. O material foi derivado de uma ampla variedade de fontes ao longo dos anos. Uma das principais: um enorme montante de horas treinando na academia e produzindo muitos levantadores de sucesso. Tudo isso para providenciar um valioso passo para os aspirantes a treinadores de levantamento de peso.

Até que a infraestrutura do esporte seja melhorada, este livro servirá como outro pequeno passo nesse caminho.

SEÇÃO B
A FISIOLOGIA DOS ESPORTES E O ORGANISMO HUMANO

Esta seção ocupa-se da matéria-prima da qual os treinadores precisam extrair *performance*. Está ligada à espécie humana e a como o material genético está disperso e se manifesta. Apenas entendendo os processos pelos quais o material genético se manifesta no corpo em funcionamento é que os treinadores podem se ocupar com alterar e refinar esses processos para obter uma *performance* atlética superior.

Como professor de Ciências do ensino médio por quase 40 anos, sei bem que os americanos, como cultura, são avessos à ciência. Eu tenho um entendimento bem esclarecido, embora não exatamente científico, sobre o fenômeno. Essa fobia não deve ser um impedimento real para a compreensão do processo que eu denominei *engenharia protoplasmática*, isto é, o que você faz quando planeja um treinamento para extrair melhora na *performance* por meio de remodelamento do tecido.

Você, aspirante a treinador, deve entender que está embarcando em um processo de alteração das capacidades funcionais de um meio: o protoplasma ou tecido vivo. Como em qualquer processo criativo, o criador deve entender o meio. Se alguém é músico, deve melhorar seu conhecimento sobre a natureza funcional do ar. Se alguém é fotógrafo, com certeza, gastou um tempo estudando a luz. Para ser um treinador de levantamento de peso, é preciso entender o protoplasma. Não é mais possível exigir uma mudança no corpo de um atleta de elite, ou mesmo de um atleta medíocre, considerando seu corpo como uma caixa-preta.

Eu também me interesso pela espécie humana e em como sua evolução afetou sua participação nos esportes. Estamos em um período interessante na curta história da forma moderna de nossa espécie. Em virtude da natureza plástica de nosso cérebro, da nossa capacidade de manipular ferramentas e da nossa propensão a encontrar solução por meio da formação de agrupamentos sociais, criamos ambientes civilizados que alteraram o processo de seleção da espécie.

Esta seção, portanto, está focada no que é um ser humano, de um ponto de vista biológico/fisiológico.

O Capítulo 2 é dedicado aos últimos 50 mil anos da história humana. Acredito que se trata de um assunto interessante e que deve ser levado em consideração por qualquer indivíduo ou grupo interessado em planejar um programa cujo objetivo seja a seleção e o desenvolvimento de indivíduos até um nível muito alto de rendimento. Certamente, o assunto pertence a campos de trabalho muito além do levantamento de peso. Os padrões de migração dos humanos tiveram um efeito profundo em como programas de elite são organizados para selecionar e desenvolver talentos. Alguns dos órgãos nacionais de esportes olímpicos têm posto foco nos fatores que devem ser considerados conforme desenvolvem seus atletas. Mas a maioria não.

Um dia, muitos dos leitores deste livro irão chegar a posições de liderança e de administração de programas esportivos, e é com algum otimismo que incluo esse capítulo, de forma que esses leitores comecem a desenvolver um apreço pelos fatores antropológicos que afetam o esporte internacional.

O Capítulo 3 aborda o assunto bastante discutido da homeostase. A maioria dos treinadores tem certo entendimento do fenômeno, mas a maioria dos treinadores norte-americanos ainda não está adequadamente familiarizada com o processo dentro do desenvolvimento atlético. Embora eu aborde o assunto de forma bem geral, minha esperança é fomentar interesse por ele e aguçar a curiosidade do treinador em formação.

Não é raro que muitos instrutores e técnicos dentro dos campos de treinamento físico se fixem em assuntos muito estritos e esperem que eles possam ser aplicados em muitas situações. Pouco esforço é despendido em entender o processo mais amplo que toma lugar no desenvolvimento do corpo atlético. O treinador de levantamento de peso deve entender esses processos amplos e sua aplicação no planejamento do treino.

Esta pequena seção de dois capítulos é um esforço para prover aos técnicos conceitos básicos que possam afetar e influenciar seu pensamento a respeito da tarefa de desenvolver programas.

CAPÍTULO 2
A ESPÉCIE HUMANA

Minha abordagem no treinamento esportivo sempre foi baseada no conhecimento sobre o meu meio. No caso, o protoplasma humano. Preciso saber bem como ele funciona, como pode ser modificado e como chegou ao estado em que se apresenta hoje. Isso pode não ser do interesse de muitos treinadores iniciantes, mas acredito que, em algum momento, você, como treinador, terá de passar um tempo pensando no assunto.

Em primeiro lugar, humanos são uma espécie única de mamífero grande. Somos os únicos mamíferos que habitualmente caminham eretos sobre dois pés. Para isso, necessitamos de uma base ampla para nos equilibrar sobre dois pés. Esse requisito foi cumprido por nossos ancestrais primatas, pelo desenvolvimento de um pé cujo calcanhar toca o chão, permitindo essa posição. Consequentemente, nem todos ficamos confortáveis ao nos apoiarmos na planta do pé para gerar potência explosiva com pernas e quadris. Isso é algo com que nós, treinadores, temos de lidar constantemente.

Outro ponto que torna o levantamento de peso um esporte único é que os humanos têm ombros com mobilidade muito ampla. Graças à braquiação dos nossos ancestrais primatas, podemos elevar os braços verticalmente acima da cabeça e, em virtude do nosso bipedismo habitual, aguentamos peso sobre nossas cabeças com facilidade.

Também temos polegares opositores, que utilizamos para formar uma pegada do tipo gancho.

Além disso, nosso cérebro é absurdamente grande. Na verdade, cresceu de cerca de 450 cm^3 para 1.500 cm^3 no pouco tempo evolucionário de cerca de 5 milhões de anos. Esse fato nos habilitou a efetivamente refletir e implementar o processo de desenvolvimento atlético como nenhuma outra espécie.

Eu gosto de treinar humanos.

Migração global

Embora haja um debate entre paleoantropólogos quanto à data aproximada do êxodo do *Homo sapiens* da África, a migração que levou ao povoamento do planeta provavelmente ocorreu entre 50 e 60 mil anos atrás. A partir da África, a espécie humana tornou-se a maior e única espécie mamífera a andar e/ou velejar até todas as terras habitáveis do planeta.

Em razão do cérebro excepcionalmente grande, dos dedos preensores e polegares opositores, do desenvolvimento da fala, do sistema digestivo não especializado e da estrutura dos grupos sociais, os humanos migrantes foram capazes de habitar uma variedade incrível de ambientes. Desde o círculo ártico até as florestas tropicais, passando pelos desertos mais áridos, os humanos estabeleceram habitações viáveis em todos os continentes, com exceção da Antártica.

Mama África

Essas primeiras migrações a partir da África certamente ocorreram em ondas de tamanhos variáveis. Obviamente, o primeiro território ocupado foi a Eurásia; em seguida, a Austrália e o norte e o sul do continente americano. Por volta de 14 mil anos atrás, o *Homo sapiens* vivia em todos os ambientes habitáveis do planeta. O estudo do DNA mitocondrial (ou mtDNA) aponta para uma origem africana, bem como o estudo do desenvolvimento das línguas. Ambos os estudos indicam uma variação maior conforme as populações estudadas tiveram sua origem mais distante da África.

É notável que uma espécie tão grande tenha se adaptado tão rapidamente a uma gama tão ampla de *habitat* e de ambientes. É um indicativo da tremenda plasticidade das capacidades adaptativas de nossas espécies e do papel desempenhado pelos fatores não genéticos. O desenvolvimento do nosso cérebro permitiu que solucionássemos problemas de sobrevivência sem precisar de soluções baseadas em proteínas por meio de estruturas e de enzimas.

Do ponto de vista morfológico, os humanos devem ser considerados generalistas. Não apresentam grande força física nem muita resistência. Sem ferramentas, não são eficientes no consumo de vegetais nem caçadores. O sistema digestivo não é longo como o de um herbívoro nem curto como o dos típicos carnívoros, para evitar a putrefação no trato intestinal baixo. As enzimas digestivas secretadas pelos humanos favorecem uma dieta onívora.

Adaptação local

Conforme já mencionado, há cerca de 14 mil anos, os humanos estavam espalhados por ambientes bem diversos. Cada ambiente providenciava diferentes fatores que poderiam afetar as taxas de sobrevivência de seus habitantes humanos e, por conseguinte, a frequência de determinados alelos dentro da população. Isso favorecia certas características fenotípicas.

Ambientes locais

Os ambientes locais que existem ao redor do planeta ocupados pelos primeiros *Homo sapiens* foram determinados pela combinação usual de fatores. Temperaturas médias diárias, fotoperiodicidade, conteúdo do solo, pluviosidade anual média, plantas e animais nativos, doenças contagiosas e seus vetores, terreno e diversos outros fatores responsáveis por alterar o genoma local (o agrupamento de genes de determinada população humana), alterando sua proporção de alelos. Trata-se, em essência, de microevolução, a mudança na proporção de alelos dentro de uma população local, e não em toda a espécie.

O efeito foi uma mudança em fenótipos (representação física dos genes) em populações locais. Certas características fenotípicas providenciaram um diferencial em sobrevivência e/ou taxas de reprodução, mudando, dessa forma, a capacidade de sobrevivência da população local dentro do contexto local. Assim, um residente alto e magro, da região equatorial, adaptado a perder calor, entraria rapidamente em hipotermia se largado em condições polares com uma população adaptada a um ambiente muito mais frio.

Essas reconstituições dos reservatórios genéticos locais pelos ambientes ocorreu em um período relativamente curto, em termos geológicos. Da mesma forma, a Terra foi ocupada por uma variedade de tipos locais diferentes até pouco tempo atrás, quando a migração transcontinental rápida e em massa se tornou uma realidade.

Isolamento genético

O movimento do material genético não costuma ser significante se apenas alguns indivíduos deixam periodicamente um grupo isolado e se juntam a outro. A maioria dos grupos permaneceu relativamente isolada, e, embora a qualquer momento pudessem misturar seu DNA a outros grupos isolados e produzir descendentes viáveis e férteis, certos traços físicos e capacidades genéticas se desenvolveram em algumas populações isoladas. Alguns desses traços mostraram-se vantajosos em determinadas competições esportivas, ao passo que outros constituíram-se em obstáculos.

Boa parte da configuração genética dessas populações isoladas ainda é demonstrada em muitas das mais de 200 nações-membros do Comitê Olímpico Internacional (COI). Desse modo, alguns países serão campeões em determinados eventos, mas não se sairão tão bem em outros. As nações com mais chance de sucesso no panorama dos esportes olímpicos são aquelas com uma ampla variedade de fenótipos.

Recombinação genética

No âmbito das ciências biológicas, recombinação genética refere-se ao pareamento de alelos por meio da união do esperma com o óvulo. Nesta discussão, estou usando o termo para me referir à reunião e à recombinação de reservatórios genéticos isolados que foram desenvolvidos a partir da migração mundial inicial.

Em certo momento, houve um único macho e uma única fêmea que deram origem ao primeiro verdadeiro *Homo sapiens*, e isso produziu um reservatório genético limitado. A migração mundial supracitada produziu uma mudança no genoma por meio de mutações e de isolamento local.

O que intriga os treinadores é como essas populações locais podem se reunir e formar novas combinações que resultam em indivíduos mais ajustados para determinada atividade física.

Um paradigma é a criação de animais domésticos. Não é incomum para criadores combinar duas raças, de forma a originar uma terceira com a combinação de características desejáveis dos dois procriadores. Os técnicos não podem controlar a procriação humana, mas estamos sempre atentos àquele indivíduo raro que herdou as características desejáveis de seus pais, de modo a se sobressair em determinado esporte.

Civilização e cidades

O conceito de civilização e de cidade tem muito a ver com o desenvolvimento de atletas especializados. Um dos marcos da civilização é o aumento da produção, em vez de uma existência caçadora-coletora ou mesmo pastoril. Isso teria levado à tributação, de forma que a riqueza pudesse ser redistribuída e usada para patrocinar indivíduos capazes de executar determinadas tarefas benéficas à cultura como um todo, mas não necessariamente associadas à sobrevivência do grupo.

Técnicos e atletas se encaixam na categoria daqueles que se beneficiam do desenvolvimento da civilização. Por si só, não fazem nada que auxilie a sobrevivência do grupo, mas, se auxiliados, podem atingir resultados importantes para a cultura.

Cidades são os locais onde podem ocorrer essas atividades culturais de forma mais eficaz, pois elas abrigam um maior número de pessoas. Por conta de sua capacidade de gerar riqueza, as cidades também atraem um grande número de pessoas. Cidades modernas atraem os descendentes dessas populações locais isoladas e, assim, providenciam o ambiente para a ocorrência da recombinação genética em massa.

Viagem continental em massa

Durante o século XX, a viagem transcontinental em massa e, portanto, a migração, tornou-se algo facilmente acessível a uma porcentagem significante da população mundial. Não obstante o controle dos governos nacionais, as populações ao redor do mundo foram capazes de deixar os ambientes locais que muito fizeram para modelar sua constituição genética e de se aventurar nas cidades habitadas por outros grupos imigrantes.

Grandes navios, trens e aviões contribuíram para esse transporte em massa de DNA ao redor do mundo. A maioria da população mundial hoje vive em cidades e, embora haja tabus culturais em abundância contra a procriação com membros de outros grupos migrantes, a miscigenação é algo comum nas cidades.

Isso significa que existe um processo constante e contínuo que irá resultar aleatoriamente em indivíduos mais geneticamente apropriados a determinado esporte do que seus ancestrais. As chances de se encontrar um tipo físico ideal para um esporte em particular são muito maiores na cidade do que em um local isolado, onde há mais isolamento genético e menor fluxo de genes para dentro e para fora da população.

O genótipo quase perfeito

Alguns esportes dependem muito de talento, ao passo que outros dependem mais de treino e de desenvolvimento. Certos esportes exigem um amplo leque de habilidades, e aqueles que conseguirem dominar a maior parte delas irão superar atletas mais talentosos e com habilidades menos desenvolvidas. Outros esportes têm exigências metabólicas que podem se estender pelas três vias energéticas, as quais podem ser melhoradas até certo ponto, e, assim, o sucesso pode ser alcançado de acordo com a disposição do atleta em concentrar seus esforços em um desenvolvimento inteligente dessas vias energéticas.

O levantamento de peso favorece o somatótipo mesomórfico, com córtex motor bem desenvolvido e alta porcentagem de fibras musculares capazes de altas taxas de contração. Uma questão pouco discutida é o fato de que a distância entre as clavículas impõe uma limitação no comprimento dos braços e na largura dos ombros, de tal modo que haja um limite de altura em levantadores de peso. Um método de encontrar indivíduos desse tipo favorável é recrutá-los de reservatórios genéticos localizados nos quais essas características fenotípicas sejam prevalentes. Caso contrário, os fenótipos mais adequados deverão ser buscados em reservatórios genéticos mais amplos.

Variedade de esportes

Há 28 tipos diferentes de esportes disputados durante as Olimpíadas de Verão, e alguns deles favorecem traços físicos muito específicos ou combinações de traços físicos.

Variedade de somatótipos e fenótipos

Com exceção das nações insulares, países são entidades geopolíticas com linhas fronteiriças desenhadas, em geral, por meio de um acordo mútuo entre as nações contíguas. Dessa forma, não necessariamente providenciam isolamento físico do material genético dentro de suas fronteiras. Em cada nação, há uma variedade de somatótipos e de fenótipos. Os representantes de nações nas Olimpíadas e nos Campeonatos Mundiais apresentam um modelo resumido das genéticas populacionais envolvidas. O que aparece representado é uma combinação de fatores genéticos e de infraestrutura sociopolítica. Isso representa mais variáveis e torna os resultados mais interessantes.

As nações bem-sucedidas em levantamento de peso são aquelas que conseguem identificar os talentos, incentivá-los a participar e prepará-los de forma adequada. Para isso, os fatores antropológicos devem ser considerados.

Uma questão que surgiu no século XXI foi a introdução do levantamento de peso feminino nos Jogos Olímpicos. Isso significa que haverá apoio governamental oficial para esse esporte nos mais de 180 países-membros da International Weightlifting Federation (IWF – Federação Internacional de Halterofilismo). Mais importante, no entanto, é o fato de que, na maioria dos países, homens e mulheres utilizarão o mesmo local de treino e, sem dúvida, relacionamentos interpessoais surgirão. Eu não quero soar como o "manipulador das raças", mas, se homens e mulheres altamente selecionados se reproduzirem, as chances de indivíduos talentosos serem gerados aumentam consideravelmente, o que facilitará muito o processo de identificação de talentos.

Todos esses fatores serão importantes conforme o levantamento de peso progride ao longo do século XXI.

CAPÍTULO 3
HOMEOSTASE

Todas as espécies neste planeta têm alguma capacidade para a homeostase - a habilidade em devolver o organismo a um estado de constância, ou estase. Esse estado também pode ser considerado o que gasta menos energia. Organismos, por natureza, estão sempre tendo de lidar com a questão da entropia - a tendência da matéria no universo de se comportar em padrões caóticos não randômicos.

Para que um organismo funcione, certa quantidade de energia deve ser dedicada a manter moléculas em determinadas estruturas ou caminhos ou comportamentos. Com a energia como uma espécie de bonificação, os organismos tendem a usá-la das maneiras mais econômicas para manter o processo de vida.

Como exemplo, os humanos geralmente sintetizam glóbulos vermelhos que transportam oxigênio pelas células do corpo, as quais têm uma expectativa de vida de 100 a 120 dias. Elas então morrem, seus materiais são reciclados por macrófagos, e novos glóbulos vermelhos são sintetizados pela medula para a reposição. Essa síntese é acionada por meio da secreção do hormônio eritropoietina pelo rim. A síntese exige gasto energético para montar as novas células.

Se a oxigenação dos tecidos for adequada, o corpo continua a secretar eritropoietina a uma taxa constante, o que resulta na síntese de hemoglobina. Se os níveis de atividade geral do organismo caírem, gerando uma necessidade menor de oxigênio, o corpo responderá secretando menos eritropoietina (o processo de sintetização desse hormônio sempre requer energia), e, por conseguinte, economizará energia necessária para sintetização dos glóbulos vermelhos.

Então, homeostase é o somatório dos processos fisiológicos do corpo para manter um ambiente interno estável. Esse conceito é o principal para o planejamento do treino de um atleta.

Se considerarmos que o treinamento de levantamento de peso provoca uma quebra da homeostase, o corpo tentará se adaptar ao estresse do treino e retornar ao estado mais baixo de energia em descanso.

SAG

A Síndrome de Adaptação Geral (SAG) foi descrita pela primeira vez pelo fisiologista canadense Hans Selye, em seu livro de 1956, *Stress: a tensão da vida.*

Meu professor de Fisiologia, Dr. Patrick Wells, solicitou a leitura desse livro para minha turma do segundo ano de Biologia, e sempre estarei em dívida com ele por isso. À época, nem suspeitava de que a obra me prepararia para a carreira de treinador de levantamento de peso.

Selye foi o primeiro a descrever estresse não específico em organismos e a resposta fisiológica ao estresse. Ele explicou como um organismo submetido a estresse, um fator que atrapalha o funcionamento fisiológico normal, responderia por meio de adaptações, seja de forma temporária, seja em longo prazo, para prevenir o estresse provocado por novas perturbações da homeostase.

Entender a SAG é essencial no planejamento do programa de treino para levantadores de peso.

Estressores

Estressores são fatores que provocam transtornos na fisiologia do organismo. Retomando o exemplo anterior da síntese de glóbulos vermelhos, um estressor pode ser um período prolongado sem oxigênio suficiente, ou uma hipóxia causada por altitude ou um exercício que gera demanda de oxigênio além da capacidade de fornecimento de determinado indivíduo. Ou pode ser o oposto, um aumento no oxigênio disponível em razão de um período em câmara hiperbárica. Ambos os estressores afetariam a síntese de hemoglobina que constituiria a adaptação do organismo.

O estressor positivo, em termos de treinamento de levantadores de peso, é um fator que leva a uma mudança desejada. O estressor negativo é o que leva a uma mudança indesejada ou prejudicial (doença ou ferimento). Frequentemente, o estressor positivo pode se tornar negativo, se administrado com muita frequência ou em quantidades muito grandes.

Estressores positivos

Um estressor positivo para um levantador de peso é um dos fatores gerados pelo programa de treinamento. Pode ser intensidade, carga, volume ou frequência. No começo do macrociclo, as glândulas endócrinas do atleta secretam quantidades apropriadas de vários hormônios, a fim de manter uma boa saúde geral. Conforme o progresso do macrociclo, a carga ou o volume do treino pode levar as glândulas endócrinas a exceder sua capacidade normal de secreção.

Se a adaptação ocorrer dentro de um período razoável, os fatores do treino agiram como estressores positivos.

Estressores negativos

Se os fatores do treino acumularem efeitos de tal modo que o atleta fique em severo sobretreinamento, lesionado ou resfriado, então, eles se tornaram estressores negativos. Significa que ultrapassaram as capacidades de adaptação do levantador, e não vão gerar as adaptações que melhorariam a *performance* para além das capacidades do atleta no começo do macrociclo.

O mesmo fator, se imposto em dosagem muito grande ou com muita frequência, pode começar como estressor positivo e tornar-se negativo.

Uma das funções do planejamento do programa é tentar impor estressores positivos em níveis adequados, para que não se tornem negativos. Às vezes, o limite razoável é ultrapassado, algo esperado quando ambos, treinador e atleta, são indivíduos competitivos e estão ansiosos por alcançar os melhores resultados possíveis.

Adaptação

Adaptação é o processo de fazer mudanças na estrutura e no funcionamento do corpo do levantador de peso em resposta aos estressores positivos. Essas mudanças são iniciadas pelos hormônios secretados pelas glândulas endócrinas, e finalizadas pelos mecanismos anabolizantes de proteína das células.

Essas mudanças podem ser auxiliadas pela provisão de substâncias apropriadas e pelos métodos de recuperação, que devem ser incorporados regularmente, de forma a aumentar o limite adaptativo do organismo. O tema "recuperação" será abordado no Capítulo 15. Esse conceito é uma nova fronteira na preparação atlética, pronta para ser explorada.

O termo aplicado à adaptação final de um grande ciclo de treinamento é *supercompensação*, que descreve a condição em que os tecidos e a capacidade funcional da fisiologia foram alterados para acomodar os tipos e as quantidades mais recentes de estressores.

Remodelação tecidual

Remodelação tecidual é o processo de mudança tanto da estrutura das células e das proporções relativas de células específicas, como das suas relações composicionais dentro dos órgãos do atleta. Muitos entusiastas do levantamento de peso focam demais em remodelação dos músculos. Embora estes tenham muita importância, os tecidos dos tendões, dos ligamentos, dos ossos, dos nervos, dos órgãos endócrinos e digestivos também devem ser modificados em um levantador de peso competitivo.

Se o treinamento dos músculos não for acompanhado por estresses suficientes nos tecidos conjuntivos (ossos, ligamentos, tendões), eles não serão remodelados e fortalecidos, provocando lesões. Como os ligamentos e os tendões não são vascularizados, tendem a não cicatrizar rapidamente, e uma lesão nessas estruturas pode inibir o progresso do treinamento e, em consequência, o desenvolvimento do atleta.

É óbvio que ossos devem ser fortalecidos para suportar as grandes cargas impostas a eles em um esporte como o levantamento de peso. Os estresses sobre os ossos resultam na incorporação de mais cálcio na matriz (parte inorgânica) dos ossos, o que afeta a densidade óssea e se reflete no peso dos ossos.

Síntese proteica

O processo de síntese proteica (ou anabolismo) é o método pelo qual os genes se expressam. A informação (sequência nucleotídica) em determinado segmento da molécula de DNA (o éxon) é transferida para uma molécula mensageira de RNA, que leva a informação para fora do núcleo da célula até o citoplasma, onde os aminoácidos são transformados em moléculas proteicas.

A sequência específica de aminoácidos em uma molécula proteica representa o "talento" orgânico do atleta.

Dois indivíduos podem ter as mesmas sequências de nucleotídeos para sintetizar determinada proteína, mas a frequência com a qual essas sequências são ativadas pode determinar o resultado em termos de *performance* ou de habilidade. Portanto, apenas a presença de determinado gene pode não ser o único fator no sucesso atlético. Isso pode explicar por que há tanta disparidade entre irmãos que são filhos de pais e mães talentosos.

Proteínas estruturais

A maior parte do protoplasma é composta de água. Em humanos, a porcentagem é cerca de 70%. Do peso seco do protoplasma, 95% são proteína. Não é difícil entender que a forma do corpo humano é o resultado da estrutura imposta por proteínas estruturais, senão o corpo humano seria muito parecido com uma poça de água.

As proteínas estruturais de mais interesse para os técnicos de levantamento de peso são as proteínas contráteis actina e miosina. Os filamentos mais grossos da miosina têm estruturas projetadas chamadas subunidades S_1, que movem filamentos de actina ao longo do comprimento da miosina. Essa ação produz forças contráteis ou de encurtamento ao longo do comprimento do músculo.

A quantidade de força gerada por um músculo é determinada pelo número e pelo arranjo dos miofilamentos de actina e de miosina, pela matriz de suporte ergogênico deles e por quantos podem ser estimulados simultaneamente.

Enzimas

Enzimas são moléculas proteicas que facilitam reações bioquímicas muito específicas tanto dentro quanto fora das células. As enzimas têm estruturas muito específicas, e cada uma delas funciona apenas em substrato ou reagente muito específicos. Elas funcionam por meio da redução da quantidade de energia de ativação necessária para uma reação química específica começar.

Embora as moléculas dos reagentes em uma reação química possam coexistir livremente sem interagir, a energia de ativação necessária para iniciar a reação pode ser excessivamente alta e, na verdade, potencialmente danosa à célula. Esse é o mecanismo de defesa para prevenir que essas reações ocorram sem a sinalização adequada do organismo.

A função da enzima é baixar essa energia de ativação para que a reação siga em frente. Cada enzima pode fazer isso para uma reação específica.

As reações podem ser tanto anabólicas, nas quais uma molécula maior é formada a partir de moléculas menores, como catabólicas, nas quais uma molécula maior é fragmentada em menores.

Uma enzima vai continuar a executar sua função até ser fragmentada por outra enzima específica. Desse modo, para cada reação química no corpo, há uma enzima que controla seu início e outra enzima que a termina.

Secreção hormonal e locais de recepção

Hormônios são moléculas derivadas de lipídios ou de proteínas que são secretadas na corrente sanguínea pelas glândulas endócrinas ou que afetam células próximas às células secretoras. Os hormônios secretados na corrente sanguínea são responsáveis pelos efeitos globais (não localizados) por todo o corpo. Eles percorrem o corpo e se ligam às células-alvo, conectando-se aos locais de recepção nas membranas das células. Esses locais de recepção, compostos por proteínas ou glicoproteínas, são específicos de cada hormônio. Portanto, uma molécula de testosterona, por exemplo, não se ligará a um receptor de insulina.

Locais receptores podem variar em número e em concentração, a depender da célula. Não se sabe como os receptores surgem nas membranas das células. Os efeitos de certos hormônios poderiam ser acentuados se o desenvolvimento de locais de recepção pudesse ser estimulado por fatores do treino. Na verdade, pode ser que esses efeitos estejam sendo estimulados, mas ainda é necessário pesquisar a respeito.

Quando um hormônio esteroide (base lipídica) se liga a uma célula, inicia-se a síntese de proteína por certos genes no núcleo. Isso provoca um aumento na síntese dessa proteína em particular, e a função da célula é melhorada. Um hormônio cuja base seja de água ou catecolamina se ligará a um receptor de determinado tamanho e, então, iniciará as mudanças metabólicas dentro da célula. Isso ativará ou desativará uma função específica da célula.

Uma das adaptações significativas que deve ser provocada pela manipulação da carga de treinamento é para que as glândulas endócrinas aumentem sua capacidade de secretar hormônios. Durante a preparação dos mesociclos, a carga de treino causará uma hipersecreção de hormônios, que continuará até as glândulas endócrinas melhorarem sua capacidade de secreção. Quando a carga diminui durante o mesociclo pré-competição, essas glândulas endócrinas ainda estão secretando a níveis elevados, e os níveis circulantes de hormônio são aumentados e iniciam uma recuperação melhor dos músculos e de outras estruturas relevantes.

É objetivo do planejamento do programa de treino iniciar essa resposta da glândula endócrina/hormonal, que levará à remodelação dos tecidos e, por conseguinte, à produção de um físico atlético mais eficiente.

SEÇÃO C
TREINAMENTO DE LEVANTAMENTO DE PESO

As primeiras competições do levantamento de peso eram focadas em determinar quais atletas eram os mais fortes. A primeira competição oficialmente registrada ocorreu em Viena, em 1896. Não é de surpreender que os melhores resultados foram alcançados por açougueiros. Talhar grandes animais requer muita força física, e apenas aqueles naturalmente fortes poderiam se aventurar na profissão. E, sem dúvida, o trabalho intenso os deixava ainda mais fortes.

No fim do século XIX e começo do século XX, os atletas começaram a ser treinados para se fortalecerem, o que pode ser constatado pela invenção da barra com anilhas, por um professor de cultura física russo, em 1896. O equipamento substituiu a barra com esferas usada em treinamentos de força, que variava por meio da adição ou da retirada de chumbinhos nas bolas em cada ponta do aparelho.

A barra com anilhas tornou possível padronizar os pesos utilizados nas competições e, indubitavelmente, levou à formação da Federação Internacional de Halterofilismo, em 1905. Ela também dava oportunidade aos atletas de treinar com pesos cada vez mais pesados sem a inconveniência de colocar e tirar chumbinhos. Além disso, aumentou o peso total possível em uma barra.

Assim, o foco dos vários grupos nacionais tornou-se não apenas selecionar os atletas mais fortes, mas, também, desenvolver a técnica mais efetiva de levantamento e treinar para essa tarefa. Dessa forma, nasceu o conceito de treinamento de levantamento de peso com a barra como um implemento padronizado.

Informações que datam de séculos atrás indicam que os humanos desenvolveram técnicas de treinamento desde o tempo do império egípcio. Os implementos, no entanto, variavam de civilização para civilização, e foi apenas depois da Revolução Industrial do século XIX que a ideia de uniformizar os aparatos esportivos foi levada adiante.

Com o advento da barra com anilhas, o equipamento pôde ser padronizado e, por conseguinte, os eventos competitivos também puderam ser definidos e padronizados, bem como surgiu a possibilidade real da anotação precisa de dados. Sem dúvida, o desenvolvimento da ciência também levou à padronização dos eventos esportivos, de modo a possibilitar um conhecimento comparativo das capacidades físicas humanas.

Portanto, não é de surpreender que o desenvolvimento da barra, a padronização da competição de levantamento de peso e o aumento das pesquisas científicas tenham acontecido quase que concomitantemente na Europa, em algumas décadas. Como resultado, a Europa, desde então, domina o cenário internacional de levantamento de peso, exceto pela década após a Segunda Guerra Mundial, quando o continente se recuperava, até recentemente, com a ascensão das nações asiáticas, que se tornaram uma ameaça real a essa dominância.

A natureza do treinamento, o esporte em si e os implementos envolvidos tornaram o treinamento de levantadores de peso um assunto particularmente atraente para os cientistas esportivos. O fato de o treino acontecer em um lugar relativamente pequeno e de que a maior parte do treinamento seja conduzida em unidades facilmente medidas tornam essa pesquisa ainda mais interessante.

Esse aspecto quantitativo facilitou os estudos de periodização e das características adaptativas dos atletas. Quando compreendidos, muitos daqueles conceitos gerais podem ser utilizados para explicar fenômenos de treino em outras modalidades. Dessa forma, o levantamento de peso é um esporte fundamental no universo das Ciências do Esporte.

Com a articulação e a assimilação dos conceitos principais, a maior parte do progresso em competições mundiais virá da melhor implementação desses conceitos. Infraestrutura, identificação de talentos, pedagogia, nutrição, medicina do esporte e recuperação agora são áreas desafiadoras para o mundo dos sistemas de treino. Esse tipo de abordagem abrangente será necessário para aquelas federações nacionais preocupadas em elevar os padrões mundiais.

O coração de tudo, no entanto, é o planejamento de programas de treinamento e do quanto modificá-los individualmente para cada talento. Nos melhores sistemas do mundo, permite-se, no máximo, quatro atletas por treinador, o que permite ao técnico conhecer detalhadamente o treino de cada atleta, seus parâmetros de *performance*, e, assim, fazer as modificações apropriadas nos programas. O técnico que fizer essas modificações de forma mais precisa será o que produzirá os levantadores com as melhores *performances*. O primeiro passo para dominar o processo de modificação é entender os princípios por trás do planejamento de um programa de treinamento.

CAPÍTULO 4
BREVE HISTÓRICO DO TREINAMENTO DE LEVANTAMENTO DE PESO

O desenvolvimento do treino de levantamento de peso só começou de fato quando os governos nacionais com recursos financeiros se interessaram pelo esporte. O prestígio conferido aos esportes pelos Jogos Olímpicos tornou o assunto um foco das nações que queriam propagandear a suposta superioridade de seu sistema político. A primeira nação a levar o esporte a sério foi a Alemanha nazista, que alocou recursos para a ciência dos esportes e para a seleção e o treinamento de atletas.

Embora os levantadores de peso alemães tivessem bom desempenho desde antes da Segunda Guerra Mundial, nenhum avanço importante na metodologia de treino surgiu a partir da sua pesquisa, apesar de haver indícios de que as primeiras pesquisas com drogas de reconstrução de tecidos e estimulantes do sistema nervoso tenham ocorrido sob o Terceiro Reich.

Apenas após a Segunda Guerra Mundial, quando os soviéticos perceberam o valor da propaganda dos Jogos Olímpicos, que a Ciência do Esporte se iniciou de fato. Sob o governo soviético, estudantes brilhantes eram direcionados para o Instituto de Esportes do Bloco do Leste para começar a pesquisar metodologias de treino e as melhores maneiras de desenvolver atletas de nível olímpico.

Os esportes foram lançados, então, como uma parte importante da "Grande Máquina Vermelha de Propaganda". Culturalmente, as nações do leste europeu são equipadas para educar e desenvolver indivíduos excepcionais, tanto atletas quanto técnicos e acadêmicos.

Essa é uma diferença crucial em relação à cultura americana, na qual há a ênfase na produção e no *marketing* de produtos. Consequentemente, esportes diferentes se desenvolvem em ritmos diferentes nos dois campos.

Os esportes que dependem menos de equipamentos e de tecnologia, e com pouco potencial comercial, prosperaram no Bloco Oriental, ao passo que os esportes que dependiam muito de equipamentos e de locais de treino caros se ajustaram melhor à cultura americana.

A maioria dos esportes olímpicos tem pouco potencial comercial ou apelo ao espectador, e, assim, não gera patrocínio suficiente, nem sequer apelo para isso. Sem patrocínio suficiente para dependências de treino, salários de atletas e treinadores, esses esportes sequer existem como assunto nas pesquisas aplicadas em universidades.

Definindo o esporte

A competição olímpica original não tinha classes de peso, e os levantamentos eram de duas mãos e uma mão acima da cabeça. Como já mencionado, não havia, no esporte, muita questão de treino, mas simplesmente uma seleção dos atletas mais fortes. Levantamento de peso não foi incluído nos Jogos de 1904, 1908 e 1912, e voltou em 1920, com a organização da Federação Internacional de Halterofilismo (IWF).

As Olimpíadas de 1920 foram os primeiros Jogos a trazer os dois levantamentos que ainda permanecem nos eventos competitivos atuais: o arranque e o arremesso. Nessa época, o arranque unilateral, o arremesso unilateral e o desenvolvimento bilateral também faziam parte da programação competitiva.

Do primeiro campeonato mundial em 1905 até 1972, quando os dois levantamentos atuais foram adotados, o esporte passou pelo processo de autodefinição. Exceto por mudanças nas classes de peso corporal e pela inclusão das mulheres nos Jogos de 2000, o programa competitivo permaneceu inalterado por um período considerável. Periodicamente, há clamor por mudanças, mas a IWF manteve esse padrão. A única mudança em vista pode ser o acréscimo de uma classe de peso corporal.

1924

As Olimpíadas de Paris de 1924 foram as últimas a apresentar os cinco levantamentos. O arranque unilateral e o arremesso unilateral foram eliminados da competição desde então, o que provocou um encurtamento da competição e, obviamente, uma mudança na abordagem do treino.

1972

As Olimpíadas de Munique de 1972 foram a última grande competição a presenciar o desenvolvimento bilateral. Alguns achavam que a oficialização do desenvolvimento estava se tornando muito inconsistente e não conseguia manter um padrão. As competições eram muito longas por causa da quantidade de levantamentos, e o potencial para lesões nas costas aumentava com os pesos levantados. Alguns pesos se aproximavam dos levantados no arremesso ou até mesmo os excediam.

Além disso, o aspecto mais atlético do desenvolvimento era o primeiro tempo de arremesso. O número maior de primeiros tempos de arremesso também aumentava a intensidade média e provocava um efeito na velocidade do movimento do atleta. Em um esforço de modernizar o esporte e enfatizar o caráter atlético dos competidores, o Congresso da IWF votou por eliminar o desenvolvimento. Eu estava presente em Munique nessa votação. Assim que ficou decidido, eu imediatamente enviei correspondências aos meus parceiros de treino em Los Angeles, para que parassem de treinar o desenvolvimento.

1992

Após muitos anos de testes de *doping* positivos, o levantamento de peso chegou ao fundo do poço nas Olimpíadas de 1988, quando vários levantadores testaram positivo para substâncias de melhoria de *performance* ou diuréticos ilegais. Com furor em torno do positivo de Ben Johnson após ultrapassar o recorde de 100 metros no atletismo, o Comitê Olímpico Internacional (COI) decidiu, então, punir severamente as federações que não tomassem precauções suficientes para evitar o problema.

Um dos temas complicados que a IWF enfrentou foi a questão dos recordes mundiais estabelecidos sob os controles de *doping* duvidosos e obsoletos dos anos anteriores. Os recordes eram muito altos, aparentemente como resultado do *doping* esportivo não regulamentado. Portanto, a IWF decidiu que 1992 seria o último ano das classes de peso corporal existentes até então, e todos os recordes registrados até ali seriam aposentados.

Assim, em 1993, iniciaram-se as novas classes de peso tanto para homens quanto para mulheres. As novas classes masculinas eram: 54, 59, 64, 70, 76, 83, 91, 99, 108 e 108+ kg; e as femininas: 46, 50, 54, 59, 64, 70, 76, 83 e 83+ kg. O programa feminino ainda não estava incluso nos Jogos Olímpicos. Isso é algo significativo, pois, na maior parte dos países, é o gatilho para disparar patrocínio. Padrões mínimos foram estabelecidos para novos recordes, de forma a evitar uma inundação de contestações de recorde mundial.

1996

Esse ano marcou a última mudança histórica nas regras a respeito da natureza competitiva do esporte. Em 1996, o COI concordou em incluir mulheres na competição de levantamento de peso, para os Jogos de 2000. Os campeonatos mundiais femininos ocorriam desde 1987; o primeiro, nos Estados Unidos. O ano de 2000 marcaria o início das mulheres nas Olimpíadas. No entanto, o COI estava disposto a aumentar o número de medalhas de ouro para o levantamento de peso de 10 para apenas 15, o que gerou outra revisão das classes. Foi decidido que seriam 8 classes masculinas e 7 femininas.

As classes masculinas ficaram assim: 56, 62, 69, 77, 85, 94, 105 e 105+ kg.

E as femininas: 48, 53, 58, 63, 69, 75 e 75+ kg.

A decisão entrou em vigor a partir de 1º de janeiro de 1998.

Há certas críticas a respeito das classes femininas, pois há uma diferença muito grande entre o limite de 75 kg e as vencedoras da classe 75+ kg. Isso elimina uma porcentagem da população feminina de uma competição justa. Há uma número suficientemente grande de mulheres que estão numa faixa de altura em que não conseguiriam fazer os arremessos com 75 kg de peso corporal, mas que não seriam capazes de atuar como atletas se tivessem 95 kg ou mais de peso corporal e de competir com as verdadeiras gigantas da classe 75+ kg.

Como já vimos, as regras de um esporte mudam periodicamente, conforme são revisadas. Então, há esperança de que, um dia, as classes femininas possam ser alteradas, de forma a representar melhor a altura das mulheres.

Pós-Segunda Guerra Mundial e as Ciências do Esporte

A Segunda Guerra Mundial deu início à Guerra Fria, quando as duas ideologias predominantes, Democracia e Comunismo, confrontaram-se. A popularização da televisão, o lançamento de satélites de comunicação e o aumento do prestígio dos Jogos Olímpicos levaram ao desenvolvimento das Ciências do Esporte e sua aplicação nas competições esportivas.

A súbita aceitação dos Jogos Olímpicos como teste legítimo dos atletas logo foi usada pelo Bloco Soviético como atestado da superioridade do sistema comunista. Assim que os soviéticos se recuperaram das perdas humanas e econômicas da guerra, a "Grande Máquina Vermelha de Esportes" entrou em ação.

Institutos de Esportes surgiram em todos os países do Bloco Oriental e foram feitos esforços para atrair alguns dos melhores estudantes para os programas de Cultura do Físico e, assim, tornarem-se treinadores, instrutores de educação física e cientistas do esporte. Testes de admissão difíceis, medindo a proficiência em matemática e em ciências, eram realizados para garantir que apenas os melhores se tornassem profissionais do esporte. Os dois primeiros anos de faculdade eram repletos de matérias de matemática e de ciências, para garantir uma base comum de conhecimento e meios iguais para interpretação de informação empírica entre membros das três profissões.

Ademais, os cientistas tinham acesso a treinadores e atletas, o que providenciou um meio fértil para testes de novas técnicas, de novas tecnologias e de novas abordagens de treino. Informações precisas poderiam ser registradas e analisadas, de forma a permitir que treinadores e médicos do esporte decidissem pela melhor abordagem para o desenvolvimento de atletas de alto nível. Em virtude do *background* de educação comum a todos, os canais de comunicação entre esses vários profissionais estavam abertos e disponíveis.

A solidificação do conhecimento de treino

Esse período entre o fim da Segunda Guerra Mundial e a queda do comunismo em 1989 rendeu um *corpus* de conhecimento científico dos esportes que ainda não foi igualado. Nenhuma outra nação (ou grupo de nações) está tão comprometida com a pesquisa nessa área quanto o Bloco Soviético esteve. Muito do conhecimento veio a público após 1989, quando muitos dos treinadores de ponta empregados pela "Grande Máquina Vermelha" foram dispensados em razão do enxugamento dos programas de esportes pelas novas repúblicas emergentes.

Por exemplo, ouvi dizer que a Bulgária, que tinha 85 treinadores de levantamento de peso empregados antes de 1989, reduziu esse número para apenas dois após a morte do comunismo. Esses técnicos deixaram o país e muitos foram empregados por outras nações conforme o paradigma do desenvolvimento de levantadores de peso foi lentamente deixando as antigas regras amadoras para trás, aquelas da época de Avery Brundage.[1]

Atualmente, o conhecimento desses técnicos tem sido usado ao redor do mundo, e as nações que antes eram pequenas no panorama do levantamento de peso começaram a mandar atletas para o pódio com mais frequência.

Mesmo antes da queda da Cortina de Ferro, publicações a respeito do treinamento já saíam de lá com certa regularidade e, graças aos esforços de vários acadêmicos dedicados, como Andrew Charniga e Michael Yessis, fãs do treinamento soviético puderam conhecer essas técnicas. Aparentemente, depois de conhecerem nosso "não sistema", os soviéticos não se sentiram mais ameaçados pelo levantamento de peso das nações livres e deixaram de ficar tão possessivos com seu conhecimento.

Tem sido difícil de entender e de discernir a farmacologia do esporte e os meios de recuperação. Em razão do banimento duradouro das drogas de *performance*, a hesitação diante da discussão sobre a farmacologia é compreensível. Uma recuperação depois de um treino pesado que permita a um atleta treinar com uma carga maior, com mais intensidade e mais frequência parece não ser do interesse de muitos treinadores nos Estados Unidos, mas é um dos principais motivos por que muitos atletas ao redor do mundo são capazes de treinar mais

[1] N. do E.: ex-atleta e presidente do COI entre 1952 e 1972. Defendia a participação de atletas amadores nas Olimpíadas.

pesado que os colegas americanos. Recuperação, eu acredito, é a próxima fronteira do conhecimento esportivo.

Parte do problema da falta de interesse americano na recuperação é a fascinação por aparelhos e substâncias que reduzem o trabalho. Não estamos particularmente interessados em novas tecnologias que permitam trabalhar mais duro.

Aparentemente, há informação suficiente disponível para a preparação do atleta, mas o mundo necessita de solidificação e de integração de todo esse conhecimento. A solidificação ainda não foi feita.

Eu não acredito que a maioria dos fornecedores de conhecimento de treino esteja necessariamente tentando esconder suas metodologias, já que a venda de conhecimento é mais um conceito de *marketing* consistente no capitalismo americano. Na minha experiência, a maior parte dos treinadores estrangeiros estava muito disposta a transmitir conhecimento. Na verdade, a implementação do conhecimento de treino é o fator determinante. Treinadores eficientes aprendem a implementação com mais eficiência. Além disso, entendem que a informação deve vir acompanhada de treino pedagógico e mentoria para ser totalmente efetiva.

Este livro foi escrito com a intenção de prover parte dessa informação. Fica por conta de cada indivíduo buscar caminhos que lhe permitam a implementação e a consultoria de bons mentores.

CAPÍTULO 5
CONCEITOS GERAIS

Para dominar a arte e a ciência do treinamento de levantadores de peso, o treinador deve entender alguns conceitos amplos, os quais permitirão que se implemente o treino de modo adequado e se reajustem as variáveis para atingir um resultado excelente.

Deve haver um entendimento dos processos de desenvolvimento e de maturação do corpo físico e do estado psicológico. Apesar de a cultura americana dizer o contrário, o levantamento de peso é um esporte mais bem praticado por adolescentes e jovens adultos. Há aspectos do treinamento que devem ser implementados dentro de janelas do desenvolvimento, de forma a atingir o potencial genético total do atleta.

O planejamento do treinamento deve levar em consideração a etapa de desenvolvimento e o fato de que atletas menores irão amadurecer mais rapidamente que os maiores. Atletas menores têm capacidade maior de recuperação, e isso é um fator significante para o planejamento do treino.

O técnico também deve entender o quanto de ênfase deve ser colocado no treinamento, no desenvolvimento psicológico, no desenvolvimento da técnica, na nutrição e na recuperação, pois a ênfase na questão errada pode atrapalhar os resultados.

Esses fatores e essas condições devem ser balanceados na mente do treinador ao planejar e implementar o treinamento, se quiser alcançar um desenvolvimento harmonioso do organismo e, por conseguinte, um nível alto de *performance* na plataforma competitiva.

PASM

O Process of Acquiring Sports Mastery (PASM) [ou Processo de Aquisição de Domínio no Esporte, em tradução livre] foi um conceito introduzido por Alexey Medvedev, ex-campeão mundial do peso superpesado e treinador da equipe nacional da União Soviética. Ele descreveu, de forma gráfica, o desenvolvimento do organismo jovem, de tal maneira que o momento apropriado de diversos aspectos da melhora do desenvolvimento levaria a um desenvolvimento ideal do atleta.

O conceito de Medvedev acerca da implementação do desenvolvimento da habilidade motora coincidiu com o desenvolvimento do córtex motor no atleta jovem, da mesma forma que o seu conceito de implementação da preparação física geral coincidiu com o desenvolvimento somático. O treino de força acentuado foi introduzido em uma época que coincidia com a maturação sexual, de modo que a secreção hormonal estivesse na sua maior demanda, em uma época de grande atividade secretora. Todos esses fatores foram integrados e introduzidos nos momentos adequados e nas quantidades adequadas, para garantir o desenvolvimento completo e uma carreira extensa. Sob a tutela desse treinador, os soviéticos produziram um enorme número de campeões de levantamento de peso, muitos dos quais com carreiras longas e marcantes.

Sempre ficamos sabendo de pais superprotetores que aplicam quantidades exageradas de treino de força a crianças pré-púberes, com a ideia de que isso levará a muitos pódios, quando, na verdade, o *timing* está errado. O treino de força acaba sendo introduzido em uma época em que as habilidades motoras e a coordenação atlética deveriam estar em desenvolvimento. Consequentemente, esses dois aspectos são minimizados e o potencial atlético total não é alcançado.

Outros podem começar a treinar levantamento de peso no fim da adolescência, sem ter recebido nenhum treinamento atlético prévio durante os anos de formação. Muitos desses adolescentes estão encantados com a ideia de adquirir grande força física, mas não compreendem que força física é apenas uma parte do que o levantador precisa. Eles também falharam na busca da condição atlética adequada para o esporte.

Os escritos e as publicações de Medvedev tornaram-se literatura de treino reverenciada e poderiam servir como livro técnico para qualquer um em busca da educação necessária para se tornar um treinador de levantamento de peso.

Devo alertar algo aos treinadores que desejem estudar o material soviético. Embora estejam traduzidos para o inglês, é preciso ter certa familiaridade com os jargões, as diferenças culturais e a filosofia, para realmente entenderem os conceitos.

Crescimento e amadurecimento do organismo

Seres humanos demoram muito em atingir maturidade física para um organismo do nosso porte. Em geral, mamíferos pequenos alcançam maturidade física em um período relativamente curto. Ratos, por exemplo, amadurecem com poucos meses de idade. Cavalos, por sua vez, alcançam maturidade física por volta dos 3 ou 4 anos. Humanos pequenos podem alcançar a maturidade aos 14 anos, embora indivíduos maiores não a alcancem até os 23 ou 24 anos.

Parte desse atraso no desenvolvimento ocorre pelo tempo necessário para o cérebro humano se desenvolver dentro do contexto social. Consequentemente, o desenvolvimento físico leva um bom tempo também, pois a coordenação motora está associada à maturidade do córtex motor do cérebro. Há certa plasticidade no desenvolvimento motor dos humanos pré-adolescentes. Mesmo os jovens abençoados com excelentes habilidades motoras podem refiná-las ainda mais com treino apropriado durante o processo de amadurecimento. Isso é o que ocorre no treino de ginastas, de acrobatas, de dançarinos e de mergulhadores que começam com um nível muito alto e, então, por meio de treinamento longo e constante, atingem níveis de habilidade completamente inalcançáveis para a maioria dos atletas.

Com o lançamento dos Jogos Olímpicos da Juventude, dos Campeonatos Mundiais Escolares e dos Campeonatos Mundiais Juniores, o interesse por encontrar e treinar jovens levantadores aumentou. As nações mais destacadas nesses esportes contam com atletas bem-sucedidos com pesos excepcionais, porque estes estão ficando proficientes na técnica desde muito jovens. Essas realizações demonstram que antigos conceitos de desenvolvimento atlético subestimavam a capacidade dos jovens talentosos. Os resultados vindouros dessa mocidade nos darão uma perspectiva mais precisa a respeito do desenvolvimento atlético do jovem.

Consequentemente, vários aspectos físicos do desenvolvimento amadurecem ao longo de diferentes momentos. Isso é algo que precisa ser compreendido, e técnicos não precisam necessariamente usar o desenvolvimento anômalo dos prodígios, embora, nos esportes, estejamos sempre em busca deles.

As atividades de desenvolvimento apropriadas para atletas durante os estágios pré-púberes incluem desenvolvimento motor, intelectual e melhoria da circulação tanto total quanto local. Atitudes competitivas apropriadas também devem ser trabalhadas nesse período. Ênfase nessas áreas durante o estágio pré-púbere levará a menos tempo necessário trabalhando-as no futuro.

A faixa etária adequada

Quando eu visitei a Bulgária, em 1989, antes da queda do "Império do Mal", pude conversar com alguns membros da equipe nacional de treino. Estavam incomodados, pois o Ministro dos Esportes permitiu que patinação artística selecionasse atletas para treino a partir dos 6 anos de idade, mas, para levantamento de peso, era necessário esperar que completassem 12 anos.

O argumento deles é que muitos talentos atléticos iam para a patinação no gelo e outros esportes de alta habilidade motora adquirida, e o levantamento de peso perdia oportunidades. Eu entendi o argumento deles, mas acredito que todos percebemos que prodígios em habilidade motora adquirida devem começar em esportes como patinação artística desde muito cedo para ter chance de se tornarem grandes competidores.

Na Bulgária e no resto do Bloco Oriental, jovens prodígios eram matriculados em escolas desportivas, nas quais passavam as manhãs nas salas de aula e as tardes treinando atividades atléticas. Um levantador selecionado em tenra idade teria de passar pouco tempo fazendo coisas específicas do esporte e mais tempo em atividades de preparação física geral. Esse tipo de treino não precisava ser necessariamente feito em uma escola desportiva, mas ela ajuda a preparar não apenas física, mas também psicologicamente.

O que estou querendo dizer aqui é que se o seu filho ou sua filha tiver algum talento físico ou os genes para o levantamento de peso, esses anos pré-púberes devem ser utilizados para preparação física geral, para que, um dia, ele ou ela possam se tornar grandes levantadores de peso. Habilidades físicas básicas como correr, pular, arremessar, nadar e competir em jogos são as melhores para um atleta nesse estágio da vida.

Preparação física geral

Os motivos para incluir preparação física geral no estágio inicial de desenvolvimento do atleta são muitos e de considerável importância. Não é apenas sobre o físico; também envolve ênfase no amadurecimento psicológico e emocional.

Quando eu treino um atleta no começo da adolescência, posso determinar facilmente se houve histórico de desenvolvimento atlético infantil adequado e equilibrado. Nesse ponto, um atleta demonstra coordenação avançada, desenvolvimento físico balanceado, amadurecimento emocional diante do processo de treinamento e grande reserva energética.

Jovens com acesso à atividade física desde a tenra idade têm ampla experiência em como "dirigir o carro", ou seja, controlar seu corpo. Já foram estabelecidas conexões neurais que podem não se formar adequadamente, se incentivadas em estágios posteriores do desenvolvimento. Resistência muscular localizada e capacidades respiratórias também foram melhoradas por meio da atividade física vigorosa durante o período da pré-adolescência.

Tudo isso resultará em uma habilidade para lidar melhor com os rigores do treinamento de levantamento de peso conforme esse desenvolvimento se estender ao longo da adolescência. Em virtude da sinergia adequada no desenvolvimento muscular, ocorrerão menos lesões, e o aumento na força e na aquisição técnica será contínuo. As capacidades circulatórias e respiratórias melhoradas permitirão uma recuperação mais rápida.

Outro aspecto nem sempre considerado é o desenvolvimento da psique para o estilo de vida desportivo e a capacidade de *performance* sob demanda. Um rapaz entrando na puberdade acostumado a um regime de treino diário, que recebe conselhos do treinador, que compete e desempenha sob demanda, terá vantagem significativa sobre outros sem essa experiência.

Essa preparação física geral deve ser mantida e melhorada durante o começo do treinamento de levantamento de peso. Nos dias em que não há musculação, ou até mesmo quando se quiser fazer um acréscimo às sessões de levantamento, pode-se conduzir a preparação física geral. Ela pode ser composta por esportes com corrida e salto (basquete, vôlei, handebol, futebol americano), corrida, ginástica e luta corpo a corpo.[1] Natação, com moderação, também é uma modalidade eficiente para a recuperação e pode ser incluída na preparação física geral.

Uma das modalidades mais úteis de preparação física geral para levantadores de peso são exercícios de salto. Saltos consecutivos e sequenciais da posição de um quarto de agachamento para agachamento completo, em sequências de três a cinco saltos, utilizam o ciclo encurtamento-alongamento de maneira útil para a geração de força explosiva nas pernas e nos quadris. Esses tipos de atividades de saltos podem ser feitos com ambos os pés, e, quando o atleta se fortalecer, poderão ser feitos com uma única perna e um parceiro ao lado, de apoio, segurando a outra perna.

Também tive muito sucesso com meus atletas saltando 16 degraus de escada, três degraus por vez. A atividade era executada em três a cinco séries, duas a três vezes por semana. Quando se fortaleciam, saltavam de quatro em quatro. Os atletas mais avançados chegavam a saltar de cinco em cinco.

Quando o atleta conseguia saltar cinco degraus, eu acrescentava três séries de saltos de três em três degraus, com uma perna só. Saltar degraus força o salto a ser mais vertical, e como a queda é muito pequena, o impacto nas articulações é minimizado.

Para melhorar o recrutamento de unidades motoras, eu programo o salto em escada, alternando-o com séries de agachamentos livres e agachamentos frontais. Isso é muito útil para desenvolver a força explosiva das pernas.

Para atletas treinando há pelo menos dois anos, pode-se utilizar o salto em profundidade. Ele é muito valioso para atletas que conseguem o dobro do peso corporal no agachamento. Podem ser executados de uma altura de até dois

---

[1] N.do E.: no original, *grappling*, lutas corpo a corpo que abrangem diversos esportes de combate em que haja lutas "agarradas", como o judô, a luta livre, o jiu-jítsu etc.

metros, mas essa altura não pode ser tão elevada a ponto de forçar os calcanhares a tocar o chão no pouso. O foco desse tipo de treino é minimizar o contato com o chão ao mesmo tempo que se salta o mais alto possível depois do pouso. Devem ser realizados de 15 a 20 saltos por sessão, sem exceder a cota de 7 a 10 dias para a realização desse exercício.

Obviamente, atletas muito pesados devem evitar saltar de grandes alturas, para não prejudicar as articulações por trauma excessivo.

É claro, todas essas atividades devem ser coordenadas para não entrarem em conflito com os objetivos de cada sessão de treinamento de levantamento de peso. A quantidade de preparação física geral vai gradualmente sendo reduzida conforme o atleta sobe de categoria.

Outras considerações sobre o desenvolvimento

Treinamento técnico para levantamento de peso pode ser introduzido durante o fim da infância/começo da adolescência com apenas um tarugo ou cano de PVC, e a maioria dos prodígios atléticos não teria dificuldade em aprender as questões técnicas do arranque e do arremesso mediante a observação de um praticante competente durante a prática dos movimentos. Os aprendizes motores menos talentosos necessitarão de treinamento técnico.

Claro que, como eu era professor escolar, também colocava grande ênfase em atividades de aprendizado apropriadas para a sala de aula. Certa vez, o técnico búlgaro de levantamento de peso, Angel Angelov, que, na época (fim da década de 1970), treinava a equipe mexicana, disse-me que se dois atletas são equivalentes em habilidade, o mais inteligente seria o seu escolhido. Entenda que isso veio de um treinador comunista, acostumado a exercer mais controle sobre a vida de seus atletas do que nós, americanos, jamais poderíamos imaginar, e, mesmo assim, ele acreditava que o atleta mais inteligente tomaria as melhores decisões.

O que teríamos agora seria um atleta no começo da puberdade com excelentes habilidades motoras, capacidade de executar levantamentos adequados com pesos leves, capacidade de se submeter a cargas de treino maiores que a média e inteligência para tomar boas decisões a respeito do treino e da vida. Nesse ponto, o técnico poderia começar o processo de desenvolver no corpo do atleta uma capacidade de treino específica para o levantamento de peso.

Desse ponto em diante, poderíamos esperar que o atleta suportasse uma carga de treino cada vez maior a cada ano, até perto de 30 anos de idade, quando a capacidade própria de recuperação do corpo começa a esmorecer e teríamos de diminuir a carga. A essa altura, o atleta deveria desenvolver eficiências competitivas para compensar a queda na capacidade de recuperação.

Depois dos 30 anos de idade, a maioria dos levantadores com uma carreira séria iniciada no começo da adolescência começa a ter de lidar com as perniciosas lesões típicas de uma carreira longa, e a recuperação dessas lesões inibe o treinamento completo por longos períodos. Isso fica demonstrado pelo fato de que a vasta maioria dos medalhistas olímpicos se encontra na casa dos 20 anos, apenas um ou outro na dos 30. Conforme o esporte se desenvolve, isso fica mais evidente.

A questão do peso corporal

Os resultados empíricos indicam que há uma variação adequada de peso corporal em relação à altura de um levantador. Levantadores jovens, especialmente das categorias mais pesadas, tendem a ganhar um significante peso muscular ao longo da carreira competitiva e subir uma, duas ou até mais categorias. Em geral, a proporção da força corporal não está diretamente relacionada com o peso corporal.

A questão do peso corporal adequado para a altura pode ser explicada pela comparação entre dois levantadores cujo peso corporal seja idêntico, mas a altura seja significativamente diferente. Se a porcentagem de peso corporal muscular for idêntica, o mais alto estará tentando movimentar membros maiores com a mesma quantidade de massa muscular. Embora pontos de ligação possam explicar em parte a disparidade, se a diferença na altura for significante, ela não pode compensar o fato de que uma força muscular maior deve ser gerada para movimentar a alavanca mais comprida.

Quanto menor o organismo, maior a força relativa do levantador. Por exemplo, o primeiro atleta a fazer o dobro do seu peso corporal no arranque foi Yoshinobu Miyake, na categoria de 60 kg, no começo da década de 1960. Hoje em dia, é comum que os melhores levantadores de classe internacional dessa categoria façam isso. O primeiro arremesso do triplo do peso corporal foi executado por um levantador de 60 kg, Stefan Topurov, em 1983. Muitos atletas dessa classe de peso corporal e abaixo já excederam a marca do triplo do peso corporal.

Do outro lado da escala, o arranque mais pesado foi de 216 kg, por Antonio Krastev, em 1986. O peso corporal dele era de, aproximadamente, 160 kg, ou seja, ele fez o arranque de 1,34% do seu peso corporal, muito distante do dobro. O recorde mundial de arremesso dos superpesados é de 266 kg, por Leonid Taranenko, de 152 kg, 1,75 vez o peso corporal – nem o dobro.

Então, levantadores maiores são mais ineficientes. Também não costumam ter uma *performance* tão boa no arremesso se não tiverem uma altura adequada para o peso. Treinadores e atletas precisam entender que isso não é por conta do peso corporal em si, mas que é a proporção entre peso e altura que determina a capacidade em levantamento de peso.

Uma das proporções que precisa ser considerada é a do arranque para o arremesso. Para um levantador equilibrado, treinando apropriadamente e levantando na categoria correta para a sua altura, o arranque cairá na proporção de 78%-82% do arremesso. Do mesmo modo, se um levantador for leve demais para a altura, a proporção ultrapassará 82% em dois ou mais pontos percentuais. Essa variação se derivou dos dados obtidos antes da atual tecnologia antidoping. Conforme avançamos, parece que o arranque seria uma porcentagem maior do arremesso em razão, sobretudo, de uma menor melhora da *performance* pelo uso de medicamentos . Embora essas variações provavelmente funcionem também para mulheres, o pouco tempo que as mulheres tiveram para estabelecer uma base (1987-1992) não fornece dados suficientes para uma comparação adequada.

Conforme um levantador amadurece e envelhece, diminui a habilidade para treinar pesado frequente e suficientemente, e isso tem um efeito maior no arremesso. Por conseguinte, o atleta precisa ganhar peso para manter o arremesso em um nível adequado.

Os cálculos apresentados na Tabela 5.1, para variações ideais de altura dos melhores levantadores do sexo masculino de classe internacional, foram feitos por Shaun LeConte usando interpolação linear dos dados de Robert Roman. Esses dados devem ser encarados como diretrizes, e eu os considero muito apropriados.

Tabela 5.1 – Variações ideais de altura para levantadores do sexo masculino de classe internacional

Categoria de peso corporal	Variação de altura
56 kg	149 ± 3 cm
62 kg	156,33 ± 2,5 cm
69 kg	161,75 ± 2 cm
77 kg	165 ± 2 cm
85 kg	169 ± 2 cm
94 kg	172,5 ± 2 cm
105 kg	176 ± 2 cm
+105 kg	186 ± 6 cm

Variações de altura para levantadores do sexo feminino (Tabela 5.2) foram um dos parâmetros para a dissertação de mestrado de Leslie Musser. Os sujeitos eram competidoras do Campeonato Pan-Americano de Levantamento de Peso de 2009, e os dados devem ser considerados representativos das variações para os melhores levantadores de classe internacional. A categoria +75 kg não foi medida.

Tabela 5.2 – Variações de altura para levantadores do sexo feminino de classe internacional

Categoria de peso	Mínimo	Máximo	Média	Desvio padrão
48 kg	139,00 cm	152,50 cm	148,00 cm	4,96 cm
53 kg	149,00 cm	155,50 cm	152,80 cm	2,75 cm
58 kg	150,50 cm	159,00 cm	154,33 cm	3,09 cm
63 kg	150,00 cm	162,00 cm	157,17 cm	4,57 cm
69 kg	152,50 cm	164,00 cm	158,42 cm	3,99 cm
75 kg	159,00 cm	167,30 cm	163,26 cm	3,63 cm

É muito comum que os adolescentes não entendam esses conceitos, mas os treinadores devem começar o processo de educar os levantadores para a melhor categoria de peso corporal. Isso pode ser feito apresentando a altura dos maiores competidores e combiná-las com seus pesos e a proporção do arranque para o arremesso.

Outro modelo de índices de altura para levantadores de peso foi criado por A. V. Chernyak, da União Soviética, em 1978, para as categorias masculinas da época (Tabela 5.3). Esse trabalho delineia as alturas apropriadas para as várias classes de *ranking* (as classes são discutidas no Capítulo 6) para providenciar diretrizes para o desenvolvimento do peso corporal ao longo da carreira.

Tabela 5.3 – Índices de altura* para levantadores de peso das categorias masculinas segundo A. V. Chernyak (União Soviética, 1978)

Qualificação	Variação	52 kg	56 kg	60 kg	67,5 kg	75 kg	82,5 kg	90 kg	110 kg	+110 kg
Principiante [*Novice*, no original em inglês]	Mínimo	153	156	163	168	174	179	181	182	-
Classe 3	Máximo	158	163	168	173	179	184	186	187	-
Classe 2, Classe 1	Mínimo	150	155	160	165	170	175	177	178	-
	Máximo	155	160	165	170	175	180	183	183	-
Candidato a Mestre do Esporte [CMS-MS, na sigla em inglês]	Mínimo	148	151	157	162	166	170	174	178	-
	Máximo	152	156	162	167	171	175	179	183	-
Mestre do Esporte-Mestre do Esporte de Classe Internacional [MS-MSIC, na sigla em inglês]	Mínimo	144	148	155	159	163	167	171	176	183
	Máximo	146	150	157	161	165	169	173	178	188
Detentores de Recorde Mundial [*World Record Holders*, no original em inglês]	Mínimo	144	148	154	159	163	167	171	176	183
	Máximo	145	149	155	160	164	168	172	177	189

*Todas as alturas estão em centímetros.

Em 1978, a categoria dos 100 kg existia fazia apenas um ano, e pode ser que não houvesse dados suficientes para derivar números para essa classe.

Embora essa tabela reflita as categorias de peso pré-1993, as tendências são óbvias. Acredito que um dos aspectos mais valiosos dessa tabela seja providenciar uma direção para o desenvolvimento do atleta em relação ao peso corporal. Com frequência, vejo atletas talentosos e com grande potencial serem intencionalmente forçados a perder peso e a participar de categorias inadequadas, apenas para aumentar a posição do atleta em eventos nacionais. Se essa prática for mantida por períodos extensos, limitará o desenvolvimento do atleta em longo prazo. Nos Estados Unidos, há uma carência de competidores em classes mais leves e, então, um atleta de outra categoria pode perder peso e vencer. Às vezes, isso ocorre em períodos longos demais para o bom desenvolvimento geral do atleta.

As informações nessa tabela ou em alguma outra, ajustada para as categorias atuais, irão ajudar a apontar ao atleta e ao técnico o melhor peso corporal.

Uma compreensão extensa desses conceitos gerais permitirá ao treinador implementar, com cuidado, o conteúdo sobre treinos apresentado nos próximos capítulos.

CAPÍTULO 6
A ORGANIZAÇÃO DO TREINAMENTO DE LEVANTAMENTO DE PESO

O treinamento de levantadores é organizado em fases específicas que correspondem ao desenvolvimento e à maturação do indivíduo. Há certa variação em relação à idade cronológica do atleta, pois atletas mais baixos tendem a amadurecer mais cedo do que os mais altos, e há, claro, questões genéticas a ser levadas em consideração. Essas questões incluem o somatótipo muscular de cada indivíduo, sua eficiência digestiva específica, o metabolismo proteico e o perfil hormonal. O plano geral é voltado para trabalhar jovens talentosos conforme o que foi estabelecido durante a pré-adolescência. Atletas entrando no esporte depois da puberdade têm menos chances de atingir todo o seu potencial genético.

Durante a pré-adolescência, levantadores de peso em potencial devem se envolver em uma boa quantidade de preparação física geral para que desenvolvam qualidades atléticas e sistemas de apoio que lhes permitirão praticar um treino exigente e desenvolver recuperação suficiente para os estágios mais avançados de treino. O aparelho respiratório, a circulação local e as capacidades motoras devem ser trabalhados nessa época. Esportes competitivos praticados nesse período também ajudarão a desenvolver a psique do atleta. Toda essa preparação é adequada a vários esportes, então, há pouca necessidade de especialização. O uso de uma técnica adequada com barras leves também pode ajudar no treinamento.

Durante a puberdade, a preparação física geral diminui, e mais exercícios de força e de levantamento de peso são necessários. O corpo passa por uma transição hormonal benéfica ao desenvolvimento da força, do esqueleto e das estruturas conectivas. A implementação de pesos mais pesados nos movimentos específicos do levantamento servirá para desenvolver uma estrutura física harmônica para a futura *performance* de arranque e de arremesso.

Pouco depois, a atenção deve ser voltada para o aumento da carga, de forma que o corpo desenvolva maior capacidade de executar um treino exigente e se recuperar rapidamente. Nesse ponto, a técnica deve ser muito refinada, e deve-se dar atenção ao desenvolvimento das características de força e de força-velocidade. O atleta também deve desenvolver hábitos adequados de higiene e de estilo de vida, além de aprender a atuar em situações de competitividade.

A fase seguinte deve ser o período durante o qual o atleta esteja totalmente desenvolvido em termos motores, fisiológicos e psicológicos. O treinamento deve ser o mais exigente possível em termos fisiológicos e, dessa forma, atingirá os melhores resultados. Conforme essa fase chegar ao fim, o treinamento deve trabalhar com a fisiologia amadurecida e tornar-se mais eficiente; no entanto, o atleta já deve ter mais segurança em competições, o que ajuda a atingir resultados excepcionais, condizentes com sua genética.

O sistema de classificação

Os resultados de levantamento de peso são facilmente medidos em quilogramas, e essa objetividade atrai muito interesse da comunidade de Ciências do Esporte. Consequentemente, em razão de o esporte dividir os competidores em categorias de peso corporal, é possível calcular com facilidade padrões de excelência baseados em dados quantitativos.

Esse sistema foi criado na Europa Oriental e chamado de sistema de classificação. Nesse sistema, há seis níveis, em ordem ascendente: Classe 3, Classe 2, Classe 1, Candidato a Mestre do Esporte [*Candidate for Master of Sport*, no original em inglês], Mestre do Esporte [*Master of Sport*, no original em inglês] e Mestre do Esporte de Classe Internacional [*International Master of Sport*, no original em inglês]. Cada categoria de peso corporal é assinalada com um total para cada nível.

A Tabela 6.1 é a de totais por classe para mulheres.[1]

Tabela 6.1 – Totais por classe para mulheres

Categoria de peso	Títulos e níveis								
	Feminino adulto						Feminino juvenil de 11 a 16 anos		
	MMS	MS	CMS	I	II	III	Juvenil I	Juvenil II	Juvenil III
32 kg			75	65	55	50	45	40	35
36 kg			80	70	65	55	50	45	40
40 kg			90	80	75	65	55	50	45
44 kg		120	100	85	80	70	60	55	50
48 kg	165	130	110	95	85	80	65	60	55
53 kg	180	140	120	105	95	85	75	65	60
58 kg	190	150	130	115	105	95	80	70	60
63 kg	205	160	140	120	110	95	85	75	65
69 kg	215	170	150	130	115	100	90	80	70
75 kg	225	180	155	135	120	110	95	85	70
75+ kg	235	190	160	140	125	115	100	85	75

MMS: sigla para *Merited Master of Sport* [Mestre do Esporte por Mérito, em tradução livre]; MS: Mestre do Esporte; CMS: Candidato a Mestre do Esporte.

[1] N. do E.: No âmbito da Federação Internacional de Levantamento de Peso (IWF, na sigla em inglês), em 2018, as categorias femininas passaram a ser as seguintes: NÃO OLÍMPICAS (45 kg; 49 kg; 55 kg; 59 kg; 64 kg; 71 kg; 76 kg; 81 kg; 87 kg; +87 kg); OLÍMPICAS (49 kg; 55 kg; 59 kg; 64 kg; 76 kg; 87 kg; +87 kg).

A Tabela 6.2 é a de totais por classe para homens.[2]

Tabela 6.2 – Totais por classe para homens

Categoria de peso	Títulos e níveis								
	Masculino adulto						Masculino juvenil de 11 a 16 anos		
	MMS	MS	CMS	I	II	III	Juvenil I	Juvenil II	Juvenil III
32 kg			85	75	65	60	50	45	40
34 kg			95	80	70	65	55	50	45
38 kg			105	95	80	70	65	55	50
42 kg			120	105	95	80	70	65	60
46 kg		160	135	120	105	90	85	75	70
50 kg		180	155	135	120	105	90	85	75
56 kg	255	205	175	155	135	120	105	95	85
62 kg	285	230	195	175	155	130	120	105	95
69 kg	320	255	220	190	170	145	130	115	100
77 kg	350	280	240	210	185	160	140	125	110
85 kg	365	295	255	225	195	170	145	130	115
94 kg	385	310	265	235	205	175	155	135	120
105 kg	400	320	275	240	215	185	160	140	125
105+ kg	415	325	280	245	220	190	165	145	130

MMS: sigla para *Merited Master of Sport* [Mestre do Esporte por Mérito, em tradução livre]; MS: Mestre do Esporte; CMS: Candidato a Mestre do Esporte.

Esse sistema permite que atletas sejam agrupados por níveis de proficiência e recebam protocolos de treinamento adequados. Evidências empíricas mostram que resultados excelentes ocorrem no fim da carreira, se o treino adequado for implementado em cada nível.

Também permite que competições sejam projetadas para determinados níveis, de forma que se tirem conclusões mais objetivas em relação aos níveis de proficiência de atletas em ascensão. É especialmente eficaz nos programas com muitos levantadores. A eficácia do programa pode ser determinada pela movimentação dos atletas entre as classes.

A perspectiva do atleta

Levantadores de peso se beneficiam desse sistema porque podem comparar suas *performances* entre categorias. Isso fornece objetivos claros aos atletas. Podem julgar seus sucessos por quão rapidamente sobem de categoria.

[2] N. do E.: No âmbito da Federação Internacional de Levantamento de Peso (IWF, na sigla em inglês), em 2018, as categorias masculinas passaram a ser as seguintes: NÃO OLÍMPICAS (55 kg; 61 kg; 67 kg; 73 kg; 81 kg; 89 kg; 96 kg; 102 kg; 109 kg; +109 kg); OLÍMPICAS (61 kg; 67 kg; 73 kg; 81 kg; 96 kg; 109 kg; +109 kg).

Os atletas mais talentosos subirão rapidamente da Classe 3 para Mestre do Esporte. Os menos talentosos podem nunca chegar a essa categoria. Outros podem ter dificuldade em passar da Classe 2 para a Classe 1.

Isso dará uma perspectiva aos atletas do quão adequados ou talentosos eles são de fato para o esporte. Essa perspectiva pode ser utilizada para que atletas muito empolgados com seu progresso ou seu relativo sucesso na sua faixa etária coloquem os pés no chão, ou pode ser uma maneira de medir como anda seu progresso. De qualquer modo, é uma das funções do técnico usar esse sistema para manter o atleta focado no treino.

Para outros, o sistema pode oferecer o incentivo necessário para perseverar e se adaptar às exigências do esporte. Eu sempre apoiei o treino em grupo, para que se forme uma cultura. Os *rankings* de categorias podem oferecer referências em torno das quais o grupo pode desenvolver valores. Elas se tornam outro meio de comparação entre atletas de ambos os sexos, em categorias de peso diferentes.

A perspectiva do treinador

Esse sistema de classificação oferece uma grande vantagem para técnicos interessados em determinar a taxa de progresso de seus atletas. Em vez de apenas usar a taxa de aprimoramento por meio dos quilos, que varia de acordo com o sexo, o peso corporal e a idade, o técnico pode usar mais uma forma de medida. Enquanto um atleta pode fazer um avanço de 10 kg que seja significante, outro pode fazer um de 15 kg que não seja muito significativo.

O treinador pode comparar então quão próximo um atleta está do nível seguinte. Por exemplo, se um atleta está a 15% de distância de chegar à Classe 1, então, uma melhoria de 10 kg pode ter certa importância, ao passo que esse incremento pode não ser tão significativo para um que deseja subir para a Classe 2.

Além disso, esse *ranking* por classes também vai determinar o nível de rigor e o tipo de treino que deve ser planejado para garantir o progresso na trajetória do PASM [*Process of Acquiring Sports Mastery*, ou Processo de Aquisição de Domínio no Esporte, em tradução livre]. Embora cada atleta seja único, a maioria dos treinadores vai perceber que é mais interessante reunir levantadores por categoria e, depois, por peso, com base em considerações metabólicas.

Os grupos de peso corporal para homens devem ser de 56 e 62 kg, em um primeiro grupo; depois, 69 e 77 kg, em um segundo grupo; 85 e 94 kg, em outro grupo; e, por fim, 105 e +105 kg. As mulheres podem ser agrupadas em 48, 53 e 58 kg, em um primeiro grupo; 63 e 69 kg, em um segundo grupo; e 75 e +75 kg, em um terceiro grupo.

Terminologia

Como em todas as áreas, há uma terminologia-padrão utilizada para que todos os técnicos, pesquisadores e atletas lidem com os mesmos conceitos. Alguns desses termos fazem parte do vocabulário norte-americano de treino esportivo, mas não têm um padrão específico o suficiente para serem utilizados com precisão. Vários termos têm definições matemáticas específicas que devem ser utilizadas adequadamente para definir aspectos quantitativos do treino.

Um breve vocabulário do treinamento de levantamento de peso

Volume: o número de repetições executadas com pesos na taxa de intensidade entre 60% a 105% para um exercício prescrito, uma sessão de treino, um microciclo, um mesociclo ou um macrociclo.

Repetições por série: o número de repetições executadas em uma série, antes de um repouso rápido ou da tentativa de execução de outra série (a não ser que se trate da última série de determinado exercício). Esse é um parâmetro crítico, cuja importância nem sempre fica evidente para certos treinadores.

Intensidade: o total de quilogramas levantados por repetição, ou a porcentagem do máximo levantado por repetição.

Intensidade média absoluta: o peso médio levantado por repetição, expresso em quilogramas. Esse parâmetro será muito valioso para o cálculo do valor K. Se um atleta planeja um arranque de 130 kg e executa a seguinte sequência: 60% / 3, 70% / 3, (80% / 3)3, a intensidade média absoluta é:
$[3\ (0{,}6 \times 130) + 3\ (0{,}7 \times 130) + 9\ (0{,}8 \times 130)] / 15 = 96{,}2$ kg, mas a intensidade média relativa é: $[(3 \times 0{,}6) + (3 \times 0{,}7) + (9 \times 0{,}8)] / 15 \times 100 = 74\%$

Intensidade média relativa: o peso médio levantado por repetição, expresso em porcentagem do máximo, que, por sua vez, pode ser o peso mais pesado levantado na conclusão do macrociclo anterior, ou o máximo planejado para a conclusão do ciclo atual. Esse número é expresso por meio de uma porcentagem. Esse índice tem um enorme valor para a avaliação de certas características do treino, pois pode representar em uma escala comum uma variedade de exercícios com diferentes máximos.

Carga: o peso total levantado por sessão, dia, microciclo, mesociclo, macrociclo ou ano. Esse valor é calculado pela multiplicação do peso usado em cada série pelo número de repetições e, depois, somando todos os produtos para chegar à soma de cada unidade de treino em consideração. O somatório será dividido pelo volume da mesma unidade de treino para se chegar à intensidade média absoluta.

Valor K: calculado pela divisão da intensidade média absoluta pelo total alcançado na competição final do macrociclo, e, então, multiplicando-se esse quociente por 100. Esse índice irá determinar a intensidade apropriada para o plano de treino.

Microciclo: o treino semanal.

Mesociclo: o treino "mensal". Pode variar de três semanas (microciclos) a cinco, dependendo da classe do levantador.

Macrociclo: um programa de treino em longo prazo composto de dois a quatro mesociclos organizados de forma periódica, para se alcançar o melhor resultado possível na última competição.

Periodização: a organização do treino em longo prazo de maneira que o corpo fique sujeito a uma fase de excesso [*overreaching*, no original] (fase de preparação), seguida pela fase de recuperação (fase pré-competição), que resultará em uma supercompensação para o organismo.

Fase de preparação: período de um a três mesociclos, caracterizado por cargas maiores de treino, intensidades médias-pesadas e mais repetições por série. A recuperação é de extrema importância nessa fase.

Fase pré-competição: período de um a dois mesociclos durante o qual a carga é reduzida, e a intensidade média, aumentada. O corpo volta para um estado de supercompensação conforme o sistema endócrino é restaurado e o sistema nervoso é mais estimulado.

Fase de transição: período de um a três microciclos após a fase pré-competição que permitirá a recuperação do corpo antes do começo de outro grande macrociclo.

Conceitos

O principal conceito a ser entendido é o de supercompensação — a adaptação do tecido a um funcionamento mais exigente por meio da indução de estresse. Outros conceitos relativos à supercompensação também devem ser compreendidos, assimilados e aplicados de forma a se implementar totalmente um programa de treino que leve à supercompensação.

A supercompensação é o resultado de um programa em longo prazo e se manifesta no resultado da competição ao término do programa.

O conceito de treinar parâmetros como os estressores positivos também deve ser dominado e manipulado. A habilidade deles de impactar a secreção endócrina é um conceito importante que deve proporcionar uma visão abrangente para o treinador, que precisa saber quando elevar a carga de treino e as intensidades médias para atingir os melhores resultados.

O conceito de recuperação do organismo depois das sessões de treino, de forma a aumentar a habilidade do levantador em treinar com cargas maiores e maior frequência, também deve ser compreendido e implementado para a condução efetiva do programa.

Por fim, os conceitos de estimulação de tecidos musculares e conectivos *versus* perturbação dos sistemas nervoso e endócrino devem ser compreendidos, de maneira a poder manipular os parâmetros de treino para que se atinja um resultado harmonioso do organismo na competição final.

Macrociclo

O macrociclo é a unidade básica do planejamento. É um período estendido entre uma competição importante e outra. Torna-se cada vez mais importante no desenvolvimento de um levantador de peso conforme o PASM chega a seus níveis avançados.

Em geral, dura de dois a quatro "meses", ou mesociclos. Os mesociclos são agrupados como parte das fases de preparação e pré-competição. Normalmente, o macrociclo é composto de uma fase de preparação e uma pré-competição.

Durante a(s) fase(s) de preparação, o volume de treino é grande e variado. As intensidades médias absoluta e relativa são médias-altas. A variedade de exercícios é maior, e o atleta passa pela condição de *overreaching*. As glândulas endócrinas se fatigam, e não é incomum que atletas fiquem resfriados no período final dessa fase.

Em geral, ocorre apenas uma fase pré-competição. Durante essa fase, o volume de treino é reduzido, e as intensidades médias absoluta e relativa são elevadas. A variedade de exercícios diminui e mais levantamentos clássicos são executados com intensidades maiores. As glândulas endócrinas se recuperam, e o sistema nervoso funciona de forma excelente na última semana.

Mesociclo

O mesociclo é uma subunidade do macrociclo e pode ser comparado a um "mês", pois sua duração varia entre três e cinco semanas, nem sempre se adequando ao mês do calendário. Em geral, atletas mais avançados e mais pesados necessitam de mesociclos mais longos, ao passo que os mais jovens e mais leves trabalham melhor com mesociclos mais curtos.

Durante um mesociclo de preparação, há semanas de cargas (pesadas), semanas de manutenção e semanas de redução de carga, ao passo que, no mesociclo pré-competição, ocorre uma diminuição constante e gradual da carga.

Mesociclo de preparação

Em um mesociclo de preparação, há "semanas", ou microciclos, pesadas, médias e leves. Como a média semanal de treino dentro de um mesociclo não varia muito, a designação pesada, média ou leve se refere à variação em repetições ou em volume. O mesociclo é montado de tal modo que a maior quantidade de carga possa ser imposta levando em consideração a posição relativa de certo mesociclo dentro do macrociclo. Um mesociclo pode ser composto pela sequência de microciclos pesado/médio/pesado/leve, de acordo com o volume. O mesociclo seguinte pode ser pesado/pesado/médio/leve, com a maior carga no fim do terceiro microciclo.

Mesociclo pré-competição

No mesociclo pré-competição, os microciclos podem ser organizados na sequência pesado/médio/leve/muito leve, também com base no volume.

A intensidade média será bastante aumentada, e o valor da intensidade dos levantamentos (em 90%) também aumentará durante o mesociclo pré-competição.

Durante esse período, as glândulas endócrinas vão se recuperar em níveis supercompensatórios, os músculos se recuperarão, e o sistema nervoso atingirá novos níveis de excitabilidade.

Microciclo

O microciclo é uma semana de sete dias. Mesmo que em certo dia não haja treino, ainda é considerado parte da contagem de dias, de forma que o efeito sobre o organismo seja mantido. Muitos programas de treino têm microciclos de seis dias de treino e um repouso no domingo, descanso que é considerado parte da semana de treino; então, o treino do próximo microciclo não começa no domingo.

Durante o período pré-competição, o microciclo pode ter dois dias de repouso para levantadores veteranos, e até três dias para levantadores das Classes 2 e 3. Esses dias devem ser mantidos como dias de repouso, caso contrário, os levantadores poderão treinar excessivamente ou acabar com um intervalo muito grande entre os dias de treino de uma semana para a outra. Dessa forma, no planejamento do microciclo, os dias específicos de repouso devem ser designados e considerados parte importante do regime de treino, tanto em número quanto em sequência.

A função do programa de treino em um nível geral

O treinador é quem determina, aliado ao sistema de *ranking* por classes, o nível correto do atleta e o caminho de treinamento adequado. Esse caminho deve ser composto de tal maneira que o atleta alcance o melhor resultado durante o auge de seus anos competitivos. O programa de treinamento deve impor os exercícios corretos nas sequências corretas e nas doses corretas, de forma a garantir um desenvolvimento harmonioso e convergente para o auge dos anos atléticos.

As variáveis devem ser implementadas de forma suficiente dentro de parâmetros razoáveis, para garantir que o corpo seja estimulado e gere as mudanças funcionais na estrutura e na atividade bioquímica que levem ao seu desenvolvimento mais eficiente. Ao mesmo tempo, a psique do atleta deve ser desenvolvida em relação aos processos de treino e de competição por meio da organização do treino e do calendário competitivo.

Em suma, o treinador deve ficar muito atento aos processos de desenvolvimento em curso e como serão afetados pelo planejamento do programa. Trata-se de um processo de educação e de crescimento para o treinador.

CAPÍTULO 7
O PAPEL DO TREINADOR

O treinador é o organizador e o líder verdadeiro e cultural do programa de levantamento de peso. Esse esporte se desenvolve melhor se treinado em grupo, pois o treino é tão exigente que se torna difícil manter a energia psíquica adequada sem a companhia de outros atletas. Também acredito que um grupo de atletas repassa, ensina e reforça normas culturais aos novos atletas melhor do que um treinador.

Com relação ao treino, o técnico projeta o treinamento e deve estar presente para supervisionar as sessões de exercício. Por essa razão, eu não sou favorável às práticas de treino a distância. Eu preciso ver o atleta diariamente conforme ele avança pelos ciclos de treino. Sempre que providencio programas de treino para atletas que não vejo com regularidade, aviso que eles precisarão fazer certas modificações por conta própria. Isso, é claro, não é o ideal. O treinador deve ter alguma ideia do que esperar a cada macrociclo e precisa saber se o processo está ou não se desenrolando conforme o planejado. Qualquer tendência de desvio inesperada deve ser detectada rapidamente e redirecionada por modificações no plano.

Durante esse processo, o treinador deve adquirir um senso do que é normal para cada atleta em cada estágio do programa. Essa observação regular é de suma importância para o técnico no dia da competição. Ao longo das semanas do último mesociclo, o treinador deve presumir a *performance* do atleta. Dessa perspectiva, o treinador poderá fazer os ajustes físicos e psicológicos adequados durante o aquecimento e a competição.

Projetando o programa

Após anos de treinamento, projetar um programa torna-se algo mais natural ao treinador. Na verdade, é fácil criar uma coleção de rascunhos de programas apropriados para cada categoria. Muitas passagens por um ciclo de treino oferecem ao treinador o conhecimento necessário para fazer as mudanças adequadas para acomodar idiossincrasias físicas individuais.

Minha abordagem é fazer o levantador treinar em grupo um programa básico. Faço modificações individuais para lidar com questões como lesões prévias, fraquezas inerentes à estrutura ou às competências atléticas, categoria de peso corporal, tempo de treino ou idade. Outros fatores podem ser levados em consideração, como inconsistências no controle motor ou fadigas localizadas.

Os programas de treino anuais devem ser planejados de acordo com os eventos do calendário de levantamento de peso, sobretudo as competições importantes. Há eventos nacionais e internacionais de acordo com o potencial de cada atleta. Para essas competições, o macrociclo é projetado com mesociclos apropriados para garantir máxima *performance*.

Competições locais voltadas a propósitos de desenvolvimento devem ser encaradas como parte da carga de treino normal da semana. Não deve haver diminuição na carga ou mudança de ciclo antes desses eventos. Na verdade, posso até acrescentar uma sessão de treino adicional logo depois da competição. Essas competições podem ser úteis para monitorar o progresso até então.

O número de macrociclos e a programação destes também terão de ser modificados para determinadas situações individuais. Por exemplo, se um levantador júnior for excepcional e capaz de se qualificar não só para o campeonato nacional para juniores, mas, também, para o campeonato nacional para adultos, talvez não haja tempo para um macrociclo completo entre os eventos. Deve-se tomar uma decisão sobre a importância de cada um desses eventos.

O levantador em questão pode ter a chance de ganhar o juniores, qualificando-se para a equipe nacional, mas tem menos chance de alcançar uma boa posição num campeonato nacional para adultos. Nessa situação, os campeonatos para juniores são mais importantes. Os macrociclos devem ser programados para se atingir o máximo nesses eventos, principalmente os nacionais.

Um júnior muito excepcional pode ser tão superior aos outros competidores que o pico do treino pode não ser necessário para que ganhe o juniores e se qualifique para a equipe júnior nacional. Nesse caso, os macrociclos devem ser ajustados para os campeonatos juniores internacionais. Na verdade, é esse tipo de indivíduo que buscamos.

Todas essas decisões devem ser tomadas o quanto antes, embora um resultado inesperado possa ser motivo para mais alterações. Por exemplo: o macrociclo pode ter sido projetado para se atingir o máximo no campeonato nacional, mas o levantador também se qualifica para o campeonato continental. Isso levará à necessidade de reprogramar os macrociclos anuais.

Uma consideração de extrema importância para o programa é o volume anual. Se o objetivo em longo prazo é atingir os melhores resultados possíveis, então, o plano anual deve ser pensado de tal forma que não comprometa severamente o volume anual. Se 15 mil repetições for o volume em mente, alterar consistentemente o treino para reduzir o volume para competições insignificantes irá inibir o progresso geral do levantador.

É tentador, sobretudo no começo da carreira de um treinador, distrair-se pelo sucesso relativo de um atleta em todas as competições, independentemente da importância destas. Isso é ainda mais verdadeiro se houver algum progenitor arrebatado pelo rápido progresso de um jovem atleta talentoso e que decidir se meter no processo de treino. Parte da tarefa do treinador é controlar a situação e tomar decisões para o avanço do atleta ao longo do caminho que levará ao sucesso em longo prazo.

Uma função do planejamento do programa é estabelecer metas para cada competição importante. Os objetivos também devem incluir agachamento livre e agachamento frontal durante as sessões predefinidas. Eu prefiro usar objetivos de peso como forma de calcular as porcentagens usadas no treino. A razão é que o atleta fica psicologicamente focado nesse peso e, quando a competição chega, ele já visualizou muitas vezes o levantamento desses pesos.

Monitoramento do programa

Há duas categorias amplas pelas quais um treinador pode determinar a eficácia do programa de treino. A primeira é a observação diária do treino. Embora os pesos absolutos levantados possam ser reportados na ausência do treinador, nada pode substituir a observação direta.

O motivo é que o técnico deve estar muito atento à velocidade dos movimentos para determinar a efetividade do treino. Por exemplo, a terceira repetição de uma série a 80% terá determinada velocidade durante a quarta semana de um ciclo de 12 semanas, e, talvez, uma velocidade levemente diferente na décima semana desse macrociclo. O treinador deve ser capaz de determinar se o peso está se movimentando na velocidade adequada (e se esse é um fator a ser considerado individualmente). Se o peso estiver sendo levantado, mas a velocidade não for condizente com o estágio do programa, o treino pode ter de ser alterado. A velocidade do halter e a do atleta são fundamentais para o treinador determinar a efetividade do treino. Quanto mais talentoso o atleta, menor a variação na velocidade do movimento, e, assim, essa tarefa é duplamente difícil quando trabalhamos com esses levantadores.

Em certo ponto durante os mesociclos de preparação, o treinamento pode ter de ser encurtado em determinado dia ou mais repetições precisarem ser acrescentadas. Isso só pode ser determinado de forma precisa por meio da observação direta.

Eu tenho usado dois indicadores que me permitem avaliar se o programa de treino está impactando a fisiologia do atleta de forma adequada. O primeiro é a reclamação a respeito de diarreia constante. Isso geralmente ocorre perto do fim da terceira semana do mesociclo de preparação. O segundo indicador é quando o atleta acorda diversas vezes durante a noite. Esses são excelentes indicadores de *overtraining* e de *overreaching*. Meus atletas mais experientes costumam me informar quando isso ocorre, e eu sei que eles devem permanecer nessa condição por mais uma semana, aproximadamente. O treinamento pode ter de ser modificado para permitir a recuperação do organismo.

Outras ocorrências específicas na vida do atleta podem causar alterações no treino. Embora seja necessário que o treinador mantenha certa distância psicológica dos atletas, as linhas de comunicação entre eles devem permanecer abertas, para que o treinador fique a par dessas ocorrências não relacionadas ao levantamento de peso.

Essas e outras questões justificam a presença do treinador em todas as sessões de treino.

Neste ponto, devo explicar sobre um equívoco que as pessoas que se encontram fora do mundo dos esportes cometem sobre o papel de um treinador. Ele não é um exemplo de conduta nem um pai adotivo. A diretiva principal do treinador é desenvolver o atleta e extrair dele os melhores resultados por meios razoáveis. Essa tarefa deve ser feita da maneira mais profissional possível. Embora alguns técnicos, por vezes, encarnem o papel de exemplos de conduta e pais adotivos, essa não é sua função principal, e os verdadeiros pais dos atletas, e os próprios atletas, não devem entrar num treinamento com esses conceitos preconcebidos.

Embora os esportes frequentemente sejam vistos como uma maneira de ajudar a juventude menos privilegiada, eles devem ser encarados como uma atividade em si, com o objetivo do desenvolvimento da habilidade atlética e da capacidade de demonstrar essa habilidade sob demanda. O critério principal para determinar a proficiência de um técnico é o quanto de conhecimento e de experiência ele leva ao esporte. Outros aspectos da individualidade do treinador devem ser considerados em segundo plano.

O valor K

O valor K é um número derivado, calculado dividindo-se o total alcançado ao fim do macrociclo pela intensidade média absoluta do macrociclo. Para esse cálculo, levantamentos não alcançados por pouco são incluídos na carga, mas tentativas muito falhas ou repetições desconsideradas (por lesão ou fadiga) são eliminadas.

Por exemplo, se o atleta tem um resultado de 120 arranques e 150 arremessos ao fim do macrociclo, um total de 270, o valor K pode ser calculado pela divisão da intensidade média absoluta por 270. Se o atleta teve uma carga de treino de 805.538 kg ao longo das 20 semanas do macrociclo e um volume de 7.653 repetições, a intensidade média absoluta é de 105,25 kg, valor que, dividido por 270 e multiplicado por 100, dá o resultado de 38,8. Se o atleta treina há anos, o valor K deve ser um dado constante no planejamento de seus programas.

A variação significativa para os atletas soviéticos durante a década de 1980 era de 38 a 42. Para os búlgaros, ficava mais perto de 49.

Sei que muitos treinadores bem-sucedidos utilizam o valor K do melhor macrociclo como índice para o planejamento dos futuros macrociclos.

Conforme o atleta atinge uma classificação mais alta, como Classe 1 ou Candidato a Mestre do Esporte, ele ainda está no processo de determinar o valor K ótimo. O treinador deve levar isso em consideração ao planejar os futuros programas.

Resultados em competições

Resultados competitivos importantes devem ter grande influência em determinar a efetividade de um planejamento de macrociclo e oferecer possíveis direções para o futuro. Depois de cada competição, o treinador deve avaliar o resultado de acordo com diversos fatores.

A taxa de sucesso, o motivo de levantamentos malsucedidos, a seleção de peso, a capacidade do atleta em lidar com os aspectos psicológicos, os efeitos da perda de peso, áreas fragilizadas do corpo e suas causas, e qualquer outro fator relevante deverão ser levados em consideração para o planejamento do macrociclo seguinte.

Dificuldade contínua em atingir o peso, *performances* relativamente fracas no arremesso e falta de melhoria geral são bons indicadores de que o atleta precisa ganhar massa corporal e subir de categoria. Isso, é claro, levará a uma modificação do treino conforme o peso do atleta aumenta, fato que altera de modo significante o funcionamento do corpo.

Acima de tudo, o treinador precisa avaliar o desenvolvimento do atleta com base na *performance*, no desenvolvimento de hábitos de treino e na desenvoltura na plataforma.

CAPÍTULO 8
PLANEJAMENTO EM DETALHES

Antes de o treinador começar o planejamento de treino, ele deve ter assimilado os conceitos do PASM [*Process of Acquiring Sports Mastery, ou* Processo de Aquisição de Domínio no Esporte, em tradução livre], de SAG,[1] de homeostase e de periodização, seja por experiência pessoal, seja observando o processo de treino sob a tutela de um treinador máster. Quando o técnico estiver iniciando esse processo, o atleta já deve ter uma experiência considerável no esporte. Esse conhecimento deve permitir ao treinador um diagnóstico preciso das forças e das fraquezas do atleta, que devem ser consideradas no planejamento do programa.

A filosofia básica envolvida no planejamento do programa de um atleta iniciante é organizar o treino de tal forma que o desenvolvimento do atleta fique equilibrado em relação à *performance* de arranque e de arremesso. Por esse motivo, certa parte do treino deve ter foco na correção de áreas fracas (não necessariamente relacionadas à anatomia, mas, também, à motivação e ao psicológico).

Muitos treinadores com experiência nas áreas de musculação e de fisioterapia ficam focados demais na correção de partes do corpo e não se atentam à motivação e aos aspectos cinestésicos.

Exercícios

Quando o atleta passa pelo PASM, o número de exercícios irá diminuir até que, quando chegar ao nível Mestre do Esporte, será relativamente pequeno. Durante os primeiros estágios do atleta (Classe 3 para baixo), o número de exercícios é alto para a correção de aspectos mais fracos do desenvolvimento físico e motor.

O treinador precisa estar familiarizado com os muitos exercícios disponíveis e saber como e o quanto aplicá-los, e ainda mais importante: quando pará-los. Algumas partes do corpo podem ser fortalecidas por meio da *performance* correta dos levantamentos clássicos, ao passo que outras precisarão de correção específica nos exercícios de musculação ou de levantamentos auxiliares.

[1] N. do E.: Síndrome de Adaptação Geral, termo cunhado pelo endocrinologista Hans Selye (1907-1982) para designar a reação do organismo aos estímulos (agentes estressores ou estressantes) que provocam nele adaptações ou danos.

Além de fortalecer partes específicas da anatomia, os novatos podem precisar de exercícios que ensinem o uso correto das pernas de forma explosiva. Outros podem ter dificuldade em conceitualizar o ato de abaixar o corpo para posicioná-lo embaixo da barra. Outros podem ainda precisar de treino especial para lidar com limitações de movimento. Muitos iniciantes precisam desenvolver a circulação local por meio do treinamento isolado de determinada parte do corpo. Todas essas situações devem ser diagnosticadas com precisão e os exercícios apropriados, prescritos nas doses corretas. Esse processo é constante até o atleta atingir um estado relativamente equilibrado.

Outra consideração é o desenvolvimento da condição de treino, que se refere à capacidade do levantador em treinar cada vez mais pesado por dias consecutivos. Alguns atletas começam mais velhos (depois dos 20 anos) e podem ter a motivação, a movimentação e, até mesmo, as habilidades psicológicas adequadas, mas, por conta do início tardio, falta-lhes a capacidade de recuperação após uma carga árdua.

Outro fator a ser considerado é o desenvolvimento psicológico do atleta, um aspecto que pode ser trabalhado por meio de certos componentes do programa. Um deles é a seleção e a ordenação dos exercícios na sessão de treino.

Todos esses fatores devem ser considerados quando os exercícios são selecionados, em qual volume eles são prescritos e para garantir que a abordagem do treino está de acordo com o desenvolvimento do atleta.

Categorias de exercícios

Os exercícios são divididos em categorias para ajudar na seleção deles. Cada escola de pensamento tem o seu próprio procedimento para agrupá-los. Esses agrupamentos são estruturados para ajudar o treinador a projetar um programa completo que assegure um desenvolvimento equilibrado e funcional do levantador em relação à competição.

Alguns agrupamentos são feitos de acordo com a parte do corpo, ao passo que outros, de acordo com a fase do movimento. Todos os procedimentos de agrupamento são feitos de forma racional. Treinadores podem selecionar um exercício de cada agrupamento a depender do estado de desenvolvimento e das áreas que necessitam de correção. Os romenos gostam de agrupar seus exercícios em duas categorias amplas: técnica e força. Eles produziram grandes levantadores, então, obviamente, esse sistema tem méritos. Romenos e húngaros também inventaram um sistema no qual cada exercício é numerado de acordo com sua função. Por exemplo, todos os arranques e exercícios afins estão na série 100, ao passo que todos os arremessos e exercícios afins estão na série 200. Isso significa que os treinadores escrevem programas com números representando os exercícios para evitar confusões.

O agrupamento de exercícios a seguir provê um exemplo de como exercícios podem ser agrupados de forma que a seleção seja mais efetiva e abrangente. É o resultado de estudos conduzidos pelo antigo treinador da União Soviética, Alexei Medvedev. Foram retirados do livro *A System of Multi-Year Training in Weightlifting* [*Um sistema de treino plurianual para levantamento de peso*, em tradução livre], um dos materiais de estudo utilizados nos Institutos de Esporte da União Soviética.

Medvedev dividiu os exercícios em nove grupos, de acordo com seu efeito no treino e o aspecto ou parte do corpo específicos envolvidos.

Exercícios Fundamentais (EF)

Exercícios de arranque [*Snatch*]

Grupo 1

1) Arranque clássico [*Snatch/Squat Snatch*]

Grupo 2

2) Arranque clássico, abaixo do joelho: o levantamento começa com a barra segurada fora do chão, mas abaixo do joelho.
3) Arranque clássico, na altura do joelho: o levantamento começa com a barra segurada na altura do joelho.
4) Arranque clássico, acima do joelho: o levantamento começa com a barra segurada acima do joelho.
5) Arranque clássico, pernas retas: o levantamento começa com as pernas retas.
6) Arranque clássico em postura ereta: o levantamento começa com a barra segurada fora do chão, e o levantador, em postura ereta.
7) Arranque clássico sobre plataforma: o levantador está posicionado sobre uma plataforma para iniciar o levantamento.

Grupo 3

8) Arranque em pé [*Power snatch*]
9) Arranque em pé, abaixo do joelho
10) Arranque em pé, na altura do joelho
11) Arranque em pé, acima do joelho
12) Arranque em pé, pernas retas
13) Arranque em pé sobre plataforma
14) Arranque em pé + agachamento de arranque [*Power snatch* & *Overhead squat*]

Grupo 4

15) Puxada de arranque [*Snatch pull*]
16) Puxada de arranque, abaixo do joelho
17) Puxada de arranque, na altura do joelho
18) Puxada de arranque, acima do joelho
19) Puxada de arranque até o joelho (levantamento terra)
20) Puxada de arranque sobre plataforma [*Snatch pull on block*]
21) Puxada de arranque até pernas retas: puxada de arranque até as pernas ficarem retas, tronco inclinado para a frente
22) Puxada de arranque lenta + rápida: puxada de arranque realizada lentamente, seguida de uma puxada de arranque rápida
23) Puxada de arranque até o joelho + puxada de arranque
24) Puxada de arranque + desaceleração: puxada de arranque e, então, abaixamento excêntrico lento
25) Puxada de arranque + abaixo do joelho + acima do joelho: puxada de arranque; puxada de arranque, abaixo do joelho; puxada de arranque, acima do joelho
26) Puxada de arranque, 4 paradas: puxada de arranque com 4 paradas de 3 segundos (no instante da separação, nos joelhos, acima dos joelhos, com os calcanhares levantados)
27) Puxada de arranque, 4 paradas + desaceleração + puxada de arranque
28) Puxada de arranque + arranque clássico

Nota: não há indicação se os exercícios devem ou não ser executados com os braços flexionados no ponto mais alto do movimento. Essa questão ainda é muito debatida entre os treinadores. Nos programas que eu escrevo, recomendo a puxada com os braços flexionados, como uma puxada alta, e a puxada sem flexão do braço, como uma extensão. Acredito que ambas as puxadas tenham seu lugar no treino. O sistema de treino búlgaro amplamente divulgado não indica nenhuma puxada incorporada ao treino dos atletas de elite. Isso, no entanto, não é motivo para se acreditar que elas não tenham lugar no planejamento de métodos modernos de treino.

Exercícios de arremesso [*Clean & Jerk*]

Grupo 5

29) Arremesso clássico

Grupo 6

30) Arremesso clássico, abaixo do joelho
31) Arremesso clássico, na altura do joelho
32) Arremesso clássico, acima do joelho

Grupo 7

33) Primeiro tempo do arremesso em pé [*Power clean*]
34) Primeiro tempo do arremesso em pé, abaixo do joelho
35) Primeiro tempo do arremesso em pé, na altura do joelho
36) Primeiro tempo do arremesso em pé, acima do joelho
37) Primeiro tempo do arremesso em pé + agachamento frontal + segundo tempo do arremesso
38) Primeiro + segundo tempo do arremesso em pé + agachamento de arranque
39) Primeiro + segundo tempo do arremesso em pé
40) Segundo tempo do arremesso em pé, saindo da posição de *rack [Power Jerk off rack]*
41) Segundo tempo do arremesso em pé + segundo tempo do arremesso, saindo da posição de *rack*
42) Segundo tempo do arremesso em pé, com pegada de primeiro tempo do arremesso + agachamento de arranque
43) Metade de segundo tempo do arremesso + segundo tempo do arremesso (suponho que metade de segundo tempo do arremesso seja o impulso do segundo tempo do arremesso)
44) Segundo tempo do arremesso, saindo da posição de *rack*
45) Segundo tempo do arremesso, saindo da posição de *rack*, atrás do pescoço
46) Agachamento livre + segundo tempo do arremesso, atrás do pescoço
47) Agachamento frontal + segundo tempo do arremesso

Grupo 9

48) Puxada do primeiro tempo do arremesso [*Clean pull*]
49) Puxada do primeiro tempo do arremesso, abaixo do joelho
50) Puxada do primeiro tempo do arremesso, na altura do joelho
51) Puxada do primeiro tempo do arremesso, acima do joelho
52) Puxada do primeiro tempo do arremesso até o joelho (levantamento terra)
53) Puxada do primeiro tempo do arremesso sobre plataforma
54) Puxada do primeiro tempo do arremesso até pernas retas
55) Puxada do primeiro tempo do arremesso lenta + puxada do primeiro tempo do arremesso
56) Puxada do primeiro tempo do arremesso + excêntrico lento
57) Puxada do primeiro tempo do arremesso lenta + excêntrico lento
58) Puxada do primeiro tempo do arremesso com 4 paradas

59) Puxada do primeiro tempo do arremesso com 4 paradas + puxada do primeiro tempo do arremesso
60) Puxada do primeiro tempo do arremesso com espaçamento médio entre as mãos
61) Puxada do primeiro tempo do arremesso até o joelho + puxada do primeiro tempo do arremesso
62) Puxada do primeiro tempo do arremesso + primeiro tempo do arremesso

Agachamentos [*Squats*]

Grupo 10

63) Agachamento livre [*Back squat*]
64) Agachamento frontal [*Front squat*]
65) Agachamento livre com abaixamento lento + subida rápida

Flexões [*Bend overs*]

Grupo 11

66) Puxada de polia com pegada de arranque
67) Levantamento bom-dia com joelhos flexionados
68) Levantamento bom-dia com joelhos flexionados + salto vertical

Desenvolvimento [*Pressing*]

Grupo 12

69) Desenvolvimento [*Press*]
70) Desenvolvimento com impulso [*Push press*]
71) Desenvolvimento com impulso + agachamento de arranque
72) Desenvolvimento com impulso, atrás do pescoço + agachamento de arranque
73) Desenvolvimento com impulso, atrás do pescoço, com pegada de arranque + agachamento de arranque
74) Final de arranque com agachamento controlado [*Pressing snatch balance*]
75) Supino [*Bench press*] (com pegada na largura de primeiro tempo do arremesso)

Exercícios de carga adicional (ECA)

Exercícios para as pernas

Grupo 13

76) Agachamento livre com calcanhares levantados
77) *Leg press* na máquina

78) Afundo [*lunge*] com barra nos ombros
79) Afundo com barra no peito
80) Afundo com barra entre as pernas
81) Salto vertical, começando com barra abaixo dos joelhos e pegada de arranque
82) Salto em profundidade

Exercícios para as costas

Grupo 14

83) Hiperextensão
84) Bom-dia com as pernas retas
85) Bom-dia sentado no chão
86) Bom-dia sentado no banco de supino

Exercícios para braços e ombros

Grupo 15

87) Desenvolvimento com pegada de arranque, atrás do pescoço
88) Desenvolvimento com pegada de arranque, atrás do pescoço + agachamento de arranque
89) Desenvolvimento por trás agachado [*Squat snatch press*]
90) Desenvolvimento sentado
91) Desenvolvimento inclinado com barra
92) Arranque com as pernas retas e pegada de primeiro tempo do arremesso
93) Arranque com as pernas retas e pegada de arranque
94) Arranque com as pernas retas e pegada de primeiro tempo do arremesso + agachamento de arranque
95) Arranque com as pernas retas e pegada de primeiro tempo do arremesso, saindo da altura do joelho
96) Arranque com as pernas retas e pegada de arranque sem dedões, saindo acima do joelho
97) Arranque com as pernas retas e pegada de primeiro tempo do arremesso, saindo acima do joelho
98) Arranque com as pernas retas e pegada de arranque, saindo acima do joelho
99) Arranque com as pernas retas e pegada de primeiro tempo do arremesso com pernas e tronco retos na saída
100) Arranque com as pernas retas e pegada de arranque com pernas e tronco retos na saída

Exercícios disponíveis

A lista anterior é bem ampla e, para cada situação de treino, existe uma lista adequada. É um "cardápio" bem grande. Como a maior parte das sessões abrange cinco a seis exercícios, é óbvio que a maioria dos 100 exercícios mencionados não será incluída com muita regularidade.

Alguns desses exercícios serão usados muito frequentemente e servirão para a maior parte dos movimentos de um programa comum.

A lista foi composta em uma época na qual se acreditava que quanto mais variedade de estímulos musculares, maior a adaptação. Por isso, embora apenas 23 exercícios fossem recomendados para o levantador novato, era esperado que este, quando chegasse a Mestre do Esporte, incorporasse os 100 exercícios no treino.

Hoje em dia, os planos de treino em longo prazo incorporam grande variedade no começo, e o número vai decrescendo conforme o atleta sobe de nível, até bem poucos exercícios para levantadores de elite.

Atualmente, muitos exercícios são incorporados ao treinamento de levantadores de categorias mais baixas para facilitar o aprendizado da técnica e corrigir falhas. Outros exercícios são acrescentados para garantir um desenvolvimento sinérgico dos grandes grupos musculares envolvidos no desenvolvimento de força, tanto da perspectiva muscular quanto da neuromuscular.

Os exercícios escolhidos dependem totalmente do nível de desenvolvimento do atleta. Embora haja consenso de que todos os levantadores executarão algum tipo de arranque, de arremesso e de agachamento em quase todas as sessões, o restante dos exercícios do treino poderá ser composto por uma ampla variedade, dependendo de quais áreas precisam de correção.

Seleção de exercícios

As sessões de treino Classe 3 utilizam menos exercícios em razão do volume menor, e isso evita a inclusão de uma gama de exercícios que estimulam o corpo todo em cada sessão. A maioria das sessões inclui um movimento completo e explosivo, como um arranque clássico ou uma variante, um derivado do arranque, um primeiro tempo do arremesso clássico ou variante, e um derivado do primeiro tempo do arremesso. Um exercício de puxada ou levantamento terra pode vir a seguir, e, então, uma variante de agachamento ou exercício extra de fortalecimento das pernas. O último exercício pode ser um movimento de correção contido ou não no volume.

Cada variante de arranque e de primeiro tempo do arremesso deve ser incluída em pelo menos duas sessões por semana, para reforçar os padrões neuromotores. Agachamentos livres ou frontais devem ser incluídos em pelo menos duas sessões por semana (ou mais, caso o atleta necessite de muita força de pernas). Algum tipo de puxada ou de levantamento terra também deve ser incluído em dois treinos por semana. Segundo tempo do arremesso ou os movimentos de fortalecimento acima da cabeça também, duas vezes por semana, dependendo da força individual do atleta.

O levantador Classe 3 é jovem e fisicamente imaturo, e, por isso, precisa de movimentos de fortalecimento para conseguir executar os levantamentos adequadamente. Alguns aspectos do arranque e do primeiro tempo do arremesso são relativamente fáceis para um atleta dessa categoria, ao passo que outros não são executados de maneira tão tranquila. Para equilibrar, exercícios suplementares de desenvolvimento devem ser selecionados para fortalecer a área mais fraca. Essa deve ser a principal influência na seleção de exercícios além de arranques, primeiro e segundo tempo do arremesso e agachamentos.

Um levantador Classe 2 é capaz de executar, na mesma sessão, tanto uma combinação de arranque clássico e primeiro tempo do arremesso em pé, como uma combinação de arranque em pé e arremesso clássico, em razão da maneira como a carga de treino (não o volume) dos dois exercícios estressa o organismo. Então, uma das duas combinações pode ser programada para a maioria das sessões. Dependendo de outros fatores de carga, também podem ser seguidas por algum tipo de puxada ou levantamento terra em quase todas as sessões. Agachamentos frontais ou livres podem ser executados três vezes por semana na maioria das semanas. O agachamento livre deve ficar numa proporção de 2:1 em relação ao agachamento frontal durante a fase de preparação. Essa proporção poderá ser revertida durante a fase pré-competição. O número total de exercícios suplementares e de correção deve ser pouco reduzido em relação ao regime do levantador Classe 3.

Levantadores Classe 1 costumam ser bem equilibrados e próximos da proporção adequada de peso corporal e altura. Podem executar arranques e arremessos clássicos na mesma sessão, se a combinação da carga de treino for compatível com o restante da carga e do volume. Todas as sessões de treino devem incluir puxadas e levantamentos terra suplementares suficientemente variados. Agachamentos livres e frontais completos podem ser executados três vezes por semana nas mesmas proporções dos levantadores Classe 2. O número de treinos por semana chegará a cinco em alguns microciclos de preparação, e a distribuição dos exercícios deve ser levada em conta, de forma a garantir que não haja fadiga em excesso de nenhuma parte do corpo.

Levantadores Candidatos a Mestres do Esporte e Mestres do Esporte, com frequência, treinarão os dois levantamentos clássicos em uma mesma sessão. Puxadas e levantamentos terra fazem parte de todas as sessões, e agachamentos frontais e livres podem ser executados seis vezes por semana durante os microciclos de preparação mais pesados. O número de exercícios suplementares e de recuperação é bem menor e, para alguns atletas, quase inexistente.

Levantadores que sejam Mestres do Esporte de Classe Internacional ou Mestre do Esporte por Mérito farão o menor número de exercícios. Os levantamentos clássicos podem ser programados para quatro dos seis dias de treino da semana, ao passo que os exercícios de arranque em pé e de primeiro tempo do arremesso em pé serão inclusos em dois dias de treino. Agachamento livre e agachamento frontal serão executados todos os dias dos microciclos mais pesados dentro dos mesociclos de preparação. Puxadas serão executadas em praticamente todas as sessões, exceto na última semana da pré-competição. Desenvolvimento e movimentos de ombros podem ser adicionados com frequência.

Variação de repetições por série por tipo de exercício

Em geral, o número de repetições por série varia de acordo com a categoria do exercício e do mesociclo. Ao programar os levantamentos clássicos e seus derivados, o número de repetições por série raramente deve ultrapassar quatro, e isso apenas durante certos dias dos mesociclos de preparação. Em outros dias desses períodos, pode ser menos. O número deve diminuir gradualmente conforme o atleta entra no mesociclo pré-competição até as últimas duas ou três semanas antes da competição, quando as repetições únicas predominam.

Para agachamentos, puxadas, extensões e levantamentos terra, o número pode ser uma ou duas repetições a mais, embora seguindo o mesmo padrão de redução conforme a competição se aproxime.

Para exercícios projetados unicamente para correção, equilíbrio ou melhoria da circulação local, a repetição pode ser de até 10 ou 12, e apenas para levantadores sem categoria.

Ordem dos exercícios

Depois que os exercícios de determinado microciclo (semana) foram designados e divididos nos dias, devem ser colocados na ordem correta para que tenham o melhor efeito sobre o organismo. O princípio prevalente é usar um gradiente de velocidade e de complexidade, para garantir que os mais rápidos e complexos sejam executados quando o sistema nervoso estiver mais descansado. Nos primeiros estágios (Classe 3), pode-se alterar isso periodicamente para o cuidado com alguma área mais fraca que necessite de recuperação ou de reforço.

Para atletas em estágios avançados de treino (Candidato a Mestre do Esporte, Mestre do Esporte, Mestre do Esporte de Classe Internacional), é aceitável prescrever agachamento livre ou frontal no começo da sessão, para pré-fatigar as pernas antes dos movimentos clássicos. Isso acontece para que o sistema nervoso recrute unidades motoras menos estimuladas para gerar a contração, dessa forma, treinando os nervos para estimular mais unidades motoras dos músculos.

Isso é especialmente eficaz para levantadores avançados, quando o dia de treino é composto por múltiplas sessões. Movimentos menos explosivos são executados com a mesma eficácia tanto durante os treinos da manhã como durante os da tarde ou da noite. Em geral, movimentos explosivos são executados com mais eficácia durante a segunda sessão do dia.

A melhor sequência para uma sessão única é selecionar exercícios dos diferentes grupos e ordená-los de forma que ofereçam ao atleta um treino completo de todos os principais grupos de músculos envolvidos na execução de arranques e de arremessos. O primeiro deve ser o mais veloz e complexo possível e deve providenciar estímulo primário para a puxada.

Trata-se, obviamente, do arranque e/ou arranque em pé. Esses movimentos podem ser executados com a barra saindo do chão, em suspensão ou com o levantador sobre uma plataforma. O arremesso é veloz, mas menos do que o arranque, então, alguma variante do arremesso e/ou do segundo tempo do arremesso em pé deve vir em segundo.

Durante as fases Classe 2 e Classe 3, o trabalho de perna costuma ser agendado para três sessões por semana. Agachamentos livres ou frontais devem ser incluídos durante essas sessões, com atenção para as dificuldades específicas do indivíduo.

No planejamento do treinamento para Classe 3 e talvez para Classe 2, algumas sessões podem ser compostas apenas de movimentos lentos de fortalecimento, em razão do nível de fadiga dos nervos motores e da necessidade de mais desenvolvimento de força em certas áreas do corpo.

A parte final do treino deve ser destinada a exercícios de fortalecimento em áreas mais necessitadas de estímulo ou reparo. Desenvolvimento, remo, hiperextensões e movimentos de musculação similares não sobrecarregam o organismo e ajudarão no equilíbrio do desenvolvimento do levantador. Os exercícios listados como exercícios de carga adicional (ECA) se adéquam a essa categoria.

Porcentagens

A maioria dos sistemas de treino usa porcentagens como forma de manter o registro da intensidade do treino em uma base relativa. Muitos programas de treino tradicionalmente prescrevem certo número de repetições e certo número de séries. Três séries de dez é uma prescrição comumente usada e, embora funcione para alguns casos, falta a ela intensidade, portanto, não é tão efetiva quanto poderia.

Eu baseei todos os programas de treino que escrevi em quatro máximas relevantes sobre as quais todas as porcentagens estão baseadas. Um pequeno número de exercícios que prescrevi tem intensidades ótimas que não são dependentes dessas quatro máximas, e eles serão tratados separadamente.

Alguns treinadores preferem usar um valor de 100%, com base nos melhores resultados alcançados na competição final ao término do último macrociclo. Isso é compreensível e aproveitável, ainda mais quando o progresso do atleta se aproxima do fim do PASM e os incrementos de melhora são números absolutos relativamente pequenos. No entanto, isso nem sempre põe em foco a visão do atleta à frente, sendo especialmente importante para atletas durante os estágios iniciais.

Desse modo, eu seleciono pesos-alvo de 100% no começo de cada macrociclo.

Recentemente, alguns sistemas colocam o atleta para chegar ao seu máximo a cada manhã, para determinar o 100% daquele dia. Eu não detenho os resultados definitivos para determinar o quão efetiva vem sendo essa abordagem. Em muitos casos, o treinador pode ter que fazer alterações de todo modo, conforme o treino progride, e é aí que o parecer do treinador tem maior valor.

O arranque a 100%. Nos programas que elaboro, esse é o peso-alvo para o fim do macrociclo vigente na competição final. Se o treino for bem planejado, os atletas chegam perto de levantar esse peso, ou, até mesmo, conseguem levantá-lo nas semanas finais do mesociclo pré-competição e ficam extremamente confiantes em sua capacidade de levantar esse peso.

Após certo tempo de treino sob um sistema adequado, o atleta sabe o significado de uma repetição única a 90% ou 95%, executada três semanas antes de uma competição. Ele pode julgar pela velocidade ou pela facilidade do movimento, quer o peso de 100% seja ou não uma realidade na futura competição.

Todas as intensidades do exercício de arranque são baseadas nesse valor de 100%. Isso inclui puxadas de arranque, arranques com levantamento terra, arranques com extensão, agachamentos de arranque e arranques em pé. Para a maioria dos atletas que treinam com um programa bem projetado e com técnica excelente, o arranque em pé a 100% deve ficar na faixa de 80% a 85% de um arranque clássico a 100%. Alguns treinadores designam intensidades para o arranque em pé com base em um valor de 100% para o arranque clássico, mas eu acredito haver uma melhor integração dos benefícios dos dois movimentos se o mesmo valor de 100% for empregado para os dois.

A variação das porcentagens e a sua proporção são extremamente importantes para o desenvolvimento de características de força e de velocidade-força. Pesos de 50%, em geral, não fazem parte do treino de atletas acima da categoria Classe 2.

Embora um peso de 50% (ou pesos de qualquer porcentagem) possa ser um tanto incorreto para um levantador Classe 3 inexperiente, pesos nessa intensidade são úteis para o aprendizado dos padrões motores adequados de certos movimentos nos quais um peso maior seria impossível para um atleta jovem, em desenvolvimento.

Nos outros casos, as intensidades prescritas ficam entre 60% e 110%. Em geral, as intensidades mais baixas irão melhorar a velocidade, ao passo que as mais altas contribuirão para o aumento de força. A intensidade mais eficaz e que, ao mesmo tempo, melhora a velocidade e a força é 80%, contanto que a técnica do atleta esteja bem desenvolvida.

A essa altura, um treinador pode estar se perguntando como alguém pode executar um levantamento com intensidade maior que 100%. Os levantamentos que utilizam pesos superiores a 100% são puxadas, levantamentos terra e, periodicamente, meio agachamento e um quarto de agachamento, tanto frontal como livre, executados como exercícios de recuperação.

O arremesso a 100%. Esse valor deve ser calculado para ficar na faixa de 120% a 128% do valor de 100% do arranque. Pode não ser realista para levantadores Classe 3, mas se tornará mais executável conforme o atleta avançar pelas classes. Todos os exercícios de primeiro tempo do arremesso, primeiro tempo do arremesso com extensão, puxada alta do primeiro tempo do arremesso, primeiro tempo do arremesso com levantamento terra, levantamento terra romeno (inicialmente), segundo tempo do arremesso, segundo tempo do arremesso em pé, desenvolvimento com impulso e outros exercícios relacionados a arremesso devem basear suas intensidades no valor de 100% do arremesso.

O agachamento livre a 100%. Esse valor deve ser, no mínimo, 130% do valor-alvo de 100% do arremesso. Em geral, quanto mais alto o valor do agachamento livre, menor a chance de lesão no joelho. Todas as intensidades do agachamento livre, incluindo meio agachamento, um quarto de agachamento e agachamento excêntrico, devem ser baseadas no valor de 100% do agachamento livre.

O agachamento frontal a 100%. Esse valor deve ser, no mínimo, 105% do peso-alvo de 100% do arremesso. Seria bom, é claro, que o valor do agachamento frontal fosse mais alto, e isso pode ser alcançado, assim se espera, conforme o desenvolvimento do atleta.

Alguns exercícios não têm uma relação consistente com os quatro valores de 100% definidos. Para esses exercícios – em geral, desenvolvimento e bom-dia –, a seleção de peso estará dentro da previsão do técnico.

Determinando o volume dentro das zonas de porcentagem

Esse é um tópico de difícil compreensão, pois há diferentes estratégias que podem ser empregadas e modificadas, dependendo das circunstâncias individuais. O treinador terá de ter sempre em mente os princípios gerais e de fazer ajustes apropriados conforme necessário.

Em geral, as intensidades podem ser divididas em acréscimos de 10%.

- 50%–59%: Zona 1
- 60%–69%: Zona 2
- 70%–79%: Zona 3
- 80%–89%: Zona 4
- 90%–100%: Zona 5

Muitos estudos mostram que treinar excessivamente nas zonas de alta intensidade não ajuda no desenvolvimento de velocidade e que repetições excessivas em zonas de baixa intensidade melhoram a velocidade, mas impedem a força. Como tanto velocidade quanto força são componentes necessários ao levantamento de peso, as intensidades devem ser empregadas em ampla variação. Também sabemos que pesos abaixo de 55% para levantadores Classe 3 e abaixo de 60% para Classe 2 e para classes mais altas não surtirão efeito na melhora da *performance* com relação à velocidade e/ou à força.

Se estamos usando apenas as quatro máximas previamente mencionadas, então, os exercícios de arranque em pé e de primeiro e segundo tempo do arremesso em pé irão prover a maior parte do trabalho nas zonas entre 60% e 75%. Isso ajudará no desenvolvimento de características de velocidade. Arranques clássicos, arremessos, agachamentos livres e frontais se espalham mais equilibradamente nas zonas entre 60% e 100% e, na verdade, ficam similares a uma distribuição normal. Dessa forma, arranques e arremessos são responsáveis pelo desenvolvimento tanto de velocidade quanto de força. No lado mais alto da escala de porcentagem, puxadas, extensões, levantamentos terra, impulso do segundo tempo do arremesso e agachamentos parciais ocuparão o intervalo de 80% a 105%. Em seguida, volumes serão assinalados para cada zona de intensidade.

Se volumes suficientes e apropriados forem assinalados para cada zona de intensidade, a intensidade média absoluta levará a um valor K dentro do prescrito de 38 a 42. No entanto, é obviamente possível ter uma curva bimodal com boa parte do volume em zonas altas e baixas e, ainda assim, calcular uma intensidade média absoluta que leve a um valor K adequado. Então, mais planejamento específico deve ser feito no projeto do treino.

Muitos estudos foram feitos pelos soviéticos em atletas de alto nível que proporcionaram as informações das tabelas a seguir. Medvedev reuniu esses dados. Não são regras. São simplesmente dados coletados. Faz parte do trabalho do técnico interpretar esses dados adequadamente e aplicar as interpretações. É necessário ter certo conhecimento estatístico e saber como usar a informação relativa à fisiologia do atleta. Não há resultados para atletas Classe 3, pois um valor preciso de 100% é difícil de ser determinado por inúmeras razões.

A Tabela 8.1 detalha a intensidade média relativa (IMR) e o número de levantamentos a 90%–100% executados nos exercícios de arranque e de arremesso. Como a variação está entre 90% e 100%, acredito que podemos supor estarmos lidando somente com levantamentos clássicos.

Tabela 8.1 – Intensidade média relativa e número de levantamentos a 90%–100% (arranque e arremesso)

	Preparação		**Pré-competição**		**Transição**	
Qualificação	**IMR**	**90–100%**	**IMR**	**90–100%**	**IMR**	**90–100%**
Classe 2	75,5	56	76,0	44	73,5	20
Classe 1	75,0	44	76,0	56	76,0	32
CMS	72,5	20	74,0	28	72,5	12
MS	72,1	20	74,0	28	71,0	8
IMS	72,1	20	74,0	28	71,0	8

CMS: Candidato a Mestre do Esporte; MS: Mestre do Esporte; IMR: intensidade média relativa; IMS: Mestre do Esporte de Classe Internacional.

A Tabela 8.2 apresenta dados do arranque para o período de um ano. Os números nas colunas de zona são a porcentagem de todas as repetições de arranque executadas nessa zona. A IMR é a porcentagem média do ano que pode representar muitos 100% diferentes.

Tabela 8.2 – Dados do arranque para o período de um ano

	Zonas de intensidade de arranque					
Qualificação	**60%–65%**	**70%–75%**	**80%–85%**	**90%–95%**	**100%+**	**IMR**
Classe 2	9%	51%	29%	11%		75%
Classe 1	7%	56%	28%	8%	1%	75%
CMS	10%	61%	25%	4%		72%
MS	16%	63%	19%	2%		71%
IMS	16%	63%	19%	2%		71%

CMS: Candidato a Mestre do Esporte; MS: Mestre do Esporte; IMR: intensidade média relativa; IMS: Mestre do Esporte de Classe Internacional.

A Tabela 8.3 mostra o volume anual para arremessos, com os levantamentos representados como porcentagens do número total e o IMR representando a porcentagem média.

Tabela 8.3 – Volume anual para arremessos

	Zonas de intensidade de arremesso					
Qualificação	**60%-65%**	**70%-75%**	**80%-59%**	**90%-95%**	**100%+**	**IMR**
Classe 2	8%	42%	37%	12%	1%	76%
Classe 1	4%	45%	39%	11%	1%	77%
CMS	9%	53%	33%	5%		74%
MS	11%	55%	31%		3%	73%
IMS	11%	55%	31%		3%	73%

CMS: Candidato a Mestre do Esporte; MS: Mestre do Esporte; IMR: intensidade média relativa; IMS: Mestre do Esporte de Classe Internacional.

A Tabela 8.4 apresenta a mesma distribuição para puxadas de arranque. Como era de se esperar, há uma tendência para as zonas mais altas.

Tabela 8.4 – Volume anual para puxadas de arranque

	Zonas de intensidade de puxada de arranque				
Qualificação	**80%-85%**	**90%-95%**	**100%-105%**	**110%**	**IMR**
Classe 2	20%	41%	36%	3%	92%
Classe 1	24%	33%	39%	4%	92%
CMS	31%	32%	31%	6%	91%
MS	25%	37%	32%	6%	91%
IMS	25%	37%	32%	6%	91%

CMS: Candidato a Mestre do Esporte; MS: Mestre do Esporte; IMR: intensidade média relativa; IMS: Mestre do Esporte de Classe Internacional.

A Tabela 8.5 mostra a mesma distribuição para puxadas do primeiro tempo do arremesso.

Tabela 8.5 – Volume anual para puxadas do primeiro tempo do arremesso

	Zonas de intensidade de puxada do primeiro tempo do arremesso					
Qualificação	**70%-75%**	**80%-85%**	**90%-95%**	**100%-105%**	**110%**	**IMR**
Classe 2	6%	30%	40%	20%	4%	89%
Classe 1	17%	34%	26%	19%	4%	87%
CMS	23%	36%	23%	13%	5%	84%
MS	205%	38%	24%	13%	5%	84%
IMS	20%	38%	24%	13%	5%	84%

CMS: Candidato a Mestre do Esporte; MS: Mestre do Esporte; IMR: intensidade média relativa; IMS: Mestre do Esporte de Classe Internacional.

A Tabela 8.6 oferece a mesma distribuição para agachamentos. Não fica especificado se são agachamentos livres ou frontais ou ambos. Meu palpite é que sejam ambos.

Tabela 8.6 – Volume anual para agachamentos

	Zonas de intensidade de agachamento					
Qualificação	**50%–55%**	**60%–65%**	**70%–75%**	**80%–85%**	**90%–95%**	**IMR**
Classe 2	13%	28%	27%	30%	2%	71%
Classe 1	14%	27%	21%	35%	3%	70%
CMS	22%	28%	25%	22%	3%	68%
MS	22%	30%	25%	20%	2%	66%
IMS	22%	30%	25%	20%	2%	66%

CMS: Candidato a Mestre do Esporte; MS: Mestre do Esporte; IMR: intensidade média relativa; IMS: Mestre do Esporte de Classe Internacional.

A Tabela 8.7 leva em conta as porcentagens de todos os exercícios básicos, exceto desenvolvimento e bom-dia. Provavelmente, é a tabela mais útil.

Tabela 8.7 – Porcentagens dos exercícios básicos (exceto desenvolvimento e bom-dia)

	Zonas de intensidade de levantamentos básicos							
Qualificação	**50%–55%**	**60%–65%**	**70%–75%**	**80%–85%**	**90%–95%**	**100%–105%**	**110%**	**IMR**
Classe 2	3%	8%	28%	32%	16%	12%	1%	80%
Classe 1	3%	11%	31%	31%	16%	7%	1%	78%
CMS	5%	11%	40%	26%	10%	6%	2%	79%
MS	4%	13%	39%	25%	10%	8%	1%	79%
IMS	4%	13%	39%	25%	10%	8%	1%	79%

CMS: Candidato a Mestre do Esporte; MS: Mestre do Esporte; IMR: intensidade média relativa; IMS: Mestre do Esporte de Classe Internacional.

A Tabela 8.8 leva em conta as porcentagens de todos os exercícios inclusos no modelo de programa de 20 semanas aqui apresentado. É apropriada para um levantador Mestre do Esporte e oferece outra série de valores que podem ser úteis no planejamento do treino.

Tabela 8.8 – Distribuição das zonas para um programa de 20 semanas para Mestres no Esporte

	Zonas					
Porcentagem das zonas	**60%–65%**	**70%–75%**	**80%–85%**	**90%–95%**	**100%+**	**IMR**
Porcentagem de levantamentos	19%	24%	30%	11%	3%	76%

IMR: intensidade média relativa.

Olhando para todas essas informações, é possível encontrar algumas contradições. Isso é normal para informações empíricas, e algumas generalizações são guias, não leis. Sua capacidade de tomar decisões baseadas em evidência empírica faz parte da sua caixa de ferramentas.

Tabela de Prlepin

Esta tabela foi desenvolvida pelo treinador nacional da União Soviética, A.S. Prlepin, em 1975, com base nos diários de treino de milhares de levantadores (Classe 1 e superiores) soviéticos. Os números são baseados especificamente em arremessos e arranques e não indicam como a carga de outros exercícios variava. Ele estudou dois mesociclos de cinco semanas e descobriu que os melhores resultados eram obtidos, no primeiro mesociclo, ao serem levantados pesos de 90% e, no segundo, pesos de 80%.

Tabela 8.9 – Tabela de Prlepin

Zona percentual	Variação das repetições/Séries	Variação total de repetições
70%–75%	3 a 6	18
80%–85%	2 a 4	15
90%	1 a 2	10, para arranque
		7, para arremesso

Essa é outra ferramenta útil entre muitas que podem ser usadas para o planejamento de um programa de treino adequado.

Padrões de progressão

Algo que deve ser dominado pelo técnico é o padrão de progressões de intensidade, bem como as progressões de repetições por série.

Progressões de arranque e primeiro tempo do arremesso – uma progressão muito simples que pode ser adequada para levantadores Classe 3 ou para um segundo dia ou sessão de levantamentos clássicos: 60%/2, 70%/2, 75%/2, 80%/2, na qual o denominador é o número de repetições na série. Para uma sessão ser efetiva, a intensidade dos levantamentos clássicos deve alcançar, no mínimo, 80%. A intensidade média aqui é de: [(60% × 2) + (70% × 2) + (75% × 2) + (80% × 2)]/8 = 71,25%.

Conforme o levantador progride de classe em classe, a ênfase das intensidades é direcionar cada vez mais para um trabalho executado a 80%. Para um levantador Classe 2, a progressão anterior pode ser alterada para 60%/2, (70%/2)2, (80%/2)2. O cálculo aqui seria, então: [(60% × 2) + (70% × 4) + (80% × 4)]/10 = 72%.

Para um levantador Classe 1, a progressão aumentaria para 60%/2, 70%/2, (80%/2)3. O cálculo para IMR seria, então: [(60% × 2) + (70% × 2) + (80% × 6)]/10 = 74%.

Para um Candidato a Mestre do Esporte, a progressão mudaria para 60%/2, 70%/2, (80%/2)4. O cálculo do IMR seria: [(60% x 2) + (70% x 2) + (80% x 8)]/12 = 75%.

Para Mestre do Esporte e Mestre do Esporte de Classe Internacional, a progressão muda para (80%/2)6. No caso, a IMR é 80%.

Duas questões podem surgir aqui. Uma delas é: por que fazer séries com intensidades mais baixas se a 80% há mais benefícios, tanto para força quanto para velocidade? O motivo é que as intensidades mais baixas (60% a 75%) têm um efeito na melhoria da velocidade e no reforço da técnica muito importante para o desenvolvimento do levantador.

A segunda questão que pode vir à tona é: se a força é mais afetada pelas intensidades mais altas, como incorporar pesos mais pesados no treino? As intensidades de 85% a 100% definitivamente aumentarão a força, mas também podem ter um efeito maior no sistema nervoso, que necessitará de mais recuperação. Claro que alguns pesos nessas intensidades precisam ser utilizados. Aumentar puxadas com intensidades mais altas é a norma.

Nos programas de amostra em cada um dos seis capítulos que abordam cada categoria do *ranking*, há inúmeros exemplos de como as progressões são planejadas de forma a incorporar todas essas influências da variação de porcentagem.

Tendências gerais no volume por categoria, idade e peso corporal

Categoria: a tendência geral em volume é aumentar gradualmente, conforme se progride do estágio inicial (7 mil repetições por ano) a Mestre do Esporte (25 mil repetições por ano).

Idade: uma vez que o atleta comece na idade apropriada (12 a 14 anos), o volume continuará a aumentar até a idade aproximada de 27 a 30 anos. A essa altura, a progressão ainda é possível, mas o atleta estará mais eficiente e precisará reduzir o volume para evitar lesões desnecessárias. Por isso, os valores de volume são apresentados como variações.

Peso corporal: em geral, quanto mais leve o atleta, maior o volume. Em categorias acima de Candidato a Mestre do Esporte, os atletas de 105 kg ou mais terão o menor volume em um nível consistente. Minha experiência pessoal com levantadores maiores é que eles são mais frágeis e se lesionam facilmente. É preciso vigilância especial ao treino deles.

Resumo

No processo de planejamento do programa, como no de escrever ou qualquer outra empreitada criativa, a perfeição não está no planejamento, mas na revisão do planejamento. Depois de escrever o programa, ele deve ser implementado, observado e, por fim, individualizado e revisado. A arte do treinamento está em determinar qual elemento precisa ser modificado e a que ponto.

SEÇÃO D
PLANEJAMENTO DE PROGRAMA DE TREINAMENTO POR CATEGORIA

O *Process of Acquiring Sports Mastery* (PASM) [ou Processo de Aquisição de Domínio no Esporte, em tradução livre] foi discutido anteriormente como um princípio geral. Esta seção trata da aplicação básica desse princípio no treino de um atleta. Parece óbvio afirmar que o programa de treinamento deve se tornar cada vez mais exigente conforme o andamento do PASM, mas, para muitos que acabam de entrar no esporte e são guiados pela ambição pode parecer apropriado tentar o regime de treino mais rígido sem preparo prévio.

Essa abordagem não levará ao melhor resultado possível.

Desde o início dos Campeonatos Mundiais Juniores, em 1975, e, agora, com os Campeonatos Mundiais Juvenis e com os Jogos Olímpicos da Juventude, a idade dos levantadores de peso em competições vem diminuindo. Os atletas que, antes, eram classificados como Classe 3 eram mais velhos do que os seus pares da atualidade. Antigamente, os levantadores começavam a treinar no meio da adolescência, ao passo que, hoje, começa-se aos 12 anos ou até menos.

Antes dos meados da década de 1970, dizia-se que o levantamento de peso era um esporte para o atleta maduro, e os programas mais organizados nem consideravam treinar menores de 18 anos. Desde então, muitas informações surgiram para demonstrar que os melhores resultados são atingidos quando os atletas começam a se preparar bem mais jovens.

A estratégia de treino deve ser abordada com outras frentes. O treino deve começar como uma abordagem geral voltada para melhorar a capacidade atlética do indivíduo. O trabalho de base deve ser estabelecido para desenvolver os vários órgãos e sistemas que sustentarão o organismo no treinamento futuro. O sistema nervoso também deve ser desenvolvido, para que determinados padrões funcionais neuromotores sejam estabelecidos e fortalecidos. As características emotivas e a psique do atleta também devem ser trabalhadas.

Durante a fase inicial do treino (antes de se atingir resultados Classe 3), uma boa parte do trabalho deve ser voltada a dominar a técnica dos levantamentos clássicos. Um jovem atleta de talento conseguirá aprender o arranque e o arremesso com certa facilidade. Os levantamentos não são particularmente desafiadores em sua técnica quando comparados aos resultados esperados de ginastas e patinadores no gelo de mesma idade.

Outras habilidades atléticas básicas também devem fazer parte do treino de desenvolvimento do atleta pré-púbere. Esse é um aspecto da preparação física geral. Outro aspecto é o desenvolvimento dos pulmões, do coração e da circulação. Um desenvolvimento cardiopulmonar saudável irá ajudar na recuperação do indivíduo quando o treino se tornar mais exigente.

Competições devem ser estimuladas para o desenvolvimento da psique do atleta e de sua desenvoltura em *performance*.

Dessa forma, o atleta deve entrar na puberdade dominando a técnica correta de arranques e arremessos, com um desenvolvimento apropriado das qualidades autônomas do organismo e a capacidade de atuar bem em situações competitivas.

O treinamento de Classe 3 deve ser composto de volume moderado distribuído ao longo do ano, combinado a mais preparação física geral. Os exercícios de levantamento de peso devem refinar a técnica, balancear o corpo para a *performance* dos levantamentos clássicos e estimular o desenvolvimento da força. As atividades de preparação física geral devem continuar a desenvolver as funções autônomas [ou neurovegetativas]. Atletas muito talentosos podem atingir o patamar de Classe 3 dentro de um curto período.

O treinamento de Classe 2 deve ter a preparação física geral reduzida e receber um aumento no volume de treino anual. No treinamento de Classe 3, os exercícios de fortalecimento devem ser extensos, mas, posteriormente, reduzidos, conforme o corpo se torna mais equilibrado para praticar os levantamentos clássicos. Haverá uma ênfase maior no fortalecimento do corpo como um todo e no aumento de sua capacidade de suportar grandes cargas.

O treinamento de Classe 1 é voltado para um atleta mais maduro. Sem nenhuma ou com muito pouca preparação física geral, pouco reforço e a maior parte da carga de treino voltada para levantamentos clássicos e exercícios de força. Há, também, certa atenção voltada ao aumento da capacidade de treino. Os treinamentos devem se tornar mais frequentes, e a recuperação deve fazer parte do regime.

Candidato a Mestre do Esporte, Mestre do Esporte e Mestre do Esporte de Classe Internacional são categorias para o atleta maduro, que pode se devotar integral ou quase integralmente ao treino, pois o regime diário, incluindo as atividades de recuperação, ocupa tanto do tempo diário que estudar ou trabalhar pode ser muito desgastante ou inoportuno. A intensidade média deve aumentar gradualmente, bem como a carga e o volume. A variedade dos exercícios deve continuar a se estreitar. Os mesociclos de preparação exigirão sobremaneira do corpo e demandarão um regime de recuperação bem planejado.

CAPÍTULO 9
TREINO PARA CLASSE 3

Atletas Classe 3, como grupo, necessitam de muitas influências se vão iniciar carreiras de sucesso como levantadores de peso. Não precisam apenas de treinamento apropriado e de lições técnicas, mas, com frequência, falta neles a capacidade de perseguir suas metas e de viver o tipo de vida que permitirá que elas sejam alcançadas.

Assim, uma das maiores tarefas de um treinador é oferecer ao atleta experiências e situações que transformarão o treino em uma experiência educacional no que diz respeito a alcançar metas. Muitos deles gostarão do levantamento de peso, mas muitos podem não gostar tanto quanto atletas mais avançados. Outros terão amigos que não são comprometidos com nenhuma atividade, e esses amigos podem ser uma grande distração. Por conseguinte, é tarefa do treinador o início do processo educacional do levantador, ensinando como lidar com tais distrações e influências sociais.

Vários desses aspectos podem ser resolvidos se o técnico já vier treinando um grupo de levantadores que possa oferecer um ambiente psicológico no qual o iniciante ou levantador Classe 3 possa aprender a trabalhar. Essa prova social de comportamento adequado reduzirá a carga de ensino do treinador e permitirá que ele passe mais tempo treinando as verdadeiras dificuldades e necessidades do esporte.

Tabela 9.1 – Totais para qualificação a levantador Classe 3 – Homens

Classe de peso	32	34	38	42	46	50	56	62	69	77	85	94	105	+105
Total	60	65	70	80	90	105	120	130	145	160	170	175	185	190

Todos os valores estão em quilogramas.

Tabela 9.2 – Totais para qualificação a levantador Classe 3 – Mulheres

Classe de peso	32	36	40	44	48	53	58	63	69	75	+75
Total	50	55	65	70	80	85	95	95	100	110	115

Todos os valores estão em quilogramas.

O treino é elaborado para levantadores no nível iniciante que não apenas estão aprendendo a execução correta dos levantamentos, mas que também estão no processo de remodelar e desenvolver o corpo para acomodar a *performance* dos levantamentos e a carga de treino. Consequentemente, é executada uma quantidade maior de repetições dos exercícios que podem ser considerados de desenvolvimento corporal ou corretivos simplesmente para alcançar um desenvolvimento equilibrado.

No modelo perfeito, atletas nessa classificação estão entre 12 e 17 anos. Talentos promissores não deveriam passar mais do que 2 anos nessa classificação, e a maioria atingirá os níveis da próxima categoria em um ano de treinamento. Para aqueles atletas que são verdadeiros prodígios, pode ser necessário algo em torno de 3 a 4 anos entre a entrada na Classe 3 e o momento que se tornam Candidatos a Mestre do Esporte.

É claro que um dos fatores é a altura definitiva do indivíduo. Atletas que são baixos e com pais baixos atingirão a maturidade relativamente jovens (14 ou 15 anos) e, dessa forma, serão capazes de iniciar mais cedo o treinamento que, no geral, é preparado para adultos. Nesses casos, a prescrição normal de volume pode, de fato, ter um efeito insignificante na fisiologia do organismo.

Seleção de exercícios

Os exercícios a serem empregados para esse grupo são muitos e variam conforme o desenvolvimento do atleta, indo do condicionamento básico à especialização em levantamento de peso. Como muito do trabalho inicial é gasto no desenvolvimento de técnica e no desenvolvimento equilibrado do corpo para executar o arranque e o arremesso, os parâmetros de carga podem não ser respeitados por completo.

É claro que os levantamentos clássicos devem ser incluídos até certo ponto, mas boa parte do trabalho deve ser dedicada ao fortalecimento básico: exercícios de agachamento livre, agachamento frontal, desenvolvimento, afundo, bom-dia, levantamento terra. Primeiro tempo do arremesso em pé, arranque em pé e segundo tempo do arremesso em pé também devem ser usados com alguma frequência, em complemento aos exercícios auxiliares especializados para o tronco. Deve ser dada muita atenção ao aprendizado de detalhes da técnica do arranque e do arremesso, tanto para desenvolver a técnica quanto para fortalecer a musculatura específica por meio da amplitude específica de movimento.

Os 30 exercícios mais apropriados no treinamento de um levantador Classe 3

1) *Arranque [Snatch]*
2) *Arremesso [Clean & Jerk)*
3) *Primeiro tempo do arremesso [Clean]*
4) *Segundo tempo do arremesso saindo da posição de rack [Jerk off Rack]*
5) *Arranque em suspensão [Hang Snatch] (a partir do solo, abaixo do joelho, acima do joelho)*
6) *Primeiro tempo do arremesso em suspensão [Hang Clean] (a partir do solo, abaixo do joelho, acima do joelho)*
7) *Arranque em pé [Power Snatch]*
8) *Primeiro tempo do arremesso em pé [Power Clean]*
9) *Segundo tempo do arremesso em pé [Power Jerk] (pegada de arranque e de primeiro tempo do arremesso, na frente e atrás do pescoço)*
10) *Puxada de arranque (ou Extensão) [Snatch Pull (or Extension)]*
11) *Puxada do primeiro tempo do arremesso (ou Extensão) [Clean Pull (or Extension)]*
12) *Agachamento livre [Back Squat]*
13) *Agachamento frontal (Front Squat]*
14) *Levantamento terra romeno [Romanian Deadlift]*
15) *Arranque com levantamento terra [Snatch Deadlift]*
16) *Primeiro tempo do arremesso com levantamento terra [Clean Deadlift]*
17) *Agachamento de arranque [Overhead Squat]*
18) *Bom-dia [Good Morning]*
19) *Desenvolvimento [Press] (pegada de arranque e de primeiro tempo do arremesso, na frente e atrás do pescoço)*
20) *Desenvolvimento com impulso [Push Press] (pegada de arranque e de primeiro tempo do arremesso, na frente e atrás do pescoço)*
21) *Supino [Bench Press]*
22) *Desenvolvimento sentado [Seated Press]*
23) *Desenvolvimento por trás agachado [Squat Snatch Press]*
24) *Posição de equilíbrio do segundo tempo do arremesso [Jerk Balance]*
25) *Segundo tempo do arremesso no suporte em "tesoura" [Jerk Recovery]*
26) *Posição de lockout do segundo tempo do arremesso [Jerk Lockout]*
27) *Segundo tempo do arremesso no suporte [Jerk Support]*
28) *Trabalho abdominal [Abdominal Work]*
29) *Hiperextensões [Hyperextensions]*
30) *Puxadas [Pull-ups]*

É função do treinador a seleção dos exercícios, bem como a frequência de inclusão e o volume dentro do programa.

Muitos exercícios são projetados para fortalecer partes específicas do corpo com o objetivo de equilibrá-las com o restante do desenvolvimento, de forma que não se tornem um fator de risco de lesão quando se executar levantamentos relativamente pesados. Essa é uma preocupação especial com aqueles muito talentosos, de capacidade motora excepcional, que podem dominar a técnica dos levantamentos em um período bastante curto de tempo.

Na minha experiência, os atletas com formação em dança, ginástica, patinação artística e mergulho descobrirão que os levantamentos olímpicos são relativamente fáceis de serem dominados do ponto de vista técnico. Como resultado, serão capazes de levantar pesos que demandam muito esforço das estruturas conectivas, quando não dos músculos. O programa de treinamento para esses atletas deve ser montado com um direcionamento bem maior para o fortalecimento do que o empregado para indivíduos menos talentosos.

A maioria dos treinos (66% a 75%) deve incluir pelo menos um exercício, preferencialmente dois, que ou são os levantamentos clássicos (arranque e arremesso) ou suas variações (arranque em pé, primeiro tempo do arremesso em pé, segundo tempo do arremesso em pé, segundo tempo do arremesso saindo da posição de *rack*). Pelo menos metade das sessões deve incluir agachamento livre ou agachamento frontal. Boa parte do restante das sessões deve ser dedicada aos exercícios de fortalecimento, como puxadas, desenvolvimentos, afundos, bons-dias. Certa porcentagem da maioria dos treinos deve incluir exercícios para partes específicas do corpo voltados a remediar áreas fracas.

Algumas sessões de treino podem ser inteiramente dedicadas a movimentos de fortalecimento.

As sessões mais curtas podem ser suplementadas com atividades de preparação física geral e/ou jogos competitivos.

Parâmetros anuais de carga e outras considerações

A faixa ideal de volume anual para atletas Classe 3 é de 7 a 9 mil levantamentos. Destes, a quantidade de arranques e arremessos na faixa de intensidade de 90% a 100% é de 200 a 300 levantamentos. A faixa média da intensidade relativa dos arranques e arremessos deve estar entre 65% e 75%.

O número recomendado de competições relevantes é 4 a 5.

O número máximo recomendado de horas de treino de levantamento de peso é de 12 horas por semana.

Gráfico 9.1 – Distribuição anual de volume por semana para um levantador Classe 3, conforme Medvedev

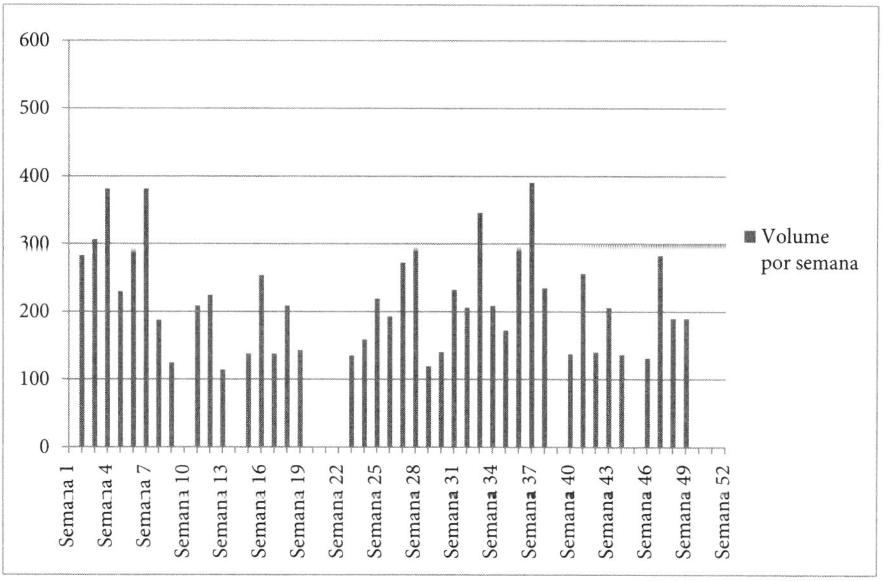

Esse gráfico mostra o número de repetições executadas por semana por um levantador Classe 3 que está frequentando um Centro de Treinamento. As barras dão uma ideia de como o treino varia de uma maneira cíclica. As semanas sem barras verticais são semanas de competição, e as repetições executadas em tais semanas não contam como parte do volume anual. As competições estão agendadas para as semanas 10, 14, 20, 39, 45 e 50. Há duas semanas de folga programadas durante as semanas 21, 22 e 51, 52.

Os números apresentados nesta seção não devem ser seguidos à risca. Eles estão aqui para dar uma ideia de como o volume é distribuído e para ilustrar o conceito de periodização.

Cada semana representa três a quatro dias de treino por semana, na maioria dos casos. Esses dias estão distribuídos mais ou menos por igual e durante muitos dos dias nesse intervalo, as atividades a se realizar serão de preparação física geral.

Durante as semanas em que nenhum treino de levantamento de peso está programado, o levantador participará de atividades de integração que continuarão a desenvolver qualidades autônomas do atleta para o treino com cargas que será feito no futuro.

Cálculos

Volume anual

O processo do planejamento do programa começa com a alocação do volume apropriado nas unidades mensais (mesociclos), semanais (microciclos) e, então, nos dias de treino. Esse processo é mais difícil pelo fato de que o atleta ainda está no estágio de desenvolvimento e pode não responder de forma tão eficiente quanto é esperado de um atleta mais experiente. Mesmo assim, o processo deve ser feito com a tentativa do técnico de fazer os ajustes apropriados conforme o treinamento progride.

O número de repetições prescrito para o primeiro ano é de 7 a 9 mil. Percebi que os melhores resultados são obtidos ao se planejar um mês de preparação seguido por um mês pré-competição, que, por sua vez, deve ser seguido por uma semana de transição. Dessa maneira, acumula-se um total de 9 semanas por macrociclo. Portanto, o atleta pode se planejar em 5 macrociclos de 9 semanas ou 45 semanas de treinamento anual.

Quatro semanas podem ser deixadas para férias. Essas semanas de férias deveriam ser intercaladas durante o ano para o que atleta não tenha uma parada única de quatro semanas. Isso totaliza 49 semanas no ano. As 3 semanas adicionais podem ser acrescidas aos mesociclos de preparação, para aumentar o volume de treino.

Volume mensal

Se 48 semanas são dedicadas ao treinamento, podemos dividir o ano em 12 mesociclos de 4 semanas. Para um volume anual total na faixa de 7 a 9 mil repetições, temos uma média de 583 a 750 repetições por mesociclo. Para um período de dois mesociclos, isso fica na faixa de 1.166 a 1.500.

Uma vez que uma proporção razoável de volume em um mesociclo de preparação em relação ao volume de pré-competição é 1,5:1, é possível dividir a faixa mencionada por 5 para um quociente na faixa de 233 a 300. Uma vez que o mês de preparação ocupa três quintos do tempo e o mês pré-competição, dois quintos, **a faixa de repetições calculada é de 699 a 900 para o mesociclo de preparação e de 466 a 600 para o mesociclo pré-competição**.

Tendo calculado as faixas para os mesociclos ou "meses", o cálculo do volume semanal pode começar.

Volume semanal

Nessa faixa de volume, a melhor distribuição de volume para quatro semanas é nas seguintes porcentagens: 35%, 28%, 22% e 15%. Em um exemplo com volumes semanais gradualmente descendentes, isso significa que 35% do volume mensal é executado durante a semana 1; 28% durante a semana 2; 22% durante a semana 3; e 15% durante a semana 4. Elas não têm de ser planejadas nessa ordem, mas o treinador deve ter em mente que a semana final impactará na primeira semana do mês seguinte.

Para o **mês de preparação** com uma faixa de 699 a 900 repetições, os volumes semanais estarão nas faixas indicadas na Tabela 9.3.

Tabela 9.3 – Volumes semanais para o mês de preparação com faixa de 699 a 900 repetições

Semana	1 (35%)	2 (28%)	3 (22%)	4 (15%)
Faixa de volume	245–315	196–252	154–198	105–135

Se os exercícios e as porcentagens foram determinados de forma apropriada, essas faixas mostrarão que 63% do volume será levantado nas duas primeiras semanas, causando um impacto nas glândulas endócrinas. As 3ª e 4ª semanas ficarão com 37% do volume de repetições. Um pouco desse tempo na terceira semana será dedicado para a recuperação das duas primeiras semanas, mas o volume bem mais leve da quarta semana permitirá um volume grande na primeira semana do mês seguinte.

Outra distribuição efetiva de volumes semanais pode ser 35%, 22%, 28%, 15% ou até 35%, 15%, 28%, 22%. Essas sequências podem ser ajustadas pelo treinador como for determinado pela resposta do atleta.

A distribuição das semanas pode ser modificada pelo treinador conforme for necessário em reposta ao condicionamento físico do atleta. Em geral, é benéfico a primeira semana conter o maior volume. Muitos atletas, em especial os mais jovens e mais leves, podem se sentir cheios de energia no final da primeira semana e, portanto, a segunda semana pode ter carga o suficiente para impactar mais o corpo. A semana mais leve deverá ser a última, uma vez que isso oferece uma recuperação antes do começo do próximo mesociclo.

Para o **mês pré-competição** com uma faixa de 466 a 600 repetições, os volumes semanais estarão nas faixas indicadas na Tabela 9.4.

Tabela 9.4 – Volumes semanais para o mês de pré-competição com faixa de 699 a 900 repetições

Semana	1 (35%)	2 (28%)	3 (22%)	4 (15%)
Faixa de volume	163–210	130–168	102–132	69–90

Em um mês pré-competição, os volumes semanais também podem ser rearranjados, mas a semana 4 sempre deve ter o menor volume, uma vez que precede imediatamente a competição.

Volume diário

O volume semanal pode ser distribuído em volumes diários com as porcentagens prescritas na Tabela 9.5. Elas são apresentadas em ordem ascendente e não precisam necessariamente ser inseridas nos dias indicados. Os dias de treino estão designados aqui para mostrar a distribuição das sessões de treino no decorrer da semana.

Tabela 9.5 – Volumes diários (%) em que está distribuído o volume semanal

Número de treinos por semana	Dia 1	Dia 2	Dia 3	Dia 4	Dia 5	Dia 6
3	26%		32%		42%	
4	15%	22%		28%		35%
5	13%	15%	15%		27%	30%
6	11%	11%	11%	19%	22%	26%

Esses volumes diários também podem ser arranjados em sequências diferentes, desde que se mantenha em mente como o volume de determinado dia pode impactar na sessão de treino subsequente. Um dia de grande volume deve ser seguido por um dia de volume leve ou de repouso, para permitir que o corpo aguente um volume maior no próximo dia de treino.

Para um atleta Classe 3, o número ideal de treinos está, no geral, na faixa de 3 a 4 por semana. Durante semanas de volume excepcionalmente alto, uma semana de cinco dias de treino pode ser planejada.

Para um atleta Classe 3 com um mesociclo de preparação de 300 repetições, os volumes podem ser distribuídos por 4 dias de treino da seguinte forma:

- Dia 1: 105 (35%).
- Dia 2: 45 (15%).
- Dia 3: repouso.
- Dia 4: 84 (28%).

- Dia 5: 66 (22%).
- Dia 6: repouso.
- Dia 7: repouso.

Exemplo de treino

Com os parâmetros a seguir e uma lista de exercícios disponíveis para se escolher, os cálculos podem ser feitos para determinar os volumes de cada dia de treino.

Para um macrociclo composto de um mesociclo de preparação e de um mesociclo pré-competição, os volumes podem ser representados nas Tabelas 9.6 e 9.7 e no Gráfico 9.2. As porcentagens nas tabelas representam as repetições ou volumes, e não a intensidade dos pesos.

Tabela 9.6 – Mesociclo de preparação

Mesociclo	Mesociclo de preparação (900 repetições)												
Semanas	1			2				3			4		
Porcentagem semanal	22%			35%				15%			28%		
Volume semanal	198			315				135			252		
Nº de dias	3			4				3			3		
Dias	Seg	Qua	Sex	Seg	Ter	Qui	Sáb	Seg	Qua	Sex	Seg	Qua	Sex
Porcentagem diária	42%	26%	32%	22%	35%	15%	28%	42%	26%	32%	32%	26%	42%
Volume diário	83	51	63	69	110	47	88	57	35	43	81	66	106

Tabela 9.7 – Mesociclo pré-competição

Mesociclo	Mesociclo pré-competição (600 repetições)												
Semanas	5			6				7			8		
Porcentagem semanal	28%			35%				22%			15%		
Volume semanal	168			210				132			90		
Nº de dias	3			4				3			3		
Dias	Seg	Qua	Sex	Seg	Ter	Qui	Sáb	Seg	Qua	Sex	Seg	Ter	Qui
Porcentagem diária	26%	42%	32%	35%	15%	28%	22%	42%	32%	26%	42%	32%	26%
Volume diário	44	71	54	74	32	59	46	55	42	34	38	29	23

Gráfico 9.2 – Volumes diários de um macrociclo de dois mesociclos para um levantador de peso Classe 3

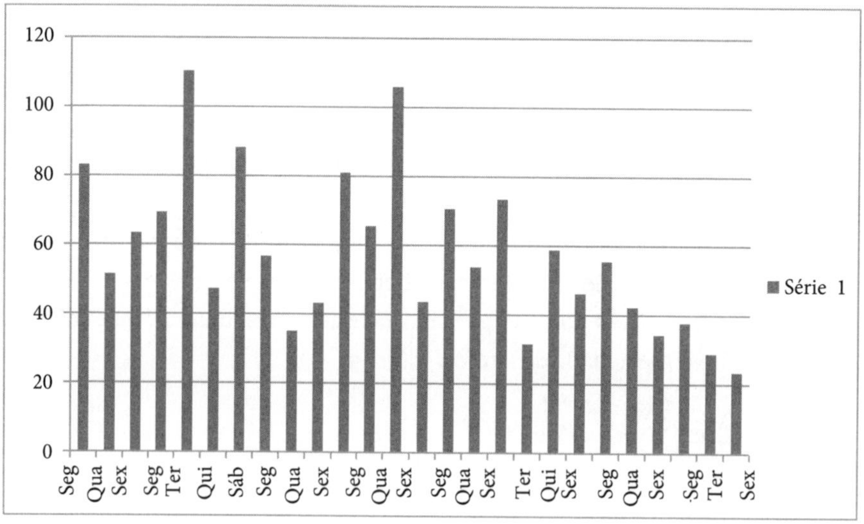

O programa de treino específico pode derivar das repetições representadas nas colunas de volume diário, desde que o volume de treino seja preservado.

Convenções de notações em programas padronizados

Os valores percentuais apresentados se baseiam nas quatro máximas de 100% descritas no Capítulo 8. O denominador é o número de repetições executado com aquela intensidade. Se há parênteses, o coeficiente é o número de séries. Para exercícios compostos, como arranque em pé e agachamento de arranque (60%/3+3), o primeiro número do denominador é o número de repetições para o primeiro exercício, e o segundo número é o número de repetições para o segundo exercício. Deixa-se a critério do treinador se esses dois exercícios serão executados alternadamente ou se todas as repetições do primeiro serão completadas antes do segundo ser executado. Nos casos dos afundos, os dois números representam as repetições executadas com a perna direita na frente e, então, o número de repetições com a esquerda, sem uma ordem específica.

Os três números à direita de cada linha, separados por dois pontos, representam, respectivamente, o número de repetições executadas naquele exercício em particular, o número de repetições naquele dia de treino e o número de repetições em uma semana. Assim, 12:52:135 significa que são prescritas 12 repetições daquele exercício; 52 representa o número de repetições executadas naquele dia e 135, o número de repetições na semana. Essa convenção permite manter registros do volume de treino.

Semana 1 (mesociclo de preparação) – 198 repetições

Os números à direita representam respectivamente o número de repetições no exercício, o número de repetições no treino e o número de repetições na semana.

Dia 1 – Segunda-feira (83 repetições)

1) Arranque em pé em suspensão: 50%/3, 60%/3, 65%/3, (70%/2)2 — 13:13:13
2) Segundo tempo do arremesso em pé, atrás do pescoço: 50%/3, 60%/3, (65%/3)2, (70%/2)2 — 16:29:29
3) Agachamento livre: 60%/3, (70%/3)2, 80%/3 — 12:41:41
4) Arranque com levantamento terra: (80%/3)2, (85%/3)2 — 12:53:53
5) Desenvolvimento: (X/4)4 — 16:69:69
6) Hiperextensão: (X/7)2 — 14:83:83

Dia 3 – Quarta-feira (51 repetições)

1) Primeiro tempo do arremesso: 50%/3, 60%/3, 70%/3, (75%/3)2 — 15:15:98
2) Agachamento frontal: 60%/3, (70%/3)2, 80%/3 — 12:27:110
3) Desenvolvimento com impulso: 50%/3, 60%/3, 65%/3 (70%/2)2 — 13:40:123
4) Bom-dia: (X/4)3 — 12:52:135

Dia 5 – Sexta-feira (63 repetições)

1) Arranque: 50/2, 60%/3, 70%/3, (75%/3)2, (80%/2)2 — 18:18:153
2) Agachamento livre: 60%/3, (70%/3)2, (80%/3)2 — 15:33:168
3) Primeiro tempo do arremesso com levantamento terra: (80%/4)4 — 16:49:184
4) Agachamento de arranque: 50%/3, (60%/3)2, (70%/3)2 — 15:64:199

Semana 2 (mesociclo de preparação) – 315 repetições

Dia 8 – Segunda-feira (69 repetições)

1) Primeiro tempo do arremesso em pé, em suspensão: 50%/3, 60%/3, 65%/3, (70%/3)2 — 15:15:15
2) Puxada alta de arranque: 70%/3, (80%/3)3 — 12:27:27
3) Segundo tempo do arremesso em pé: 60%/3, 65%/3, (70%/3)2 — 12:39:39
4) Supino: (X/4)4 — 16:55:55
5) Hiperextensão: (X/7)2 — 14:69:69

Dia 9 – Terça-feira (110 repetições)

1) Arranque com a barra, sobre suportes: 50%/3, 60%/3, 65%/3, 70%/3, (75%/3)2 — 18:18:87
2) Primeiro tempo do arremesso em pé: 50%/2, 60%/2, (70%/2)2 — 08:26:95

3) Segundo tempo do arremesso saindo da posição de *rack*:
60%/3, 70%/3, (75%/3)3 — 15:41:110
4) Agachamento livre: 60%/4, (70%/4)2, (75%/4)2 — 20:61:130
5) Arranque com levantamento terra com duas paradas:
(75%/3)2, (80%/3)3 — 15:76:145
6) Desenvolvimento: (X/4)4 — 16:92:161
7) Bom-dia: (X/6)3 — 18:110:179

Dia 11 – Quinta-feira (47 repetições)
1) Desenvolvimento com impulso, atrás do pescoço:
50%/3, 60%/3, 65%/3, (70%/3)2 — 15:15:194
2) Agachamento de arranque: 50%/4, 60%/3, 65%/3, 70%/3 — 13:28:207
3) Primeiro tempo do arremesso com levantamento terra:
70%/4, (80%/4)4 — 20:48:227

Dia 13 – Sábado (88 repetições)
1) Arranque em pé: 50%/3, 60%/3, 65%/3, (70%/2)2 — 13:13:240
2) Arremesso: 60%/3+2, 70%/3+2, 75%/2+1, (80%/2+1)2 — 19:32:259
3) Puxada alta de arranque: (80%/3)4 — 12:44:271
4) Agachamento frontal: 60%/4, 70%/4, 75%/3, (80%/3)2 — 17:61:288
5) Afundo com barra entre as pernas: (X/3+3)4 — 24:85:312

Semana 3 (mesociclo de preparação) – 135 repetições

Dia 15 – Segunda-feira (57 repetições)
1) Arranque: 50%/2, 60%/2, 70%/2, 80%/2, 85%/1, 90%/1 — 10:10:10
2) Primeiro tempo do arremesso em pé: 50%/2, 60%/2,
65%/2, (70%/2)2 — 10:20:20
3) Agachamento livre: 60%/3, 70%/3, 80%/3, 85%/2, 80%/3 — 14:34:34
4) Primeiro tempo do arremesso com levantamento terra:
80%/3, 85%/3, (90%/2)2 — 10:44:44
5) Desenvolvimento: (X/3)4 — 12:56:56

Dia 17 – Quarta-feira (35 repetições)
1) Agachamento de arranque: 50%/4, 60%/4, 65%/3, (70%/3)2 — 17:17:73
2) Agachamento frontal: 60%/3, 70%/3, (80%/2)2, 75%/2 — 12:29:85
3) Bom-dia: (X/3)3 — 09:38:94

Dia 19 – Sexta-feira (43 repetições)
1) Primeiro tempo do arremesso em suspensão:
60%/2, 70%/2, (80%/2)3 — 10:10:104

2) Segundo tempo do arremesso saindo da posição de *rack*:
60%/2, 70%/2, (80%/2)2 — 08:18:112

3) Agachamento livre: 60%/2, 70%/2, 80%/2, (85%/2)2 — 10:28:122

4) Arranque com levantamento terra: 70%/3, (80%/3)3 — 12:40:134

Semana 4 (mesociclo de preparação) – 252 repetições

Dia 22 – Segunda-feira (81 repetições)

1) Arremesso: 60%/2+1, 70%/2+1, 75%/2+1, (80%/2+1)2 — 15:15:15

2) Arranque em pé em suspensão: 50%/3, 60%/3, 65%/3, (70%/2)2 — 13:28:15

3) Agachamento livre: 60%/4, 70%/4, (75%/4)2, (80%/3)2 — 22:50:50

4) Desenvolvimento com impulso, atrás do pescoço:
50%/3, 60%/3, 65%/3, (70%/2)2 — 13:63:63

5) Afundo livre com barra: (X/3+3)3 — 18:81:81

Dia 24 – Quarta-feira (66 repetições)

1) Arranque com a barra, sobre suportes: 50%/3, 60%/3, 70%/3,
80%/3, 85%/1 — 13:13:94

2) Puxada alta de arranque com a barra, sobre suportes: (90%/3)4 — 12:25:106

3) Agachamento frontal: 60%/3, 70%/3, 80%/3, 85%/2, 75%/3 — 14:39:120

4) Segundo tempo do arremesso em pé: 50%/3, 60%/3, 65%/3,
70%/3, 65%/2 — 14:53:134

5) Bom-dia: (X/7)2 — 14:67:148

Dia 26 – Sexta-feira (106 repetições)

1) Primeiro tempo do arremesso em pé: 50%/3, 60%/3, 65%/3,
70%/3, 65%/3 — 15:15:163

2) Arranque em pé em suspensão + agachamento de arranque:
50%/1+3, 60%/1+3, 65%/1+3, (70%/1+3)2 — 20:35:183

3) Primeiro tempo do arremesso com extensão: 70%/4, (80%/3)3 — 13:48:196

4) Agachamento livre: 60%/3, 70%/3, (80%/3)2, (85%/2)2 — 16:64:212

5) Desenvolvimento: (X/4)4 — 16:80:228

6) Afundo: (X/3+3)4 — 24:104:252

Semana 5 (mesociclo pré-competição) – 168 repetições

Dia 29 – Segunda-feira (44 repetições)

1) Arranque: 60%/2, 70%/2, 80%/2, 85%/2, 90%/1 — 09:09:09

2) Primeiro + segundo tempo do arremesso em pé:
50%/3+3, 60%/2+2, 65%/2+2, 70%/2+2 — 18:27:27

3) Agachamento frontal: 60%/3, 70%/3, 75%/3, 80%/3, 85%/2, 80%/3 — 17:44:44

Dia 31 – Quarta-feira (71 repetições)

1) Arranque em pé + agachamento de arranque:
50%/3+3, 60%/2+2, 65%/2+2, 70%/2+2 18:18:62

2) Primeiro tempo do arremesso:
60%/2, 70%/2, 75%/2, 80%/2, 85%/2, 90%/1, 85%/2 13:31:75

3) Puxada alta de arranque: 80%/3, 85%/2, (80%/3)2 11:42:86

4) Agachamento livre: 60%/3, 70%/3, 80%/3, 85%/2, 80%/3 14:56:100

5) Desenvolvimento: (X/3)5 15:71:115

Dia 33 – Sexta-feira (54 repetições)

1) Puxada alta de arranque + arranque:
60%/2+2, 70%/2+1, 80%/2+1, 85%/2+1 12:12:127

2) Primeiro tempo do arremesso em pé, em suspensão:
50%/3, 60%/3, 65%/3, 70%/3 12:24:139

3) Agachamento frontal: 60%/2, 70%/2, 80%/2, 85%/2, 80%/2 10:34:149

4) Puxada alta do primeiro tempo do arremesso: (80%/2)4 08:42:157

5) Supino: (X/3)4 12:54:169

Semana 6 (mesociclo pré-competição) – 210 repetições

Dia 36 – Segunda-feira (74 repetições)

1) Arranque: 60%/2, 70%/2, 80%/2, 85%/2, 90%/1, 85%/2 11:11:11

2) Primeiro + segundo tempo do arremesso em pé:
50%/2+2, 60%/2+2, 65%/2+2, (70%/2+2)2 20:31:31

3) Arranque com levantamento terra com duas paradas: (80%/3)4 12:43:43

4) Agachamento livre: 60%/3, 70%/3, 80%/2, (85%/2)2, (90%/1)2 14:57:57

5) Desenvolvimento com impulso: 50%/3, 60%/3, 65%/3, (70%/3)3 18:75:75

Dia 37 – Terça-feira (32 repetições)

1) Arremesso: 60%/2+2, 70%/2+2, 80%/2+1, 85%/2+1,
90%/1+1, 85%/2+1 19:19:94

2) Primeiro tempo do arremesso com extensão: (80%/3)4 12:32:106

Dia 39 – Quinta-feira (59 repetições)

1) Arranque em pé em suspensão: 50%/3, 60%/3, 65%/2, (70%/2)3 14:14:120

2) Puxada alta de arranque: 80%/3, (85%/2)3 09:23:129

3) Agachamento frontal: 60%/3, 70%/3, 80%/3, 85%/3, 90%/2, 85%/3 17:50:146

4) Desenvolvimento: (X/3)3 09:59:155

Dia 41 – Sábado (46 repetições)

1) Primeiro tempo do arremesso em pé:
50%/3, 60%/3, 65%/3, (70%/3)2 — 15:15:170

2) Segundo tempo do arremesso saindo da posição de *rack*:
60%/3, 70%/3, 75%/3, (80%/3)2 — 15:30:195

3) Primeiro tempo do arremesso com levantamento terra: (85%/3)5 — 15:45:210

Semana 7 (mesociclo pré-competição) – 132 repetições

Dia 43 – Segunda-feira (55 repetições)

1) Arranque: 60%/1, 70%/1, 80%/1, 85%/1, 90%/1, 95%/1, 90%/1 — 08:08:08

2) Arremesso: 60%/1+1, 70%/1+1, 80%/1+1, 85%/1+1, 90%/1+1,
95%/1+1, 90%/1+1 — 16:24:24

3) Agachamento frontal:
60%/2, 70%/2, 80%/2, 85%/2, 90%/1, 95%/1, 85%/2 — 12:36:36

4) Puxada alta de arranque: (85%/2)4 — 08:44:44

5) Desenvolvimento: (X/3)4 — 12:56:56

Dia 45 – Quarta-feira (42 repetições)

1) Arranque em pé: 50%/2, 60%/2, 65%/2, 70%/2, 75%/1 — 09:09:65

2) Primeiro + segundo tempo do arremesso em pé:
50%/2+1, 60%/2+1, 65%/2+1, 70%/2+1, 75%/1+1 — 14:23:79

3) Puxada alta do primeiro tempo do arremesso:
80%/3, 85%/2, (90%/2)2 — 09:32:88

4) Agachamento livre: 60%/2, 70%/2, 80%/2, 85%/2,
90%/2, 95%/1, 85%/2 — 11:43:99

Dia 47 – Sexta-feira (34 repetições)

1) Arranque: 60%/1, 70%/1, 80%/1, 85%/1, 90%/1, 95%/1 — 06:06:105

2) Arremesso: 60%/1+1, 70%/1+1, 80%/1+1, 85%/1+1,
90%/1+1, 95%/1+1 — 12:18:117

3) Agachamento frontal: 60%/2, 70%/2, 80%/2, 85%/2, 90%/1,
95%/1, 85%/2 — 12:30:129

Semana 8 (mesociclo pré-competição) – 90 repetições

Dia 50 – Segunda-feira (38 repetições)

1) Arranque: 60%/2, 70%/2, 80%/2, 85%/2 — 08:08:08

2) Arremesso: 60%/2+1, 70%/2+1, 80%/2+1, 85%/2+1 — 12:20:20

3) Agachamento frontal: 60%/2, 70%/2, 80%/2, 85%/2 — 08:28:28

4) Desenvolvimento: (X/3)4 — 12:40:40

Dia 51 – Terça-feira (29 repetições)

1) Arranque em pé: 60%/2, 65%/2, (70%/2)2 08:08:48

2) Arremesso em pé: 60%/2+1, 65%/2+1, (70%/2+1)2 12:20:60

3) Agachamento livre: 60%/2, 70%/2, (80%/2)2 08:28:68

Dia 53 – Quinta-feira (23 repetições)

1) Arranque em pé: 60%/2, 65%/2, 70%/2 06:06:74

2) Arremesso em pé : 60%/2+1, 65%/2+1, 70%/2+1 09:15:83

3) Arranque (extensão): (80%/2)4 08:23:91

Dia 55 – Sábado

Competição

Nessa competição, o atleta deve ser capaz de levantar recordes pessoais no arranque e no arremesso, desde que a preparação psicológica tenha sido apropriada, os aquecimentos tenham sido bem administrados e os pesos de competição tenham sido selecionados adequadamente.

Depois da competição, a tarefa do treinador é determinar se o treino foi ou não eficaz, o quanto foi eficaz e quais modificações precisam ser promovidas no próximo macrociclo.

CAPÍTULO 10
TREINO PARA CLASSE 2

O treino para a Classe 2 é muito mais alinhado com o planejamento de um programa clássico, uma vez que a seleção de exercícios é um pouco mais limitada. A técnica dos levantamentos já está bem arraigada nos padrões motores do atleta, e o treino pode ser planejado tendo em vista duas grandes metas:

- a melhora da *performance*;
- a capacidade de lidar com maiores cargas de treino nos anos futuros.

Em paralelo, a educação contínua do atleta em termos de destreza competitiva e de adaptação do estilo de vida devem prosseguir.

Tabela 10.1 – Totais para qualificação a levantador Classe 2 – Homens

Classe de peso	32	34	38	42	46	50	56	62	69	77	85	94	105	+105
Total	65	70	80	95	105	120	135	155	170	185	195	205	215	220

Todos os valores estão em quilogramas.

Tabela 10.2 – Totais para qualificação a levantador Classe 2 – Mulheres

Classe de peso	32	36		40	44	48	53	58	63	69	75	+75
Total	55	65		75	80	85	95	105	110	115	120	125

Todos os valores estão em quilogramas.

Os levantadores Classe 2 ainda estão vivendo como amadores. O treino ainda não está criando tanta demanda de energia e de tempo ao ponto que os atletas não possam se comprometer com outras atividades de tempo integral, como um trabalho ou uma formação acadêmica. O aumento da demanda de tempo, contudo, requererá uma melhora nas habilidades de administração de tempo e uma possível reanálise das metas pessoais.

Quanto mais talentoso for um indivíduo, menos problema terá em incorporar o treino ao seu estilo de vida. Esse talento se tornará um fator importante em termos de taxa de progressão. Embora quase todo atleta que ascende para os padrões da Classe 2 continue fazendo progresso nos totais competitivos, um atleta excepcionalmente talentoso, com frequência, terá um ganho mais drástico, sem parecer registrar qualquer esforço indevido na função fisiológica.

Isso pode levar a problemas futuros, uma vez que muitos atletas de talento excepcional não começarão a desenvolver os hábitos necessários de alimentação e de higiene que serão indispensáveis no progresso futuro do treinamento.

O atleta Classe 2 deve desenvolver as habilidades psicológicas e a mentalidade para lidar com situações competitivas. Alguma maturação psicológica também é esperada durante essa fase, de forma que o levantador aprenda como priorizar as várias facetas da vida para ter um treino mais eficaz. Esse processo de maturação é mais bem desenvolvido com a observação dos colegas e de atletas exemplares. Novamente, o desenvolvimento de um ambiente psíquico é, em grande parte, papel do treinador.

A necessidade de preparação física geral se tornará menor, mas é preciso incorporá-la um pouco, de forma a desenvolver e aprimorar os instintos competitivos normais. Alguma preparação física geral também é necessária para ajudar no processo de recuperação, uma vez que o treinador deve demandar o suficiente do corpo para que a recuperação seja uma necessidade.

Outro ponto para se ter em mente é o fato de que levantadores Classe 2 são, como grupo, mais talentosos e, provavelmente, mais focados nas metas do que os Classe 3. Há mais conhecimento sobre o treinamento de levantadores Classe 2 e, por conseguinte, os parâmetros estabelecidos são mais bem desenvolvidos e mais relevantes. Ao analisar a literatura disponível, há valores mais consistentes disponíveis quanto aos parâmetros de treinamento prescritos.

Seleção de exercícios

O número de exercícios empregados será menor e os exercícios fundamentais ocuparão uma porcentagem maior do volume de treino. Enquanto os programas de treino para os Classe 3 normalmente contemplam um levantamento técnico por sessão, em muitos dos treinos para os Classe 2, o número aumentará para dois e, em outros, para três.

A seleção de exercícios deve refletir a ênfase que ainda está sendo colocada em aperfeiçoar o domínio da técnica do arranque e do arremesso. Embora a técnica-base deva estar sólida a essa altura, a ênfase deve ser dada à melhora da técnica, o que também deve levar a um desenvolvimento mais harmonioso da *performance* desses levantamentos.

Os 28 exercícios mais apropriados para serem incluídos no treinamento de um levantador Classe 2

1) *Arranque [Snatch]*
2) *Arremesso [Clean & Jerk]*
3) *Primeiro tempo do arremesso [Clean]*
4) *Segundo tempo do arremesso saindo da posição de rack [Jerk off Rack]*
5) *Arranque em suspensão [Hang Snatch] (de 3 alturas diferentes)*
6) *Primeiro tempo do arremesso em suspensão [Hang Clean] (de 3 alturas diferentes)*
7) *Arranque em pé [Power Snatch]*
8) *Primeiro tempo do arremesso em pé [Power Clean]*
9) *Segundo tempo do arremesso em pé [Power Jerk] (pegada de arranque ou de primeiro tempo do arremesso, na frente ou atrás do pescoço)*
10) *Puxada de arranque (ou Extensão) [Snatch Pull (or Extension)]*
11) *Puxada do primeiro tempo do arremesso (ou Extensão) [Clean Pull (or Extension)]*
12) *Agachamento livre [Back Squat]*
13) *Agachamento frontal [Front Squat]*
14) *Levantamento terra romeno [Romanian Deadlift]*
15) *Arranque com levantamento terra [Snatch Deadlift] (com ou sem paradas)*
16) *Primeiro tempo do arremesso com levantamento terra [Clean Deadlift] (com ou sem paradas)*
17) *Bom-dia [Good Morning] (com perna flexionada e com perna reta)*
18) *Supinos [Bench Presses]*
19) *Desenvolvimentos [Presses] (em pé e sentado)*
20) *Desenvolvimento com impulso [Push Press] (pegada de arranque e de primeiro tempo do arremesso, na frente ou atrás do pescoço)*
21) *Segundo tempo do arremesso no suporte em "tesoura" [Jerk Recovery]*
22) *Posição de lockout do segundo tempo do arremesso [Jerk Lockout]*
23) *Segundo tempo do arremesso no suporte [Jerk Support]*
24) *Agachamento de arranque [Overhead Squat]*
25) *Desenvolvimento por trás agachado [Squat Snatch Press]*
26) *Exercícios abdominais [Abdominal Exercises]*
27) *Hiperextensões [Hyperextensions]*
28) *Puxadas [Pull-ups]*

Parâmetros anuais de carga e outras considerações

O volume típico de carga para um levantador Classe 2 está na faixa dc 9 a 11 mil repetições. O número de levantamentos com carga de 90% a 100%, nos arranques e nos arremessos, ficará na faixa de 200 a 400. Os exercícios de primeiro e de segundo tempo do arremesso são contados separadamente. Enquanto na Classe 3 a intensidade média estava na faixa de 65% a 75%, agora, na Classe 2, ela é elevada para 73% a 77%. A porcentagem mais baixa é contada com a carga de 60% em vez da carga de 50% da Classe 3. O número de competições relevantes deveria ser 5.

O número máximo de horas por semana gastas no treino de levantamento de peso não deve exceder 16.

A porcentagem da carga anual determinada para os exercícios de arranque (clássico, com a barra em suspensão e sobre suportes) foi idealmente comprimida a 16% do volume anual, ao passo que a dos exercícios de arremesso (clássico, primeiro tempo do arremesso, primeiro tempo do arremesso com a barra em suspensão e sobre suportes; e segundo tempo do arremesso, segundo tempo do arremesso em pé saindo da posição de *rack*) foi idealmente comprimida a 22% do volume anual.

O número de semanas de treino, das 52 do ano, deve ser de 45 semanas divididas em 5 macrociclos de 9 semanas. As 7 semanas restantes devem ser divididas em 4 semanas de transição, uma no final de cada macrociclo, com exceção da última.

Cálculos

Para calcular o número de repetições em cada macrociclo, mesociclo, microciclo e dia, devemos começar com o volume anual de 9 mil repetições.

Se for dividido por 5 (o número de macrociclos de 9 semanas), o número de repetições por macrociclo é 1.800.

A proporção de volume de um mesociclo de preparação em relação a um de pré-competição para um levantador Classe 2 é de 1,59:1. Com três mesociclos (dois deles sendo de preparação), a proporção de repetições é 1,59:1,59:1. Isso dá um total de 4,18. Isso pode ser dividido em 1.800, resultando na proporção de 685 repetições para o primeiro mês de preparação, 685 para o segundo mês de preparação, e 430 para o mês pré-competição.

Mesociclos de 3 semanas têm seus volumes divididos em microciclos com a seguinte proporção 42%:32%:26%.

Tabela 10.3 – Volumes para mesociclos de 3 semanas

Mesociclo	Semana 1	Semana 2	Semana 3
Prep. 1 (primeiras 3 semanas)	288	219	178
Prep. 2 (3 semanas intermediárias)	288	219	178
Pré-comp. (3 semanas finais)	181	138	119

O Gráfico 10.1 representa a distribuição semanal de volume por três mesociclos.

Gráfico 10.1 – Distribuição semanal de volume por três mesociclos

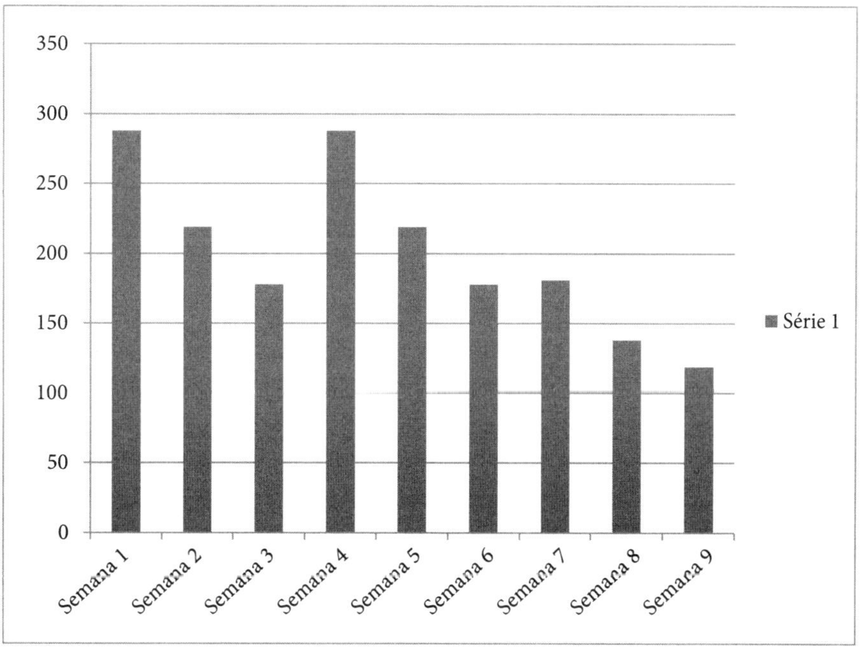

As semanas 1 e 4 terão quatro dias de treino, ao passo que o restante terá 3 dias.

A proporção de distribuição para uma semana de 4 dias é 15%, 22%, 28%, 35%.

A proporção de distribuição para uma semana de 3 dias é 26%, 32%, 42%.

A Tabela 10.4 oferece os dados sobre os quais o gráfico de volume diário foi calculado (Gráfico 10.2). Os volumes diários foram calculados ao se multiplicar o volume semanal pela porcentagem de volume diário. Os dois mesociclos de preparação estão destacados em cinza.

Tabela 10.4 – Volume diário de um macrociclo de 9 semanas para um levantador Classe 2

Semana	Dia	Volume semanal	% diária	Volume diário
Semana 1	Dia 1	288	35%	101
	Dia 2		15%	43
	Dia 3			
	Dia 4		28%	81
	Dia 5			
	Dia 6		22%	63
	Dia 7			
Semana 2	Dia 8	219	42%	92
	Dia 9			
	Dia 10		26%	57
	Dia 11			
	Dia 12		32%	70
	Dia 13			
	Dia 14			
Semana 3	Dia 15	178	42%	75
	Dia 16			
	Dia 17		26%	46
	Dia 18			
	Dia 19		32%	57
	Dia 20			
	Dia 21			
Semana 4	Dia 22	288	35%	101
	Dia 23		15%	43
	Dia 24			
	Dia 25		28%	81
	Dia 26			
	Dia 27		22%	63
	Dia 28			
Semana 5	Dia 29	219	42%	92
	Dia 30			
	Dia 31		26%	57
	Dia 32			
	Dia 33		32%	70
	Dia 34			
	Dia 35			

Continua

Continuação

Semana	Dia	Volume semanal	% diária	Volume diário
	Dia 36		42%	75
	Dia 37			
	Dia 38		26%	46
Semana 6	Dia 39	178		
	Dia 40		32%	57
	Dia 41			
	Dia 42			
	Dia 43		42%	76
	Dia 44			
	Dia 45		26%	47
Semana 7	Dia 46	181		
	Dia 47		32%	58
	Dia 48			
	Dia 49			
	Dia 50		42%	58
	Dia 51			
	Dia 52		26%	36
Semana 8	Dia 53	138		
	Dia 54		32%	44
	Dia 55			
	Dia 56			
	Dia 57		42%	50
	Dia 58		32%	38
	Dia 59			
Semana 9	Dia 60	119	26%	31
	Dia 61			
	Dia 62			
	Dia 63			

O Gráfico 10.2 representa o volume diário de repetição no macrociclo.

Gráfico 10.2 – Volume diário de repetição no macrociclo

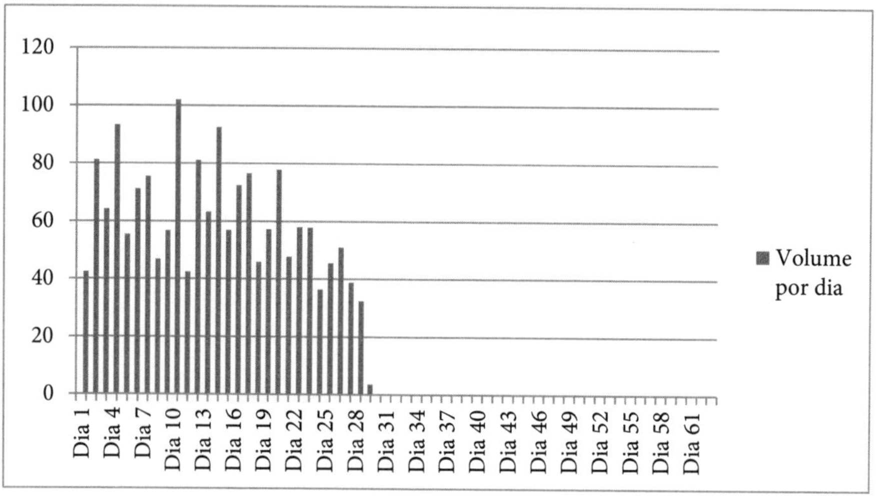

O primeiro mesociclo de preparação se encerra no Dia 19; o segundo, no Dia 40. Esse gráfico representa o volume de repetição diária por todo o macrociclo de 9 semanas (63 dias). A competição ocorrerá no Dia 63.

Exemplo de programa de treino

Semana 1 (mesociclo de preparação) – 288 repetições

Os valores à direita representam, respectivamente, o número de repetições no exercício, o número de repetições no treino e o número de repetições na semana.

Dia 1 – Segunda-feira (101 repetições)

1) Arranque: 60%/2, (70%/2)2, (80%/2)2	10:10:10
2) Arremesso: 60%/2+1, (70%/2+1)2, (80%/2+1)2	15:25:25
3) Puxada alta de arranque: (80%/3)4	12:37:37
4) Agachamento livre: 60%/3, (70%/3)2, (80%/3)2	15:52:52
5) Segundo tempo do arremesso em pé: 60%/3, 65%/3, (70%/3)2	12:64:64
6) Bom-dia: (X/6)4	24:88:88
7) Agachamento de arranque: 60%/3, (70%/3)4	15:103:103

Dia 2 – Terça-feira (43 repetições)

1) Arranque em pé: 60%/3, 65%/3, (70%/2)3 — 12:12:115

2) Primeiro + segundo tempo do arremesso em pé: 60%/3+2, 65%/3+2, (70%/2+2)2 — 18:30:133

3) Primeiro tempo do arremesso com levantamento terra: (80%/3)4 — 12:42:145

Dia 4 – Quinta-feira (81 repetições)

1) Arranque: 60%/2, 70%/2, (80%/2)3 — 10:10:155

2) Arremesso: 60%/2+1, 70%/2+1, (80%/2+1)3 — 15:25:170

3) Arranque com extensão: (80%/3)4 — 12:37:182

4) Agachamento frontal: 60%/3, 70%/3, 75%/3, (80%/3)2 — 15:52:197

5) Desenvolvimento com impulso, atrás do pescoço: 60%/4, 65%/4, (70%/3)2 — 14:66:211

6) Desenvolvimento por trás agachado: (X/4)4 — 16:82:227

Dia 6 – Sábado (63 repetições)

1) Arranque em pé + agachamento de arranque: 60%/3+3, (65%/3+3)2, (70%/3+3)2 — 30:30:257

2) Primeiro + segundo tempo do arremesso em pé: 60%/3+3, (65%/3+3)2, (70%/3+3)2 — 30:60:287

Semana 2 (mesociclo de preparação) – 219 repetições

Dia 8 – Segunda-feira (92 repetições)

1) Arranque: 60%/2, 70%/2, (80%/2)4 — 12:12:12

2) Arremesso em pé: 60%/2+2, 65%/2+2, (70%/2+2)2 — 16:28:28

3) Primeiro tempo do arremesso com levantamento terra: 80%/4, (85%/3)3 — 13:41:41

4) Agachamento livre: 60%/4, (70%/4)2, (80%/3)2 — 18:59:59

5) Desenvolvimento: (X/4)4 — 16:75:75

6) Bom-dia: (X/4)4 — 16:91:91

Dia 10 – Quarta-feira (57 repetições)

1) Arranque em pé: 60%/2, 65%/2, (70%/2)3 — 10:10:101

2) Primeiro tempo do arremesso: 60%/3, (70%/3)2, (80%/3)2 — 15:25:116

3) Puxada alta de arranque: (80%/4)4 — 16:41:132

4) Agachamento livre: 60%/4, (70%/4)2, 75%/4 — 16:57:148

Dia 12 – Sexta-feira (70 repetições)

1) Arranque: 60%/3, (70%/3)2, (80%/3)2	15:15:163
2) Primeiro tempo do arremesso em pé, em suspensão: 60%/4, (65%/3)2, (70%/3)2	16:31:179
3) Segundo tempo do arremesso saindo da posição de *rack*: 60%/3, (70%/3)2, (80%/3)2	15:46:194
4) Primeiro tempo do arremesso com extensão: (80%/4)4	16:60:210
5) Supino: (X/3)3	09:69:219

Semana 3 (mesociclo de preparação) – 178 repetições

Dia 15 – Segunda-feira (75 repetições)

1) Arranque em pé: 60%/3, (65%/3)2, (70%/3)2	15:15:15
2) Arremesso: 60%/1+3, (70%/1+3)2, (80%/1+2)2	18:33:33
3) Arranque com extensão: (85%/3)4	12:45:45
4) Agachamento frontal: 60%/3, (70%/3)2, (80%/3)2	15:60:60
5) Desenvolvimento: (X/3)5	15:75:75

Dia17 – Quarta-feira (46 repetições)

1) Arranque: 60%/2, 70%/2, 75%/2, 80%/2	08:08:83
2) Primeiro tempo do arremesso em pé: 60%/3, 65%/3, (70%/3)2	12:20:95
3) Agachamento livre: 60%/3, 70%/3, 80%/3, 85%/2	11:31:106
4) Primeiro tempo do arremesso com extensão: (80%/3)5	15:46:121

Dia 19 – Sexta-feira (57 repetições)

1) Arranque em pé em suspensão: 60%/3, (65%/3)2, (70%/3)2	15:15:136
2) Arremesso: 60%/3+1, (70%/3+1)2, (80%/3+1)2	20:35:156
3) Agachamento livre: 60%/4, 70%/4, (80%/3)3	17:52:173

Semana 4 (mesociclo de preparação) – 288 repetições

Dia 22 – Segunda-feira (101 repetições)

1) Arranque em suspensão: 60%/3, (70%/3)2, (80%/3)3	18:18:18
2) Primeiro tempo do arremesso em pé: 60%/4, (65%/4)2, (70%/3)2	18:36:36
3) Segundo tempo do arremesso em pé, atrás do pescoço: 60%/4, (65%/4)2, (70%/3)2	18:54:54
4) Arranque com extensão: (80%/4)4	16:70:70
5) Agachamento frontal: 60%/4, (70%/4)2, (80%/4)2	20:90:90
6) Supino: (X/3)4	12:102:102

Dia 23 – Terça-feira (43 repetições)

1) Arranque em pé: 60%/2, (65%/2)2, (70%/2)2 — 10:10:112
2) Primeiro tempo do arremesso: 60%/4, (70%/4)2, (80%/3)2 — 18:28:130
3) Segundo tempo do arremesso em pé: 60%/3, (65%/3)2, (70%/3)2 — 15:43:145

Dia 25 – Quinta-feira (81 repetições)

1) Arranque: 60%/2, 70%/2, 80%/2, (85%/2)2 — 10:10:155
2) Primeiro + segundo tempo do arremesso em pé: 60%/3+3, (65%/3+3)2, (70%/3+3)2 — 30:40:185
3) Primeiro tempo do arremesso com levantamento terra: (85%/4)4 — 16:56:201
4) Agachamento livre: 60%/4, (70%/4)2, (80%/4)2 — 20:76:221
5) Desenvolvimento: (X/2)4 — 08:84:229

Dia 27 – Sábado (63 repetições)

1) Arranque em pé + agachamento de arranque: 60%/3+3, (65%/3+3)2, (70%/3+3)2 — 30:30:259
2) Primeiro tempo do arremesso: 60%/2, 70%/2, 80%/2, 85%/2 — 08:38:267
3) Puxada alta de arranque: (80%/4)4 — 16:54:283
4) Agachamento livre: 60%/2, 70%/2, 80%/2, 85%/2 — 08:62:291

Semana 5 (mesociclo de preparação) – 219 repetições

Dia 29 – Segunda-feira (92 repetições)

1) Arranque: 60%/3, 70%/3, 80%/3, 85%/2, (80%/3)2 — 17:17:17
2) Primeiro tempo do arremesso em pé, em suspensão: 60%/3, 65%/3, (70%/3)2 — 12:29:29
3) Segundo tempo do arremesso em pé: 60%/3, 65%/3, (70%/3)2 — 12:41:41
4) Primeiro tempo do arremesso com extensão: (80%/3)2, (85%/2)2 — 10:51:51
5) Agachamento livre: 60%/3, 70%/3, (80%/3)2, (85%/2)2 — 16:67:67
6) Bom-dia: (X/6)4 — 24:91:91

Dia 31 – Quarta-feira (57 repetições)

1) Arranque em pé em suspensão: 60%/3, 65%/3, (70%/3)2 — 12:12:103
2) Arremesso: 60%/3+1, 70%/3+1, (80%/3+1)2 — 16:28:119
3) Puxada alta de arranque: (85%/3)4 — 12:40:131
4) Agachamento frontal: 60%/3, 70%/3, (80%/3)3 — 15:55:146

Dia 33 – Sexta-feira (70 repetições)

1) Arranque: 60%/2, 70%/2, (80%/2)2, 85%/2 — 10:10:156
2) Primeiro tempo do arremesso: 60%/2, 70%/2, (80%/2)3 — 10:20:166
3) Segundo tempo do arremesso saindo da posição de *rack*: 60%/2, 70%/2, (80%/2)3 — 10:30:176
4) Levantamento terra romeno: (85%/3)4 — 12:42:188
5) Agachamento livre: 60%/4, (70%/4)2, (80%/4)2 — 20:62:208
6) Desenvolvimento: (X/3)4 — 12:74:221

Semana 6 (mesociclo de preparação) – 178 repetições

Dia 36 – Segunda-feira (75 repetições)

1) Arranque em pé em suspensão: 60%/3, 65%/3, (70%/3)2 — 12:12:12
2) Primeiro + segundo tempo do arremesso em pé: 60%/3+2, 65%/3+2, (70%/2+2)2 — 18:30:30
3) Arranque com extensão: (80%/4)4 — 16:46:46
4) Agachamento livre: 60%/4, (70%/4)2, 80%/4, 85%/2, 80%/4 — 22:68:68
5) Desenvolvimento: (X/2)4 — 08:76:76

Dia 38 – Quarta-feira (46 repetições)

1) Arranque: 60%/2, 70%/2, 80%/2, 85%/2, 90%/1 — 09:09:85
2) Arremesso: 60%/2+2, 70%/2+2, 80%/2+2, 85%/2+1, 90%/1+1 — 17:26:97
3) Primeiro tempo do arremesso com extensão: (90%/2)4 — 08:34:105
4) Agachamento frontal: 60%/2, 70%/2, 80%/2, 85%/2, (90%/2)2 — 12:46:117

Dia 40 – Sexta-feira (57 repetições)

1) Arranque em pé: 60%/3, 65%/3, (70%/3)3 — 15:15:132
2) Primeiro tempo do arremesso em pé: 60%/3, 65%/3, (70%/3)3 — 15:30:147
3) Segundo tempo do arremesso em pé: 60%/2, (70%/2)3 — 08:38:155
4) Agachamento livre: 60%/3, 70%/3, 80%/3, 85%/3, 90%/1 — 13:51:168
5) Desenvolvimento: (X/2)3 — 06:57:174

Semana 7 (mesociclo pré-competição) – 181 repetições

Dia 43 – Segunda-feira (76 repetições)

1) Arranque: 60%/2, 70%/2, 80%/2, 85%/2, 90%/1, 80%/2, 85%/2, 90%/1 — 14:14:14
2)Arremesso: 60%/2+1, 70%/2+1, 80%/2+1, 85%/2+1, 90%/1+1, 80%/2+1, 85%/2+1, 90%/1+1 — 22:36:36
3) Arranque com extensão: (90%/2)4 — 08:44:44
4) Agachamento frontal: 60%/3, 70%/3, 80%/3, 85%/3, 90%/2, 80%/3, 85%/2 — 19:63:63
5) Desenvolvimento: (X/3)4 — 12:75:75

Dia 45 – Quarta-feira (47 repetições)

1) Arranque em pé: 60%/2, 65%/2, 70%/2, 75%/1, 65%/2, 70%/2 — 11:11:86

2) Arremesso em pé: 60%/2+1, 65%/2+1, 70%/2+1, 75%/1+1, 65%/2+1, 70%/2+1 — 17:28:103

3) Puxada alta do primeiro tempo do arremesso: (85%/3)4 — 12:40:115

4) Agachamento livre: 60%/2, 70%/2, 80%/2, 85%/2 — 08:48:123

Dia 47 – Sexta-feira (58 repetições)

1) Arranque: 60%/2, 70%/2, (80%/2)2 — 08:08:131

2) Arremesso: 60%/2+1, 70%/2+1, (80%/2+1)2 — 12:20:143

3) Puxada alta de arranque: (90%/2)4 — 08:28:151

4) Agachamento livre: 60%/1, 70%/1, 80%/1, (85%/3)3 — 12:40:163

5) Bom-dia: (X/5)4 — 20:60:183

Semana 8 (mesociclo pré-competição) – 138 repetições

Dia 50 – Segunda-feira (58 repetições)

1) Arranque: 60%/1, 70%/1, 80%/1, 85%/1, 90%/1, 95%/1, 85%/1, 90%/1 — 08:08:08

2) Arremesso: 60%/1+1, 70%/1+1, 80%/1+1, 85%/1+1, 90%/1+1, 95%/1+1, 85%/1+1, 90%/1+1 — 16:24:24

3) Agachamento frontal: 60%/2, 70%/2, 80%/2, 85%/2, 90%/2, 95%/1, 90%/2 — 13:37:37

4) Primeiro tempo do arremesso com extensão: (90%/2)4 — 08:45:45

5) Desenvolvimento com impulso: 60%/3, 65%/3, (70%/2)3 — 12:57:57

Dia 52 – Quarta-feira (36 repetições)

1) Arranque em pé: 60%/2, 65%/2, 70%/2, 75%/1, 70%/2 — 09:09:66

2) Primeiro + segundo tempo do arremesso em pé: 60%/2+1, 65%/2+1, 70%/2+1, 75%/1+1, 70%/2+1 — 14:23:80

3) Agachamento livre: 60%/2, 70%/2, 80%/2, 85%/2, 90%/2, (95%/1)2 — 12:35:92

Dia 54 – Sexta-feira (44 repetições)

1) Arranque: 60%/1, 70%/1, 80%/1, 85%/1, 90%/1, 85%/1, 90%/1 — 07:07:99

2) Arremesso: 60%/1+1, 70%/1+1, 80%/1+1, 85%/1+1, 90%/1+1, 85%/1+1, 90%/1+1 — 14:21:113

3) Agachamento frontal: 60%/2, 70%/2, 80%/2, 90%/2, 95%/1, 90%/2, 95%/1 — 12:33:125

4) Puxada alta de arranque: (95%/2)4 — 08:41:133

Semana 9 (mesociclo pré-competição) – 119 repetições

Dia 57 – Segunda-feira (50 repetições)

1) Arranque: 60%/1, 70%/1, 80%/1, (85%/1)3 06:06:06
2) Arremesso: 60%/1+1, 70%/1+1, 80%/1+1, (85%/1+1)3 12:18:18
3) Puxada alta de arranque: (90%/2)4 08:26:26
4) Agachamento frontal: 60%/2, 70%/2, 80%/2, 85%/2, 90%/1, 85%/2 11:37:37
5) Desenvolvimento: (X/3)4 12:49:49

Dia 58 – Terça-feira (38 repetições)

1) Arranque em pé: 60%/1, 65%/1, 70%/1, 75%/1, 70%/1 05:05:54
2) Arremesso em pé: 60%/1+1, 65%/1+1, 70%/1+1, 75%/1+1, 70%/1+1 10:15:64
3) Puxada alta do primeiro tempo do arremesso:
   80%/2, 85%/2, 90%/1, 80%/2 07:22:71
4) Agachamento livre: 60%/3, 70%/3, 80%/3, 85%/2 11:33:82

Dia 60 – Quinta-feira (31 repetições)

1) Arranque em pé: 60%/2, (65%/2)2 06:06:88
2) Arremesso em pé: 60%/2+2, (65%/2 + 2)2 12:18:100
3) Agachamento livre com salto: (50%/3)3 09:27:109
4) Desenvolvimento: (X/3)3 09:36:118

CAPÍTULO 11
TREINO PARA CLASSE 1

Levantadores Classe 1 estão no topo do estágio de amador ávido. Estão em um ponto do seu desenvolvimento no qual sua técnica está altamente refinada. Suas características de velocidade, se não estão altamente desenvolvidas, estão se aproximando dos níveis máximos. Eles estão começando a ter necessidade de aplicar-se à recuperação periódica e estão executando menos exercícios gerais de condicionamento. Os fatores nutricionais e higiênicos têm um papel importante no processo de treino.

Tabela 11.1 – Totais para qualificação a levantador Classe 1 – Homens

Categoria de peso	56	62	69	77	85	94	105	+105
Total	155	175	190	210	225	235	240	245

Todos os valores estão em quilogramas.

Tabela 11.2 – Totais para qualificação a levantador Classe 1 – Mulheres

Categoria de peso	48	53	58	63	69	75	+75
Total	95	105	115	120	130	135	140

Todos os valores estão em quilogramas.

Quanto ao treinamento, um levantador Classe 1 deve estar acostumado à periodização. O atleta deve ter desenvolvido uma compreensão dos ciclos de treino e uma abordagem apropriada a adotar em caso de levantamentos errados e das dificuldades experimentadas durante as partes críticas do ciclo de preparação.

O talento de um atleta começará a ser demonstrado quando ele passa para o regime de treinamento do Classe 1. As cargas de treino se tornaram suficientes para afetar negativamente a velocidade de movimento de um atleta menos talentoso. Quanto mais talento tiver um atleta, menor será a perda de velocidade durante as semanas extenuantes do mesociclo de preparação.

Seleção de exercícios

O número de exercícios a serem empregados é bem menor do que para as Classes 3 e 2. Eles são mais voltados para o desenvolvimento de força em um indivíduo que foi treinado para executar arranques e arremessos equilibrados. Haverá menos movimentos de puxada executados com a barra a várias alturas em suspensão e sobre suportes, e menos movimentos parciais. A seleção exata será feita para corrigir áreas que têm uma resistência mais inflexível aos esforços prévios, para criar um desenvolvimento equilibrado.

A diversidade de exercícios e de suas variantes será bem maior durante os mesociclos de preparação, e as intensidades aumentarão durante o mesociclo pré-competição.

1) *Arranque [Snatch]*
2) *Arremesso [Clean & Jerk]*
3) *Primeiro tempo do arremesso [Clean]*
4) *Segundo tempo do arremesso saindo da posição de rack [Jerk off Rack]*
5) *Arranque em pé [Power Snatch]*
6) *Primeiro tempo do arremesso em pé [Power Clean]*
7) *Segundo tempo do arremesso em pé [Power Jerk]*
8) *Puxada de arranque (ou Extensão) [Snatch Pull (or Extension)]*
9) *Puxada do primeiro tempo do arremesso (ou Extensão) [Clean Pull (or Extension)]*
10) *Arranque com levantamento terra [Snatch Deadlift]*
11) *Primeiro tempo do arremesso com levantamento terra [Clean Deadlift]*
12) *Levantamento terra romeno [Ramanian Deadlift]*
13) *Agachamento livre [Back Squat]*
14) *Agachamento frontal [Front Squat]*
15) *Desenvolvimento com impulso [Push Press]*
16) *Desenvolvimento [Press]*
17) *Bom-dia [Good Morning]*
18) *Agachamento de arranque [Overhead Squat]*

Parâmetros anuais de carga

Os valores a seguir foram determinados pelo estudo do treinamento de levantadores em suas categorias conforme progrediram pelo programa da Escola Esportiva da União Soviética. São valores referenciais que oferecem algum direcionamento na montagem de um programa de treinamento. O treinador que está desenvolvendo um programa não deveria investir muito esforço para testar todos os valores e se certificar de que todos os números batem. Aproximações que representem as tendências apropriadas são o suficiente.

O volume de carga anual típico para levantadores Classe 1 está na faixa de 11 a 13 mil repetições. O número de repetições com intensidade entre 90% e 100% está na faixa de 200 a 400, e a intensidade relativa dos exercícios de arranque e de arremesso permanece na faixa de 73% a 77%. A melhor quantidade de competições relevantes é 4 a 5. As melhores porcentagens de arranque e de arremesso em treino foram estabelecidas em 18% e 22%, respectivamente. Os arranques e os arremessos se referem especificamente aos exercícios de arranque clássico; de primeiro tempo do arremesso, arranque em pé e primeiro tempo do arremesso em pé clássicos; e de segundo tempo do arremesso e segundo tempo do arremesso em pé clássicos.

O volume médio para um mesociclo de preparação de quatro semanas é 1.424, ao passo que o mesmo valor para um mesociclo pré-competição de quatro semanas é 908. Durante o mesociclo de preparação, o número de repetições na faixa de 90%–100% em arranques e arremessos é de 44, e durante o mesociclo pré-competição é de 56.

Cargas em zonas de intensidade – Distribuição anual de volume: as porcentagens na Tabela 11.3 representam o percentual de repetições anuais para o grupo de exercícios indicado na primeira coluna. Todos esses números foram empiricamente obtidos e representam tendências. Algum desvio desses valores é aceitável e, na verdade, necessário para lidar em situações individuais.

Tabela 11.3 – Distribuição anual do volume de cargas em zonas de intensidade

Intensidade	**50%-55%**	**60%-65%**	**70%-75%**	**80%-85%**	**90%-95%**	**100%-105%**	**110%**	**Média anual**
Arranque		7%	56%	28%	8%	1%		75%
Arremesso		4%	45%	39%	11%	1%		77%
Puxada do arranque				24%	33%	39%	4%	92%
Puxada do primeiro tempo do arremesso			17%	34%	26%	19%	4%	84%
Agachamentos	14%	27%	21%	35%	3%			70%
Exercícios fundamentais*	3%	11%	31%	31%	16%	7%	1%	78%

*Esses são os exercícios dos Grupos 1–10 do Capítulo 8.

É importante, também, manter em mente que pode haver competições eventuais que estarão fora do procedimento normal de picos do macrociclo. Pode ser necessário, na ocasião, ajustar uma semana de treinamento com características específicas para acomodar a data da competição, mantendo o direcionamento e o propósito desse mesociclo. Essa é uma habilidade de planejamento que os técnicos devem dominar para manter a integridade dos ciclos de treinamento.

Cálculos

Um macrociclo otimizado deve ser composto de dois mesociclos de preparação e um pré-competição, e isso, seguido ou não por um microciclo transicional de uma semana.

Para mesociclos com mais de 1.000 repetições, as semanas funcionarão bem com as seguintes porcentagens: 30%, 27%, 23% e 20%, mesmo que não necessariamente nessa ordem.

Para um mesociclo com menos do que 1.000 repetições, as semanas funcionarão bem com as seguintes porcentagens: 35%, 28%, 22%, 15%, mesmo que não necessariamente nessa ordem.

Tabela 11.4 – Volume distribuído por semana

Mês de preparação 1	Semana 1	Semana 2	Semana 3	Semana 4
Volume	427	327	384	285
Mês de preparação 2	Semana 5	Semana 6	Semana 7	Semana 8
Volume	427	384	327	285
Pré-competição	Semana 9	Semana 10	Semana 11	Semana 12
Volume	317	254	200	136

Gráfico 11.1 – Macrociclo de 12 semanas para a Classe 1 com os volumes semanais

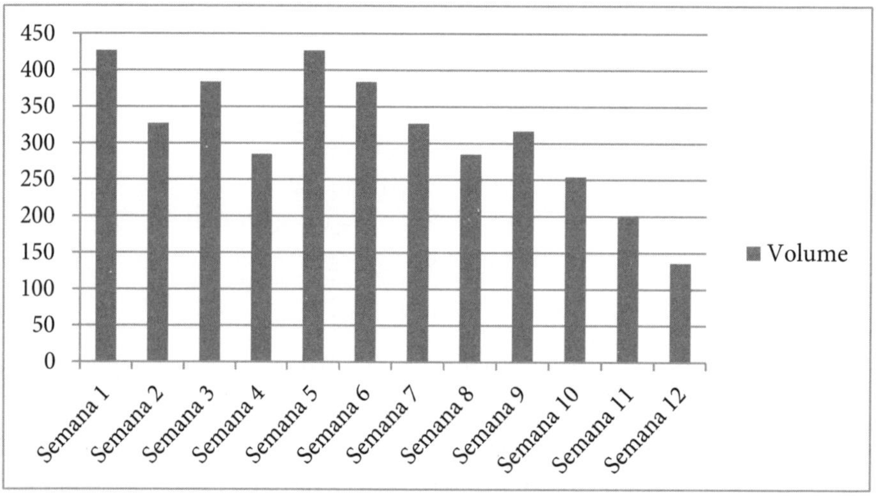

Tabela 11.5 – Distribuição dos dias de treino por semana

Semana	1	2	3	4	5	6	7	8	9	10	11	12
Dias de treino	5	4	5	4	5	5	4	4	4	4	3	3

A Tabela 11.6 mostra os dados sobre os quais o gráfico de volume diário foi calculado (Gráfico 11.2). Os volumes diários foram calculados ao se multiplicar o volume semanal pela porcentagem de volume diário. Os dois mesociclos de preparação estão destacados em cinza.

Tabela 11.6 – Volume diário de um macrociclo de 12 semanas para um levantador Classe 1

Semana	Dia	Volume semanal	% diária	Volume diário
Semana 1	Dia 1	427	30%	128
	Dia 2		13%	56
	Dia 3			
	Dia 4		27%	115
	Dia 5		15%	64
	Dia 6		15%	64
	Dia 7			
Semana 2	Dia 8	327	35%	114
	Dia 9		15%	49
	Dia 10			
	Dia 11		28%	92
	Dia 12			
	Dia 13		22%	72
	Dia 14			
Semana 3	Dia 15	384	30%	115
	Dia 16		13%	50
	Dia 17		15%	58
	Dia 18			
	Dia 19		27%	104
	Dia 20		15%	58
	Dia 21			

Continua

Continuação

Semana	Dia	Volume semanal	% diária	Volume diário
Semana 4	Dia 22	285	35%	100
	Dia 23		15%	43
	Dia 24			
	Dia 25		28%	80
	Dia 26			
	Dia 27		22%	63
	Dia 28			
Semana 5	Dia 29	427	30%	128
	Dia 30		13%	56
	Dia 31			
	Dia 32		27%	115
	Dia 33		15%	64
	Dia 34		15%	64
	Dia 35			
Semana 6	Dia 36	384	30%	115
	Dia 37		13%	50
	Dia 38			
	Dia 39		27%	104
	Dia 40		15%	58
	Dia 41		15%	58
	Dia 42			
Semana 7	Dia 43	327	35%	114
	Dia 44		13%	43
	Dia 45			
	Dia 46		28%	92
	Dia 47			
	Dia 48		22%	72
	Dia 49			

Continua

Continuação

Semana	Dia	Volume semanal	% diária	Volume diário
Semana 8	Dia 50	285	35%	100
	Dia 51		15%	43
	Dia 52			
	Dia 53		28%	80
	Dia 54			
	Dia 55		22%	63
	Dia 56			
Semana 9	Dia 57	317	35%	111
	Dia 58		15%	48
	Dia 59			
	Dia 60		28%	89
	Dia 61			
	Dia 62		22%	70
	Dia 63			
Semana 10	Dia 64	254	35%	89
	Dia 65		15%	38
	Dia 66			
	Dia 67		28%	71
	Dia 68			
	Dia 69		22%	56
	Dia 70			
Semana 11	Dia 71	200	42%	84
	Dia 72			
	Dia 73		32%	64
	Dia 74			
	Dia 75		26%	52
	Dia 76			
	Dia 77			

Continua

Continuação

Semana	Dia	Volume semanal	% diária	Volume diário
Semana 12	Dia 78	136	42%	57
	Dia 79		32%	44
	Dia 80			
	Dia 81		26%	35
	Dia 82			
	Dia 83			
	Dia 84			

Esses cálculos estão representados no Gráfico 11.2.

Gráfico 11.2 - Volume diário

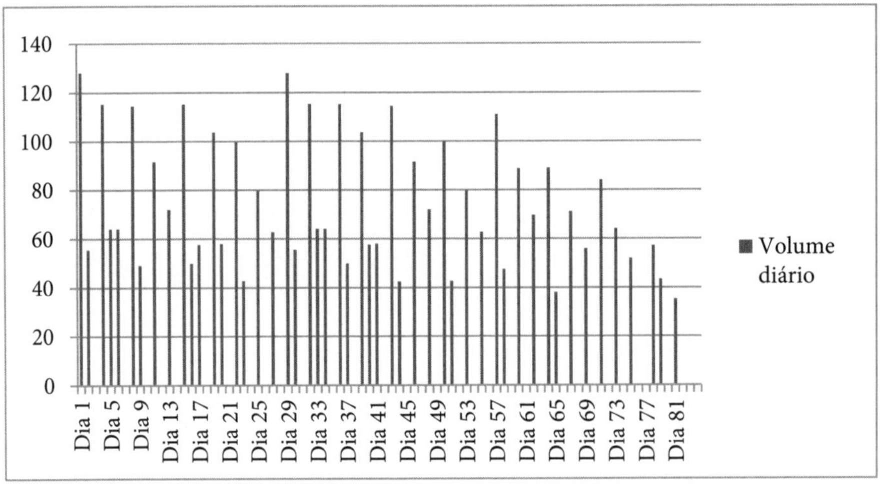

O primeiro mesociclo de preparação termina no Dia 28, e o segundo, no 56. O mesociclo pré-competição vai do Dia 57 até o Dia 84.

Exemplo de programa de treino

Semana 1 (mesociclo de preparação) – 427 repetições

Os valores à direita representam, respectivamente, o número de repetições no exercício, o número de repetições no treino e o número de repetições na semana.

Dia 1 – Segunda-feira (128 repetições)

1) Arranque: 60%/2, (70%/2)3, (75%/2)2 — 12:12:12
2) Arremesso: 60%/2+2, (70%/2+2)3, (75%/2+2)2 — 24:36:36
3) Arranque com extensão: (80%/3)4 — 12:48:48
4) Primeiro tempo do arremesso com levantamento terra: (80%/4)4 — 16:64:64
5) Agachamento livre: 60%/3, (70%/3)3, (75%/3)2 — 18:82:82
6) Desenvolvimento com impulso: (60%/3)2, (65%/3)2, (70%/2)2 — 16:98:98
7) Bom-dia: (X/7)4 — 28:126:126

Dia 2 – Terça-feira (56 repetições)

1) Arranque em pé: 60%/3, 65%/3, (70%/3)2 — 12:12:138
2) Primeiro tempo do arremesso em pé: 60%/3, 65%/3, (70%/3)2 — 12:24:150
3) Arranque com levantamento terra: (90% /4)4 — 16:40:166
4) Segundo tempo do arremesso em pé, atrás do pescoço:
   60%/4, 65%/4, (70%/4)2 — 16:56:182

Dia 4 – Quinta-feira (115 repetições)

1) Arranque: 60%/3, 70%/3, (80%/2)3 — 12:12:194
2) Arremesso: 60%/2+2, 70%/2+2, (80%/2+2)2 — 16:28:210
3) Puxada alta do primeiro tempo do arremesso: (90%/4)4 — 16:42:226
4) Arranque com levantamento terra: (95%/4)4 — 16:58:242
5) Agachamento frontal: 60%/3, (70%/3)3, (80%/2)2 — 16:74:258
6) Desenvolvimento com impulso: (60%/3)2, (65%/3)2, (70%/3)2 — 18:92:276
7) Bom-dia: (X/6)4 — 24:116:300

Dia 5 – Sexta-feira (64 repetições)

1) Arranque em pé + agachamento de arranque:
   60%/3+3, 65%/3+3, (70%/3+3)2 — 24:24:324
2) Primeiro + segundo tempo do arremesso em pé:
   60%/3+3, 65%/3+3, (70%/3+3)2 — 24:48:348
3) Levantamento terra romeno: (85%/4)4 — 16:64:364

Dia 6 – Sábado (64 repetições)

1) Arranque: 60%/2, 70%/2, (80%/2)3	10:10:374
2) Arremesso: 60%/2+1, 70%/2+1, (80%/2+1)3	15:25:389
3) Arranque com extensão: (90%/3)4	12:37:401
4) Agachamento livre: 60%/3, 70%/3, (80%/3)3	15:52:416
5) Segundo tempo do arremesso saindo da posição de *rack*, atrás do pescoço: (80%/3)4	12:64:428

Semana 2 (mesociclo de preparação) – 327 repetições

Dia 8 – Segunda-feira (114 repetições)

1) Arranque: 60%/4, 70%/4, (80%/3)3	17:17:17
2) Arremesso: 60%/4+1, 70%/4+1, (80%/3+1)3	22:39:39
3) Segundo tempo do arremesso saindo da posição de *rack*: 70%/3, (80%/3)3	12:51:51
4) Puxada alta de arranque: (85%/3)2, (90%/3)2	12:63:63
5) Agachamento livre: 60%/4, 70%/4, (80%/3)3	17:80:80
6) Levantamento terra romeno: (85%/4)4	16:96:96
7) Desenvolvimento com impulso: 60%/4, 65%/4, (70%/4)2	16:112:112

Dia 9 – Terça-feira (49 repetições)

1) Arranque em pé + agachamento de arranque: 60%/3+3, 65%/3+3, (70%/3+3)2	24:24:136
2) Primeiro + segundo tempo do arremesso em pé: 60%/3+3, 65%/3+3, (70%/3+3)2	24:48:160

Dia 11 – Quinta-feira (92 repetições)

1) Arranque em suspensão: 60%/3, (70%/3)2, (80%/3)2	15:15:175
2) Primeiro tempo do arremesso em suspensão: 60%/4, (70%/4)2, (80%/3)2	18:33:193
3) Primeiro tempo do arremesso com extensão: (85%/4)4	16:49:209
4) Agachamento frontal: 60%/4, (70%/4)2, (80%/3)3	21:70:230
5) Desenvolvimento com impulso: 60%/4, (65%/4)2, (70%/4)2	20:90:250

Dia 13 – Sábado (72 repetições)

1) Arranque em pé: 60%/4, (65%/4)2, (70%/4)2	20:20:270
2) Primeiro tempo do arremesso em pé, em suspensão: 60%/4, (65%/4)2, (70%/4)2	20:40:290
3) Puxada alta de arranque: (80%/4)2, (90%/4)2	16:56:306
4) Desenvolvimento: (X/5)4	20:76:326

Semana 3 (mesociclo de preparação) – 384 repetições

Dia 15 – Segunda-feira (115 repetições)

1) Arranque: 60%/4, 70%/4, 80%/4, (80%/3)2	18:18:18
2) Primeiro tempo do arremesso: 60%/4, 70%/4, 80%/4, (80%/3)2	18:36:36
3) Segundo tempo do arremesso saindo da posição de *rack*: 70%/4, (80%/4)4	20:56:56
4) Puxada alta do primeiro tempo do arremesso: (80%/4)2, (85%/4)2, (90%/3)2	22:78:78
5) Agachamento livre: 60%/4, 70%/4, (80%/4)4	24:102:102
6) Desenvolvimento: (X/3)4	12:114:114

Dia 16 – Terça-feira (50 repetições)

1) Arranque em pé em suspensão: 60%/4, 65%/4, (70%/4)3	20:20:134
2) Primeiro tempo do arremesso em pé em suspensão: 60%/4, 65%/4, (70%/4)3	20:40:154
3) Arranque com extensão: (90%/2)5	10:50:164

Dia 17 – Quarta-feira (58 repetições)

1) Puxada alta de arranque + arranque: 60%/3+1, 70%/3+1, (80%/3+1)3	20:20:184
2) Puxada alta do primeiro tempo do arremesso + primeiro tempo do arremesso: 60%/3+1, 70%/3+1, (80%/3+1)3	20:40:204
3) Agachamento frontal: 60%/3, 70%/3, (80%/3)4	18:58:222

Dia 19 – Sexta-feira (104 repetições)

1) Arranque: 60%/3, 70%/3, 80%/3, (85%/2)3	15:15:237
2) Arremesso: 60%/3+2, 70%/3+2, 80%/3+2, (85%/2+2)3	27:42:264
3) Primeiro tempo do arremesso com extensão: (90%/3)4	12:54:276
4) Levantamento terra romeno: (85%/4)5	20:74:296
5) Agachamento livre: 60%/3, 70%/3, 80%/3, (85%/3)2, 80%/3	18:92:314
6) Desenvolvimento: (X/3)4	12:104:326

Dia 20 – Sábado (58 repetições)

1) Arranque em pé: 60%/2, 65%/2, (70%/2)3	10:10:336
2) Primeiro + segundo tempo do arremesso em pé: 60%/2+2, 65%/2+2, (70%/2+2)3	20:30:356
3) Arranque com extensão: (85%/3)4	12:42:368
4) Desenvolvimento com impulso: 60%/4, 65%/4, (70%/4)2	16:58:384

Semana 4 (mesociclo de preparação) – 285 repetições

Dia 22 – Segunda-feira (100 repetições)

1) Arranque: 60%/4, 70%/4, (80%/4)3 20:20:20
2) Arremesso: 60%/4+1, 70%/4+1, (80%/4+1)3 25:45:45
3) Puxada alta de arranque: (85%/4)4 16:61:61
4) Segundo tempo do arremesso saindo da posição de *rack*: 70%/3, (80%/3)2, 85%/2 14:75:75
5) Agachamento livre: 60%/4, 70%/4, (80%/4)4 24:99:99

Dia 23 – Terça-feira (43 repetições)

1) Arranque em pé: 60%/3, 65%/3, (70%/3)3 15:15:114
2) Primeiro + segundo tempo do arremesso em pé: 60%/3+3, 65%/3+3, (70%/3+3)3 30:45:144

Dia 25 – Quinta-feira (80 repetições)

1) Arranque: 60%/3, 70%/3, (80%/3)3 15:15:159
2) Primeiro tempo do arremesso: 60%/3, 70%/3, (80%/3)3 15:30:174
3) Primeiro tempo do arremesso com extensão: (85%/4)4 16:46:190
4) Agachamento frontal: 60%/4, 70%/4, (80%/4)3 20:66:210
5) Desenvolvimento com impulso: 60%/4, 65%/4, (70%/3)2 14:80:224

Dia 26 – Sexta-feira (63 repetições)

1) Arranque em pé + agachamento de arranque: 60%/3+3, 65%/3+3, (70%/3+3)3 30:30:254
2) Primeiro tempo do arremesso em pé em suspensão: 60%/4, 65%/4, (70%/3)3 17:47:271
3) Agachamento livre: 60%/3, 70%/3, (80%/3)3 15:62:283

Semana 5 (mesociclo de preparação) – 427 repetições

Dia 29 – Segunda-feira (128 repetições)

1) Arranque: 60%/4, 70%/4, (80%/4)4 24:24:24
2) Primeiro tempo do arremesso: 60%/4, 70%/4, (80%/4)4 24:48:48
3) Segundo tempo do arremesso saindo da posição de *rack*: 60%/3, 70%/3, (80%/3)2, (85%/3)2 18:66:66
4) Puxada alta de arranque: (85%/4)4 16:82:82
5) Agachamento livre: 60%/4, 70%/4, (80%/4)4 24:106:106
6) Desenvolvimento: (X/4)5 20:126:126

Dia 30 – Terça-feira (56 repetições)

1) Arranque em pé: 60%/4, 65%/4, (70%/4)3 20:20:146

2) Arremesso em pé: 60%/4+2, 65%/4+2, (70%/4+2)3 30:50:176

3) Primeiro tempo do arremesso com levantamento terra: (90%/2)4 08:58:184

Dia 32 – Quinta-feira (115 repetições)

1) Puxada alta de arranque + arranque: 60%/3+1, 70%/3+1, (80%/3+1)3 20:20:204

2) Puxada alta do primeiro tempo do arremesso + primeiro tempo do arremesso: 60%/3+1, 70%/3+1, (80%/3+1)3 20:40:224

3) Segundo tempo do arremesso saindo da posição de *rack*: 60%/3, 70%/3, (80%/3)2, (85%/3)2 18:58:242

4) Levantamento terra romeno: (85%/4)4 16:74:258

5) Agachamento frontal: 60%/4, 70%/4, (80%/4)4 24:100:282

6) Desenvolvimento com impulso: 60%/4, 65%/4, (70%/4)2 16:116:298

Dia 33 – Sexta-feira (64 repetições)

1) Arranque em pé em suspensão: 60%/3, 65%/3, (70%/3)3 15:15:313

2) Primeiro tempo do arremesso em pé, em suspensão: 60%/3, 65%/3, (70%/3)3 15:30:328

3) Segundo tempo do arremesso em pé, atrás do pescoço: 60%/3, 65%/3, 70%/3, 75%/2, 70%/3 14:44:342

4) Puxada alta de arranque: (85%/4)5 20:64:362

Dia 34 – Sábado (64 repetições)

1) Arranque: 60%/3, 70%/3, (80%/3)3 15:15:377

2) Arremesso: 60%/2+2, 70%/2+2, (80%/2+2)3 20:35:397

3) Primeiro tempo do arremesso com extensão: (85%/4)4 16:51:413

4) Agachamento livre: 60%/3, 70%/3, (80%/3)2 12:63:425

Semana 6 (mesociclo de preparação) – 384 repetições

Dia 36 – Segunda-feira (115 repetições)

1) Arranque em suspensão: 60%/3, 70%/3, (80%/3)4 18:18:18

2) Primeiro tempo do arremesso em suspensão: 60%/3, 70%/3, (80%/3)3 15:33:33

3) Arranque com extensão: (85%/4)4 16:49:49

4) Agachamento livre: 60%/4, 70%/4, (80%/4, 85%/1)3 23:62:62

5) Segundo tempo do arremesso em pé, atrás do pescoço: 60%/3, (70%/3)2 (75%/3)3 18:80:80

6) Levantamento terra romeno: (85%/4)5 20:100:100

7) Desenvolvimento: (X/4)4 16:116:116

Dia 37 – Terça-feira (50 repetições)

1) Arranque em pé: 60%/2, 65%/2, (70%/2)2 08:08:124

2) Primeiro tempo do arremesso em pé:
60%/2+2, 65%/2+2, (70%/2+2)2 16:24:140

3) Puxada alta do primeiro tempo do arremesso:
(80%/3)2, (90%/3)2 12:36:152

4) Desenvolvimento com impulso: 60%/3, 65%/3, (70%/3)3 15:51:167

Dia 39 – Quinta-feira (104 repetições)

1) Arranque: 60%/4, 70%/4, (80%/4, 85%/1)3 23:23:190

2) Primeiro tempo do arremesso: 60%/4, 70%/4, (80%/4, 85%/1)3 23:46:213

3) Segundo tempo do arremesso saindo da posição de *rack*:
60%/4, 70%/4, (80%/4)2, (85%/2)2 20:66:233

4) Puxada alta de arranque: (90%/4)4 16:82:249

5) Agachamento frontal: 60%/4, 70%/4, (80%/4, 85%/1)3 23:105:272

Dia 40 – Sexta-feira (58 repetições)

1) Arranque em pé + desenvolvimento com impulso, atrás do pescoço + agachamento de arranque:
60%/3+3+3, 65%/3+3+3, (70%/3+3+3)2 36:36:308

2) Primeiro tempo do arremesso em pé + agachamento frontal + segundo tempo do arremesso em pé:
60%/3+3+3, 65%/3+3+3, 70%/2+2+2 24:60:332

Dia 41 – Sábado (58 repetições)

1) Arranque: 60%/2, 70%/2, (80%/2)2 08:08:340

2) Arremesso: 60%/2+2, 70%/2+2, (80%/2+2)2 16:24:356

3) Primeiro tempo do arremesso com extensão: (90%/3)4 12:36:368

4) Agachamento livre: 60%/3, 70%/3, 80%/3, (85%/3)3 18:54:386

Semana 7 (mesociclo de preparação) – 327 repetições

Dia 43 – Segunda-feira (114 repetições)

1) Arranque: 60%/4, 70%/4, (80%/4)4 24:24:24

2) Arremesso: 60%/4+1, 70%/4+1, (80%/4+1)4 30:54:54

3) Segundo tempo do arremesso saindo da posição de *rack*:
(80%/3)3 09:63:63

4) Agachamento livre: 60%/4, 70%/4, (80%/4)4 24:87:87

5) Arranque com extensão: (95%/4)4 16:103:103

6) Desenvolvimento: (X/3)4 12:115:115

Dia 44 – Terça-feira (43 repetições)

1) Arranque em pé: 60%/3, 65%/3, (70%/3)2, (75%/2)2 16:16:131

2) Primeiro + segundo tempo do arremesso em pé:
60%/3+3, 65%/3+3, (70%/3+2)2, (75%/2+1)2 28:44:159

Dia 46 – Quinta-feira (92 repetições)

1) Arranque: 60%/3, 70%/3, 80%/3, (85%/3)3 18:18:178

2) Arremesso: 60%/3+1, 70%/3+1, 80%/3+1, (85%/3+1)3 24:42:202

3) Primeiro tempo do arremesso com extensão: (95%/3)4 12:54:214

4) Agachamento frontal: 60%/4, 70%/4, (80%/4)4 24:78:238

5) Desenvolvimento com impulso: 60%/4, 65%/4, (70%/4)2 16:93:254

Dia 48 – Sábado (72 repetições)

1) Arranque em pé + agachamento de arranque:
60%/1+3, 65%/1+3, (70%/1+3)3 20:20:274

2) Primeiro + segundo tempo do arremesso em pé:
60%/1+3, 65%/1+3, (70%/1+3)3 20:40:294

3) Puxada alta de arranque: (90%/3)5 15:55:309

4) Agachamento livre: 60%/3, 70%/3, (80%/3)2, (85%/3)2 18:73:327

Semana 8 (mesociclo de preparação) – 285 repetições

Dia 50 – Segunda-feira (100 repetições)

1) Arranque: 60%/3, 70%/3, 80%/3, (85%/3)4 21:21:21

2) Arremesso: 60%/3+1, 70%/3+1, 80%/3+1, (85%/3+1)4 28:49:49

3) Puxada alta do primeiro tempo do arremesso: (90%/4)4 16:65:65

4) Agachamento livre: 60%/3, 70%/3, 80%/3, (85%/3)4 21:86:86

5) Segundo tempo do arremesso em pé: 60%/3, 65%/3, (70%/3)3 15:101:101

Dia 51 – Terça-feira (43 repetições)

1) Arranque em pé: 60%/2, 65%/2, (70%/2)3 10:10:111

2) Primeiro + segundo tempo do arremesso em pé:
60%/2+2, 65%/2+2, (70%/2+2)3 20:30:131

3) Arranque com extensão: (95%/3)4 12.42.143

Dia 53 – Quinta-feira (80 repetições)

1) Arranque: 60%/2, 70%/2, 80%/2, (85%/2)4 14:14:157

2) Arremesso: 60%/2+1, 70%/2+1, 80%/2+1, (85%/2+1)4 21:35:179

3) Primeiro tempo do arremesso com extensão: (90%/3)2, (95%/3)3 15:50:194

4) Agachamento frontal: 60%/3, 70%/3, 80%/3, (85%/3)4 21:71:215

5) Desenvolvimento: (X/3)4 12:83:227

Dia 55 – Sábado (63 repetições)

1) Arranque em pé: 60%/2, 65%/2, (70%/2)2, (75%/2)2 12:12:239

2) Primeiro + segundo tempo do arremesso em pé:
60%/2+2, 65%/2+2, (70%/2+2)2, (75%/2+2)2 24:36:263

3) Puxada alta de arranque: (100%/3)4 12:48:275

4) Agachamento livre: 60%/3, 70%/3, (80%/3)2, 85%/3 15:63:290

Semana 9 (mesociclo pré-competição) – 317 repetições

Dia 57 – Segunda-feira (111 repetições)

1) Arranque: 60%/1, 70%/1, 80%/1, 85%/1, 90%/1, 80%/1, 85%/1,
90%/1, (80%/3)3 17:17:17

2) Arremesso: 60%/1+1, 70%/1+1, 80%/1+1, 85%/1+1, 90%/1+1,
80%/1+1, 85%/1+1, 90%/1+1, (80%/3+1)3 28:45:45

3) Arranque com extensão: (100%/2)4 08:53:53

4) Segundo tempo do arremesso em pé: 70%/3, (75%/3)2, (80%/2)2 13:66:66

5) Agachamento frontal: 60%/1, 70%/1, 80%/1, 85%/1, 90%/1,
80%/1, 85%/1, 90%/1, (80%/3)4 20:86:86

6) Primeiro tempo do arremesso com levantamento terra: (95%/3)4 12:98:98

7) Desenvolvimento: (X/3)4 12:110:110

Dia 58 – Terça-feira (48 repetições)

1) Arranque em pé: 60%/1, 65%/1, 70%/1, 75%/1, 80%/1, (70%/3)3 14:14:124

2) Arremesso em pé: 60%/1+1, 65%/1+1, 70%/1+1, 75%/1+1,
80%/1+1, (70%/3+1)3 22:36:146

3) Desenvolvimento com impulso: 60%/3, 65%/3, (70%/3)2 12:48:158

Dia 60 – Quinta-feira (89 repetições)

1) Arranque: 60%/2, 70%/2, 80%/2, (85%/2, 90%/1)3 15:15:173

2) Arremesso: 60%/2+2, 70%/2+2, 80%/2+2, (85%/2+1, 90%/1+1)3 27:42:200

3) Primeiro tempo do arremesso com extensão:
90%/3, 95%/3, (100%/2)2 10:52:210

4) Agachamento livre: 60%/3, 70%/3, 80%/3, 85%/3, 90%/2,
95%/1, (80%/3)3 24:76:234

5) Desenvolvimento: (X/3)4 12:88:246

Dia 62 – Sábado (70 repetições)

1) Arranque em pé: 60%/2, 65%/2, 70%/2, 75%/2, 80%/1, 09:09:255

2) Primeiro + segundo tempo do arremesso em pé:
60%/2+1, 65%/2+1, 70%/2+1, 75%/2+1, 80%/1+1 14:23:269

3) Arranque com extensão: (95%/2)4 08:31:277

4) Agachamento livre: 60%/3, 70%/3, 80%/3, 85%/3, 90%/1, 95%/1, 80%/3, 85%/2, 90%/1 20:51:297

5) Levantamento terra romeno: (90%/5)4 20:71:318

Semana 10 (Mesociclo pré-competição) – 254 repetições

Dia 64 – Segunda-feira (89 repetições)

1) Arranque: repetições únicas a máximas (máx-10, máx.-5, máx.)3 15:15:15

2) Arremesso: repetições únicas a máximas (máx.-10, máx-5, máx.)3 30:45:45

3) Puxada alta de arranque: (100%/3)4 12:57:57

4) Agachamento frontal: repetições únicas a máximas (máx.-10, máx-5, máx.)3 15:72:72

5) Desenvolvimento: (X/3)5 15:87:87

Dia 65 – Terça-feira (38 repetições)

1) Arranque em pé: repetições únicas a máximas (máx.-10, máx-5, máx.)3 13:13:100

2) Arremesso em pé: repetições únicas a máximas (máx.-10, máx.-5, máx.)3 26:39:126

Dia 67 – Quinta-feira (71 repetições)

1) Arranque: repetições únicas a máximas (85%/2)4 14:14:140

2) Arremesso: repetições únicas a máximas (85%/2+1)4 24:38:164

3) Primeiro tempo do arremesso com extensão: (100%/2)5 10:48:174

4) Agachamento frontal: 60%/2, 70%/2, 80%/2, 85%/2, 90%/2, 95%/1, (85%/2)2 15:63:189

5) Desenvolvimento com impulso: 60%/2, 65%/2, (70%/2)2 08:71:197

Dia 69 – Sábado (56 repetições)

1) Arranque em pé: 60%/2, 65%/2, (70%/2)2, (75%/2)2 12:12:209

2) Primeiro + segundo tempo do arremesso em pé: 60%/2+2, 65%/2+2, (70%/2+2)2, (75%/2+2)2 24:36:233

3) Agachamento livre: 60%/3, 70%/3, 80%/2, 85%/2, 90%/1, 95%/1, 80%/2, 85%/2, 90%/1, 80%/3 20:56:253

Semana 11 (mesociclo pré-competição) – 200 repetições

Dia 71 – Segunda-feira (84 repetições)

1) Arranque: repetições únicas a máximas (máx-10, máx-5, máx.)3 15:15:15

2) Arremesso: repetições únicas a máximas (máx.-10, máx.-5, máx.)3 30:45:45

3) Extensão de arranque: (105%/3)4 12:57:57

4) Agachamento frontal: repetições únicas a máximas (máx.-10, máx.-5, máx.)3 15:72:72

5) Desenvolvimento: (X/3)4 12:84:84

Dia 73 – Quarta-feira (64 repetições)

1) Arranque em pé: repetições únicas a máximas (máx.-10, máx.-5, máx.)3 13:13:97

2) Arremesso em pé: repetições únicas a máximas (máx.-10, máx.-5, máx.)3 26:39:123

3) Agachamento livre: 60%/2, 70%/2, 80%/2, 90%/2, 95%/1, 80%/3, 85%/2, 90%/1 15:54:138

4) Primeiro tempo do arremesso com extensão: (100%/2)5 10:64:148

Dia 75 – Sexta-feira (52 repetições)

1) Arranque: 60%/1, 70%/1, 80%/1, 85%/1, 90%/1, 95%/1, 95%+/1 07:07:155

2) Arremesso: 60%/1+1, 70%/1+1, 80%/1+1, 85%/1+1, 90%/1+1, 95%/1+1, 95%+/1+1 14:21:169

3) Extensão de arranque: (105%/2)4 08:29:177

4) Agachamento frontal: 60%/2, 70%/2, 80%/2, 85%/2, 90%/2, 95%/2, 90%/2, 95%/1 15:44:192

5) Desenvolvimento com impulso: 60%/2, 65%/2, 70%/2, 75%/2 08:52:200

Semana 12 (mesociclo pré-competição) – 136 repetições

Dia 78 – Segunda-feira (57 repetições)

1) Arranque: 60%/2, 70%/2, 80%/2, 85%/2, 90%/1 09:09:09

2) Arremesso: 60%/2+1, 70%/2+1, 80%/2+1, 85%/2+1, 90%/1+1 14:23:23

3) Agachamento frontal: 60%/2, 70%/2, 80%/2, 85%/2, 90%/1 09:32:32

4) Arranque com extensão: (90%/2)4 08:40:40

5) Segundo tempo do arremesso em pé: 60%/2, 65%/2, (70%/2)2, (75%/2)2 12:52:52

Dia 79 – Terça-feira (44 repetições)

1) Arranque em pé: 60%/2, 65%/2, (70%/2)2 08:08:60

2) Arremesso em pé: 60%/2+2, 65%/2+2, (70%/2+2)2 16:24:76

3) Agachamento livre: 60%/3, 70%/3, 80%/2, (85%/2)2 12:36:88

4) Primeiro tempo do arremesso com extensão: (85%/2)4 08:44:96

Dia 81 – Quinta-feira (35 repetições)

1) Arranque em pé: 60%/2, 65%/2, 70%/2, 60%/2, 65%/2 10:10:106

2) Arremesso em pé: 60%/2+1, 65%/2+1, 70%/2+1, 60%/2+1, 65%/2+1 15:25:121

3) Agachamento livre com salto: (50%/2)4 08:33:129

CAPÍTULO 12
TREINO PARA CANDIDATO A MESTRE DO ESPORTE

Um Candidato a Mestre do Esporte é um atleta que está se encaminhando para ter o levantamento de peso como estilo de vida ou para ser um aspirante a profissional. As demandas de treinamento, acompanhadas do necessário tempo para recuperação e alimentação, criam uma situação que torna um emprego em tempo integral ou impossível ou um esforço exacerbado. Um levantador Candidato a Mestre do Esporte com frequência é qualificado para uma competição de nível nacional e está habituado a executar levantamentos em uma plataforma de competição. É possível que ele já tenha se qualificado em uma competição menor de nível internacional, especialmente nas categorias juniores, e dominado as habilidades de viajar para uma competição internacional. Candidato a Mestre do Esporte é considerada a última classificação antes do estágio de alta *performance*.

Tabela 12.1 – Totais para qualificação a levantador Candidato a Mestre do Esporte – Homens

Categoria de peso	56	62	69	77	85	94	105	+105
Total	175	195	220	240	255	265	275	280

Tabela 12.2 – Totais para qualificação a levantador Candidato a Mestre do Esporte – Mulheres

Categoria de peso	48	53	58	63	69	75	+75
Total	110	120	130	140	150	155	160

Um levantador Candidato a Mestre do Esporte não deve ter falhas técnicas, deve apresentar características de velocidade excelentes e deve ter desenvolvido a capacidade de treinar rigorosamente em uma rotina diária.

O nível de talento se refletirá nas características de velocidade durante os ciclos de preparação. Enquanto atletas menos talentosos demonstrarão uma perda relevante de velocidade de movimento durante essa fase, o atleta talentoso terá uma queda muito menor na qualidade da sua velocidade.

Seleção de exercícios

Os exercícios a serem empregados são em menor número do que para a Classe 1, mas apenas em um grau bem pequeno. Eles são mais direcionados ao desenvolvimento de força em um indivíduo que já foi treinado para uma execução equilibrada do arranque e do arremesso. Haverá menos movimentos de puxada executados com a barra a várias alturas em suspensão e sobre suportes. Não devem ocorrer movimentos parciais. A proporção dos vários exercícios variará consideravelmente entre os mesociclos de preparação e os mesociclos pré-competição.

A carga será a principal variante, em vez da escolha de exercícios. Alguns desses exercícios serão empregados apenas em casos em que seja necessário corrigir uma situação e serão descontinuados assim que o ponto fraco voltar ao equilíbrio.

1) *Arranque [Snatch]*
2) *Arremesso [Clean & Jerk)*
3) *Primeiro tempo do arremesso [Clean]*
4) *Segundo tempo do arremesso saindo da posição de rack [Jerk off Rack]*
5) *Arranque em pé [Power Snatch]*
6) *Primeiro tempo do arremesso em pé [Power Clean]*
7) *Segundo tempo do arremesso em pé [Power Jerk]*
8) *Puxada de arranque (ou Extensão) [Snatch Pull (or Extension)]*
9) *Puxada do primeiro tempo do arremesso (ou Extensão) [Clean Pull (or Extesion)]*
10) *Arranque com levantamento terra [Snatch Deadlift] (com parada, lento e excêntrico)*
11) *Primeiro tempo do arremesso com levantamento terra [Clean Deadlift] (com parada, lento e excêntrico)*
12) *Levantamento terra romeno [Romanian Deadlift] (pode ser sobre plataforma)*
13) *Agachamento livre [Back Squat] (com parada, lento e excêntrico)*
14) *Agachamento frontal [Front Squat] (com parada, lento e excêntrico)*
15) *Desenvolvimento com impulso [Push Press]*
16) *Desenvolvimento [Press]*
17) *Bom-dia [Good Mornings]*
18) *Agachamento de arranque [Overhead Squat]*

Parâmetros anuais de carga

De novo, o importante é manter em mente que os valores apresentados são indicativos de tendências e abordagens de planejamento de programas. Eles podem ser ajustados para circunstâncias individuais. Essa é a razão para a representação em faixas que permitem ajustes mais específicos.

O volume anual para um atleta Candidato a Mestre do Esporte pode variar na faixa de 13 a 17 mil repetições. O número de repetições na zona de intensidade de 90% a 100% para exercícios de arranque e de arremesso está na faixa de 300 a 500.

A faixa de 90% a 100% para arranques e arremessos deve ser considerada à luz do potencial menor para exercícios de arranque em pé, primeiro tempo do arremesso em pé e segundo tempo do arremesso em pé. Como porcentagem de trabalho, se consideramos que um arranque em pé a 100% pode ser igualado a um arranque clássico a 80%, então, a maioria das repetições de trabalho no arranque em pé cairá na faixa entre 65% e 70% do arranque clássico. Um arranque em pé a 90%, então, seria aproximadamente 72% do arranque clássico. Se consideramos as porcentagens como faixas absolutas, essa inclusão de exercícios de arranque em pé e de primeiro e segundo tempo do arremesso em pé como exercícios de arranque e de arremesso afetará tanto a média de intensidade quanto os perfis de intensidade dos volumes de treinamento.

A intensidade relativa dos exercícios de arranque e de arremesso permanece na faixa de 73% a 75%. A porcentagem de repetições do arranque é de cerca de 21%, ao passo que a do arremesso é de aproximadamente 17%. Essa é a primeira classe em que o número de arranques excede o número de arremessos. Mais uma vez, arranques e arremessos se referem a levantamentos completos, isto é, levantamentos clássicos, arranques em pé e primeiro e segundo tempo do arremesso em pé.

O volume médio para um mesociclo de preparação de quatro semanas é de 1.680 e, para um mesociclo pré-competição de quatro semanas é de 1.072.

Cargas em zonas de intensidade – Distribuição anual de volume: as porcentagens na Tabela 12.3 representam o percentual de repetições anuais para o grupo de exercícios indicado na primeira coluna. É claro que esses números representam quantidades que foram registradas de treinos bem-sucedidos de levantadores qualificados. Especificidades podem precisar prevalecer conforme determinar o julgamento do treinador.

Tabela 12.3 – Distribuição anual do volume de cargas em zonas de intensidade

Intensidade/ Exercício	**50%-55%**	**60%-65%**	**70%-75%**	**80%-85%**	**90%-95%**	**100%-105%**	**110%**	**Média de intensidade anual**
Arranque		10%	61%	25%	4%			72%
Arremesso		9%	53%	33%	5%			74%
Puxadas de arranque				31%	32%	31%	6%	91%
Puxadas do primeiro tempo do arremesso			23%	36%	23%	13%	5%	84%
Agachamentos	22%	28%	25%	22%	3%			68%
Exercícios fundamentais	4%	13%	39%	25%	10%	8%	1%	79%

Novamente, a categoria arranque inclui arranques em pé.

A categoria arremesso inclui primeiro tempo do arremesso em pé e segundo tempo do arremesso em pé.

Os agachamentos incluem tanto o frontal quanto o agachamento livre.

Os exercícios fundamentais incluem todos os movimentos dos grupos 1–10 do Capítulo 8, excetuando-se os desenvolvimentos e os bons-dias. A razão da exclusão dos desenvolvimentos e dos bons-dias do cálculo é a variação da máxima desses exercícios em relação à máxima dos levantamentos clássicos ou dos agachamentos.

Cálculos

Dois é um número praticável de mesociclos de preparação de quatro semanas, seguidos de um mesociclo pré-competição de quatro semanas, para formar um macrociclo típico. Uma semana de transição pode seguir-se a cada uma das duas competições mais importantes do ano.

As porcentagens de repetições distribuídas pelos mesociclos de quatro semanas são 30%, 27%, 23% e 20%, não necessariamente nessa ordem. É claro que uma variação de 2% a 3% é aceitável.

Tabela 12.4 – Volume distribuído por semana

Mês de preparação 1	Semana 1	Semana 2	Semana 3	Semana 4
Volume	504	386	453	336
Mês de preparação 2	Semana 5	Semana 6	Semana 7	Semana 8
Volume	504	453	386	336
Pré-competição	Semana 9	Semana 10	Semana 11	Semana 12
Volume	321	289	247	214

Gráfico 12.1 – Macrociclo de 12 semanas com seus volumes semanais

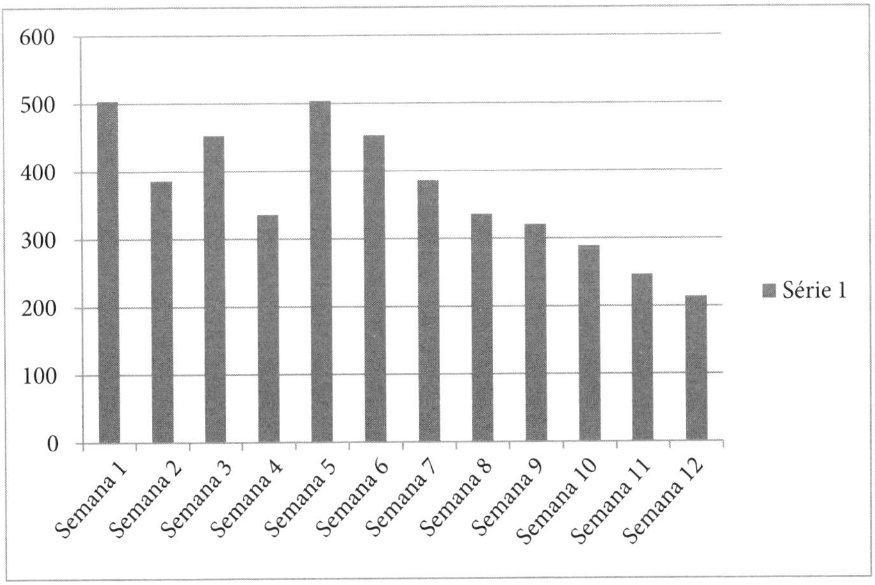

Tabela 12.5 – Distribuição dos dias de treino por semana

Semana	1	2	3	4	5	6	7	8	9	10	11	12
Dias de treino	5-6	5	5	4	5-6	5	5	4	4	4	4	3

Os volumes diários podem ser calculados ao se multiplicar o volume semanal pela porcentagem de volume diário (Tabela 12.6). Os dois mesociclos de preparação estão destacados em cinza.

Tabela 12.6 – Volume diário de um macrociclo de 12 semanas para um levantador Candidato a Mestre do Esporte

Semana	Dia	Volume semanal	% diária	Volume diário
Semana 1	Dia 1	504	26%	131
	Dia 2		11%	55
	Dia 3		22%	111
	Dia 4		11%	55
	Dia 5		19%	96
	Dia 6		11%	55
	Dia 7		0%	0
Semana 2	Dia 8	386	30%	116
	Dia 9		15%	58
	Dia 10		0%	0
	Dia 11		27%	104
	Dia 12		13%	50
	Dia 13		15%	58
	Dia 14		0%	0
Semana 3	Dia 15	453	30%	136
	Dia 16		15%	68
	Dia 17		0%	0
	Dia 18		27%	122
	Dia 19		13%	59
	Dia 20		15%	68
	Dia 21		0%	0
Semana 4	Dia 22	336	35%	118
	Dia 23		15%	50
	Dia 24		0%	0
	Dia 25		28%	94
	Dia 26		0%	0
	Dia 27		22%	74
	Dia 28		0%	0

Continua

Continuação

Semana	Dia	Volume semanal	% diária	Volume diário
Semana 5	Dia 29	504	26%	131
	Dia 30		11%	55
	Dia 31		22%	111
	Dia 32		11%	55
	Dia 33		19%	96
	Dia 34		11%	55
	Dia 35		0%	0
Semana 6	Dia 36	453	30%	136
	Dia 37		15%	68
	Dia 38		0%	0
	Dia 39		27%	122
	Dia 40		15%	68
	Dia 41		13%	59
	Dia 42		0%	0
Semana 7	Dia 43	386	30%	116
	Dia 44		15%	58
	Dia 45		0%	0
	Dia 46		27%	104
	Dia 47		13%	50
	Dia 48		15%	58
	Dia 49		0%	0
Semana 8	Dia 50	336	35%	118
	Dia 51		15%	50
	Dia 52		0%	0
	Dia 53		28%	94
	Dia 54		0%	0
	Dia 55		22%	74
	Dia 56		0%	0

Continua

Continuação

Semana	Dia	Volume semanal	% diária	Volume diário
Semana 9	Dia 57	321	35%	112
	Dia 58		15%	48
	Dia 59		0%	0
	Dia 60		28%	90
	Dia 61		0%	0
	Dia 62		22%	71
	Dia 63		0%	0
Semana 10	Dia 64	289	35%	101
	Dia 65		15%	43
	Dia 66		0%	0
	Dia 67		28%	81
	Dia 68		0%	0
	Dia 69		22%	64
	Dia 70		0%	0
Semana 11	Dia 71	247	35%	86
	Dia 72		15%	37
	Dia 73		0%	0
	Dia 74		28%	69
	Dia 75		0%	0
	Dia 76		22%	54
	Dia 77		0%	0
Semana 12	Dia 78	214	42%	90
	Dia 79		32%	68
	Dia 80		0%	0
	Dia 81		26%	56
	Dia 82		0%	0
	Dia 83		0%	0
	Dia 84		0%	0

Gráfico 12.2 – Volumes diários da categoria Candidato a Mestre do Esporte

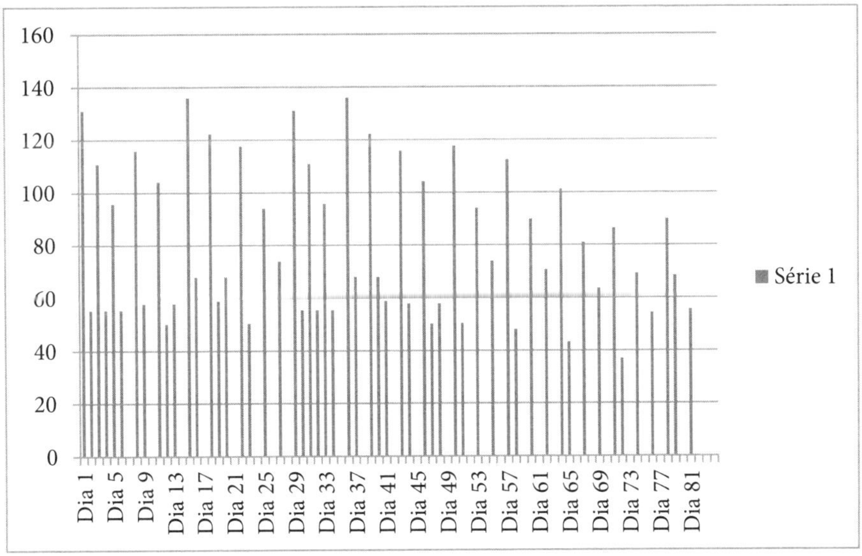

Exemplo de programa de treino

Semana 1 (mesociclo de preparação) – 504 repetições

Os valores à direita representam, respectivamente, o número de repetições no exercício, o número de repetições no treino e o número de repetições cumulativas na semana corrente.

Dia 1 – Segunda-feira (131 repetições)

1) Agachamento livre: 60%/4, 70%/4, (75%/4)3	20:20:20
2) Arranque: 60%/4, 70%/4, (75%/4)3	20:40:40
3) Arremesso: 60%/4+1, 70%/4+1, (75%/4+1)3	25:65:65
4) Segundo tempo do arremesso saindo da posição de *rack*: 70%/4, (80%/3)3	13:78:78
5) Primeiro tempo do arremesso com extensão: (85%/4)5	20:98:98
6) Arranque com levantamento terra: (105%/4)4	16:114:114
7) Desenvolvimento: (X/4)4	16:130:130

Dia 2 – Terça-feira (55 repetições)

1) Arranque em pé: 60%/3, 65%/3, (70%/3)3	15:15:145
2) Primeiro + segundo tempo do arremesso em pé: 60%/3+2, 65%/3+2, (70%/3+2)2	20:35:165
3) Arranque com extensão: (90%/4)4	16:41:181
4) Desenvolvimento com impulso: 60%/3, 65%/3, (70%/3)3	15:56:196

Dia 3 – Quarta-feira (111 repetições)

1) Agachamento livre: 60%/3, 70%/3, (80%/3)2 12:12:208

2) Arranque: 60%/3, 70%/3, (80%/3)2 12:24:220

3) Arremesso: 60%/3+1, 70%/3+1, (80%/3+1)2 16:40:236

4) Desenvolvimento com impulso, atrás do pescoço: 60%/4, 65%/4, (70%/3)3 17:57:253

5) Puxada alta do primeiro tempo do arremesso com a barra sobre suportes: (85%/4)4 16:73:269

6) Arranque com levantamento terra sobre plataforma: (85%/4)4 16:89:285

7) Bom-dia: (X/6)4 24:113:309

Dia 4 – Quinta-feira (55 repetições)

1) Arranque em pé + agachamento de arranque: 60%/3+3, 65%/3+3, (70%/3+3)2 24:24:333

2) Primeiro + segundo tempo do arremesso em pé: 60%/3+3, 65%/3+3, (70%/3+3)2 24:48:357

3) Desenvolvimento: (X/2)4 08:56:365

Dia 5 – Sexta-feira (96 repetições)

1) Agachamento frontal: 60%/4, 70%/4, (75%/4)3 20:20:385

2) Arranque: 60%/4, 70%/4, (75%/4)2 16:36:401

3) Arremesso: 60%/4+1, 70%/4+1, (75%/4+1)2 20:46:421

4) Puxada alta de arranque: (90%/4)5 20:66:441

5) Levantamento terra romeno: (85%/5)4 20:86:461

6) *Drive* do segundo tempo do arremesso: (80%/3)4 12:98:473

Dia 6 – Sábado (55 repetições)

1) Arranque em pé: 60%/2, 65%/2, (70%/2)3 10:10:483

2) Arremesso em pé: 60%/2+2, 65%/2+2, (70%/2+2)3 20:30:503

Semana 2 (mesociclo de preparação) – 386 repetições

Dia 8 – Segunda-feira (116 repetições)

1) Agachamento livre: 60%/4, 70%/4, (80%/4)2 16:16:16

2) Arranque: 60%/4, 70%/4, (80%/4)2 16:32:32

3) Arremesso: 60%/4+1, 70%/4+1, (80%/4+1)2 20:52:52

4) Segundo tempo do arremesso saindo da posição de *rack*: 70%/3, (80%/3)3 12:64:64

5) Puxada alta de arranque: (90%/4)4 16:80:80

6) Levantamento terra romeno: (90%/5)4 20:100:100

7) Desenvolvimento: (X/3)4 12:112:112

Dia 9 – Terça-feira (58 repetições)

1) Arranque em pé: 60%/3, 65%/3, (70%/3)3 15:15:127

2) Primeiro + segundo tempo do arremesso em pé:
60%/3+2, 65%/3+2, (70%/3+2)3 25:40:152

3) Primeiro tempo do arremesso com extensão: 80%/4, (85%/4)4 20:60:172

Dia 10 – Quarta-feira

Repouso

Dia 11 – Quinta-feira (104 repetições)

1) Agachamento frontal: 60%/4, 70%/4, (80%/4)2 16:16:188

2) Arranque: 60%/4, 70%/4, (80%/4)3 20:36:208

3) Primeiro tempo do arremesso: 60%/4, 70%/4, (80%/4)3 20:56:228

4) Segundo tempo do arremesso saindo da posição de *rack*:
60%/4, 70%/4, (80%/4)2 16:72:244

5) Arranque com extensão: (95%/4)4 16:88:260

6) Bom-dia: (X/5)4 20:108:280

Dia 12 – Sexta-feira (50 repetições)

1) Arranque em pé + agachamento de arranque:
60%/3+3, 65%/3+3, (70%/3+3)3 30:30:310

2) Primeiro + segundo tempo do arremesso em pé:
60%/3+3, 65%/3+3, (70%/3+3)2 24:54:334

Dia 13 – Sábado (58 repetições)

1) Agachamento livre: 60%/3, 70%/3, (80%/3)3 15:15:349

2) Arranque: 60%/3, 70%/3, (80%/2)2 10:25:359

3) Arremesso: 60%/3+1, 70%/3+1, (80%/2+1)2 14:39:373

4) Primeiro tempo do arremesso com extensão: (85%/4)4 16:55:389

Semana 3 (mesociclo de preparação) – 453 repetições

Dia 15 – Segunda-feira (136 repetições)

1) Agachamento livre: 60%/4, 70%/4, (80%/4)4 24:24:24

2) Arranque: 60%/4, 70%/4, (80%/4)3 20:44:44

3) Arremesso: 60%/4+1, 70%/4+1, (80%/4+1)3 25:69:69

4) Puxada alta do primeiro tempo do arremesso: (85%/4)5 20:89:89

5) Segundo tempo do arremesso em pé, atrás do pescoço:
60%/4, 65%/4, (70%/4)3 20:109:109

6) Bom-dia: (X/6)4 24:133:133

Dia 16 – Terça-feira (68 repetições)

1) Arranque em pé + agachamento de arranque:
60%/3+3, 5%/3+3, (70%/3+3)3 — 30:30:163

2) Primeiro + segundo tempo do arremesso em pé:
60%/3+3, 65%/3+3, (70%/3+3)3 — 30:60:193

3) Desenvolvimento: (X/3)4 — 12:72:205

Dia 17 – Quarta-feira
Repouso

Dia 18 – Quinta-feira (122 repetições)

1) Agachamento frontal: 60%/4, 70%/4, (80%/4)3 — 20:20:225
2) Arranque: 60%/3, 70%/3, (80%/3)3 — 15:35:240
3) Primeiro tempo do arremesso: 60%/3, 70%/3, (80%/3)3 — 15:50:255
4) Segundo tempo do arremesso saindo da posição de *rack*:
60%/4, 70%/4, (80%/4)3 — 20:70:275
5) Puxada alta de arranque: (95%/4)5 — 20:90:295
6) Desenvolvimento com impulso: 60%/4, 65%/4, (70%/4)3 — 20:110:315
7) Desenvolvimento: (X/3)4 — 12:122:327

Dia 19 – Sexta-feira (59 repetições)

1) Arranque em pé: 60%/2, 65%/2, (70%/2)3 — 10:10:337
2) Arremesso em pé: 60%/2+2, 65%/2+2, (70%/2+2)3 — 20:30:357
3) Levantamento terra romeno: (90%/5)5 — 25:55:382

Dia 20 – Sábado (68 repetições)

1) Agachamento livre: 60%/3, 70%/3, 80%/3, 85%/2, (80%/3)2 — 17:17:399
2) Arranque: 60%/2, 70%/2, 80%/2, (85%/2)2 — 10:27:409
3) Primeiro tempo do arremesso: 60%/2, 70%/2, 80%/2, (85%/2)2 — 10:37:419
4) Primeiro tempo do arremesso com extensão: (85%/5)4 — 20:57:439
5) Desenvolvimento: (X/4)4 — 16:73:455

Semana 4 (mesociclo de preparação) – 336 repetições

Dia 22 – Segunda-feira (118 repetições)

1) Agachamento livre: 60%/4, 70%/4, (80%/4)4 — 24:24:24
2) Arranque: 60%/4, 70%/4, (80%/4)4 — 24:48:48
3) Primeiro tempo do arremesso: 60%/4, 70%/4, (80%/4)3 — 20:68:68
4) Segundo tempo do arremesso saindo da posição de *rack*:
60%/4, 70%/4, (80%/4)4 — 24:92:92
5) Desenvolvimento com impulso: 60%/4, 65%/4, (70%/4)3 — 20:112:112

Dia 23 – Terça-feira (50 repetições)

1) Arranque em pé + desenvolvimento com impulso, atrás do pescoço + agachamento de arranque: 60%/2+2+2, 65%/2+2+2, (70%/2+2+2)2 24:24:136

2) Primeiro tempo do arremesso em pé + agachamento frontal + segundo tempo do arremesso em pé: 60%/2+2+2, 65%/2+2+2, (70%/2+2+2)2 24:48:160

Dia 24 – Quarta-feira
Repouso

Dia 25 – Quinta-feira (94 repetições)

1) Agachamento frontal: 60%/4, 70%/4, (80%/4)4 24:24:184
2) Arranque: 60%/3, 70%/3, (80%/3)3 15:39:199
3) Arremesso: 60%/3+2, 70%/3+2, (80%/3+1)3 22:61:221
4) Primeiro tempo do arremesso com extensão: (90%/4)4 16:77:237
5) Arranque com levantamento terra: (105%/3)4 12:89:249
6) Desenvolvimento: (X/3)4 12:101:261

Dia 26 – Sexta-feira
Repouso

Dia 27 – Sábado (74 repetições)

1) Agachamento livre: 60%/3, 70%/3, (80%/3)4 18:18:279
2) Arranque: 60%/2, 70%/2, 80%/2, 85%/2 08:26:287
3) Arremesso: 60%/2+1, 70%/2+1, 80%/2+1, 85%/2+1 12:38:299
4) Puxada alta de arranque: (95%/4)5 20:58:319
5) Desenvolvimento com impulso: 60%/3, 65%/3, (70%/3)3 15:73:334

Semana 5 (mesociclo de preparação) – 504 repetições

Dia 29 – Segunda-feira (131 repetições)

1) Agachamento livre: 60%/4, 70%/4, 80%/4, 85%/3, (80%/4)2 23:23:23
2) Arranque: 60%/4, 70%/3, (80%/4)4 24:47:47
3) Arremesso: 60%/4+1, 70%/4+1, (80% / 4+1)4 30:77:77
4) Arranque com extensão: (95%/4)5 20:97:97
5) Levantamento terra romeno: (90%/5)4 20:117:117
6) Segundo tempo do arremesso em pé: 60%/3, (70%/3)3 12:129:129

Dia 30 – Terça-feira (55 repetições)

1) Arranque em pé: 60%/4, 65%/4, (70%/4)3 20:20:149

2) Primeiro + segundo tempo do arremesso em pé:
60%/4+2, 65%/4+2, (70%/4+2)3 30:50:179

3) Desenvolvimento: (X/3)4 12:62:191

Dia 31 – Quarta-feira (111 repetições)

1) Agachamento frontal: 60%/4, 70%/4, (80%/4)4 24:24:215

2) Puxada alta de arranque + arranque: 60%/3+1, 70%/3+1, (80%/3+1)3 20:44:235

3) Puxada alta do primeiro tempo do arremesso + primeiro tempo do arremesso: 60%/3+1, 70%/3+1, (80%/3+1)3 20:64:255

4) Primeiro tempo do arremesso com extensão: (90%/4)5 20:84:275

5) Segundo tempo do arremesso saindo da posição de *rack*:
60%/4, 70%/4, (80%/4)3 20:104:295

Dia 32 – Quinta-feira (55 repetições)

1) Arranque: 60%/2, 70%/2, 80%/2, 85%/2 08:08:303

2) Arremesso: 60%/2+2, 70%/2+2, 80%/2+2, 85%/2+1 15:23:318

3) Puxada alta de arranque: (95%/3)4 12:35:330

4) Desenvolvimento com impulso: 60%/3, 65%/3, (70%/3)4 18:53:348

Dia 33 – Sexta-feira (96 repetições)

1) Arranque em pé + desenvolvimento com impulso, atrás do pescoço + agachamento de arranque: 60%/3+3+3, 65%/3+3+3, (70%/3+3+3)3 45:45:393

2) Primeiro tempo do arremesso em pé + agachamento frontal + segundo tempo do arremesso em pé: 60%/3+3+3, 65%/3+3+3, (70%/3+3+3)3 45:90:438

3) Primeiro tempo do arremesso com levantamento terra: (105%/2)4 08:98:446

Dia 34 – Sábado (55 repetições)

1) Agachamento livre: 60%/3, 70%/3, 80%/3, 85%/3, 90%/1 13:13:459

2) Arranque em pé: 60%/3, 65%/3, 70%/3, 75%/1, 70%/3, 75%/1, 70%/2 16:29:475

3) Primeiro + segundo tempo do arremesso em pé: 60%/3+1, 65%/3+1, 70%/3+1, 75%/1+1, 70%/3+1, 75%/1+1, 70%/2+1 23:52:498

4) Desenvolvimento: (X/2)4 08:60:506

Semana 6 (mesociclo de preparação) – 453 repetições

Dia 36 – Segunda-feira (136 repetições)

1) Agachamento livre: 60%/4, 70%/4, (80%/4, 85%/2)3 — 26:26:26
2) Arranque: 60%/4, 70%/4, (80%/4, 85%/2)3 — 26:52:52
3) Primeiro tempo do arremesso: 60%/4, 70%/4, (80%/4, 85%/2)3 — 26:78:78
4) Puxada alta de arranque: (95%/4)5 — 20:98:98
5) Primeiro tempo do arremesso com levantamento terra: (105%/3)4 — 12:110:110
6) Bom-dia: (X/6)4 — 24:134:134

Dia 37 – Terça-feira (68 repetições)

1) Arranque em pé: 60%/4, 65%/4, (70%/4, 75%/1)3 — 23:23:157
2) Primeiro + segundo tempo do arremesso em pé: 60%/4+2, 65%/4+2, (70%/4+1, 75%/1+1)3 — 33:56:190
3) Arranque com levantamento terra: (105%/3)4 — 12:68:202

Dia 38 – Quarta-feira

Repouso

Dia 39 – Quinta-feira (122 repetições)

1) Agachamento frontal: 60%/4, 70%/4, (80%/4, 85%/2)3 — 26:26:228
2) Arranque: 60%/3, 70%/3, 80%/3, (85%/3)3 — 18:44:246
3) Arremesso: 60%/3+1, 70%/3+1, 80%/3+1, (85%/3+1)3 — 24:68:270
4) Segundo tempo do arremesso saindo da posição de rack: (80%/4)2, (85%/3)2 — 14:82:284
5) Puxada alta do primeiro tempo do arremesso: (90%/4)5 — 20:102:304
6) Bom–dia: (X/5)4 — 20:122:324

Dia 40 – Sexta-feira (68 repetições)

1) Arranque em pé + agachamento de arranque: 60%/3+3, 65%/3+3, (70%/3+3)3 — 30:30:354
2) Primeiro + segundo tempo do arremesso em pé: 60%/3+3, 65%/3+3, (70%/3+3)3 — 30:60:384
3) Desenvolvimento: (X/2)4 — 08:68:392

Dia 41 – Sábado (55 repetições)

1) Agachamento livre: 60%/2, 70%/2, 80%/2, 85%/2, 90%/1, 85%/2 — 11:11:403
2) Arranque: 60%/2, 70%/2, 80%/2, 85%/2, 90%/1, 85%/2 — 11:22:414

3) Arremesso: 60%/2+1, 70%/2+1, 80%/2+1, 85%/2+1, 90%/1+1, 85%/2+1 17:39:431

4) Puxada alta de arranque: (100%/4)5 20:59:451

Semana 7 (mesociclo de preparação) – 386 repetições

Dia 43 – Segunda-feira (116 repetições)

1) Agachamento livre: 60%/3, 70%/3, 80%/3, (85%/3)3 18:18:18

2) Arranque: 60%/3, 70%/3, 80%/3, (85%/3)3 18:36:36

3) Arremesso: 60%/3+1, 70%/3+1, 80%/3+1, (85%/3+1)3 24:60:60

4) Segundo tempo do arremesso: 80%/3, (85%/3)3 12:72:72

5) Puxada alta do primeiro tempo do arremesso: (90%/3)5 15:87:87

6) Bom-dia: (X/5)4 20:117:117

Dia 44 – Terça-feira (58 repetições)

1) Arranque em pé: 60%/2, 65%/2, (70%/2)3 10:10:127

2) Primeiro + segundo tempo do arremesso em pé: 60%/2+2, 65%/2+2, (70%/2+2)3 20:30:147

3) Extensão de arranque: (95%/3)5 15:45:162

4) Desenvolvimento: (X/3)4 12:57:174

Dia 45 – Quarta-feira

Repouso

Dia 46 – Quinta-feira (104 repetições)

1) Agachamento frontal: 60%/4, 70%/4, (80%/4)5 28:28:202

2) Arranque: 60%/3, 70%/3, 80%/3, (85%/3)3 18:44:220

3) Arremesso: 60%/3+1, 70%/3+1, 80%/3+1, (85%/3+1)3 24:68:244

4) Primeiro tempo do arremesso com extensão: (90%/4)5 20:88:264

5) Bom-dia: (X/5)4 20:108:284

Dia 47–Sexta-feira (50 repetições)

1) Arranque em pé + agachamento de arranque: 60%/2+3, 65%/2+3, (70%/2+3)3 25:25:309

Dia 49 – Sábado (58 repetições)

1) Agachamento livre: 60%/2, 70%/2, 80%/2, 85%/2, 90%/2, 85%/2, 90%/1 13:13:13

2) Arranque: 60%/2, 70%/2, 80%/2, (85%/2, 90%/1)2 12:25:25

3) Arremesso: 60%/2+1, 70%/2+1, 80%/2+1, (85%/2+1, 90%/1+1)2 19:44:44

4) Desenvolvimento: (X/3)4 12:56:56

Semana 8 (mesociclo de preparação) – 336 repetições

Dia 50 – Segunda-feira (118 repetições)

1) Agachamento livre: 60%/4, 70%/4, (80%/4, 85%/3)3 — 29:29:29
2) Arranque: 60%/4, 70%/4, (80%/4, 85%/3)3 — 29:58:58
3) Arremesso: 60%/4+1, 70%/4+1, (80%/4+1, 85%/3+1)3 — 37:95:95
4) Puxada alta de arranque: (100%/4)5 — 20:115:115

Dia 51 – Terça-feira (50 repetições)

1) Arranque em pé: 60%/1, 65%/1, 70%/1, (75%/1)3, (70%/3)3 — 15:15:130
2) Arremesso em pé: 60%/1+1, 65%/1+1, 70%/1+1, (75%/1+1)3, (70%/3+1)3 — 24:39:154
3) Segundo tempo do arremesso: 70%/3, 80%/3, (85%/3)2 — 12:51:166

Dia 52 – Quarta-feira

Repouso

Dia 53 – Quinta-feira (94 repetições)

1) Agachamento frontal: 60%/4, 70%/4, (80%/4, 85%/3)3 — 29:29:195
2) Arranque: 60%/2, 70%/2, 80%/2, (85%/2, 90%/1)3 — 15:44:210
3) Arremesso: 60%/2+1, 70%/2+1, 80%/2+1, (85%/2+1, 90%/1+1)3 — 24:68:234
4) Arranque com extensão: (105%/3)5 — 15:83:249
5) Levantamento terra romeno: (90%/4)4 — 16:99:265

Dia 54 – Sexta-feira

Repouso

Dia 55 – Sábado (74 repetições)

1) Agachamento livre: 60%/3, 70%/3, 80%/3, 85%/3, 90%/2, 85%/2, 90%/1 — 17:17:282
2) Arranque em pé: 60%/2, 65%/2, 70%/2, 75%/2, 80%/1, 70%/2, 75%/1 — 12:29:294
3) Primeiro + segundo tempo do arremesso em pé: 60%/2+1, 65%/2+1, 70%/2+1, 75%/2+1, 80%/1+1, 70%/2+1, 75%/1+1 — 19:48:313
4) Segundo tempo do arremesso: 70%/3, 80%/3, (85%/3)3 — 15:63:328
5) Desenvolvimento: (X/3)4 — 12:75:340

Semana 9 (macrociclo pré-competição) – 321 repetições

Dia 57 – Segunda-feira (112 repetições)

1) Arranque: 60%/1, 70%/1, 80%/1, 85%/1, 90%/1, 95%/1, (80%/3)3 15:15:15

2) Arremesso: 60%/1+1, 70%/1+1, 80%/1+1, 85%/1+1, 90%/1+1, 95%/1+1, (80%/3+1)3 24:39:39

3) Puxada alta de arranque: 95%/3, (100%/3)2, (105%/3)2 15:54:54

4) Agachamento frontal: 60%/3, 70%/3, 80%/3, (85%/3)4 21:75:75

5) Segundo tempo do arremesso em pé: 60%/3, 65%/3, 70%/3, 75%/3, 70%/3, 75%/2, 70%/3 20:95:95

6) Bom-dia: (X/5)4 20:115:115

Dia 58 – Terça-feira (48 repetições)

1) Arranque em pé: 60%/1, 65%/1, 70%/1, (75%/1)3, (70%/3)3 15:15:130

2) Primeiro + segundo tempo do arremesso em pé: 60%/1+1, 65%/1+1, 70%/1+1, (75%/1+1)3, (70%/3+1)3 24:39:154

3) Primeiro tempo do arremesso com extensão: 85%/2, 95%/2, (100%/2)3 10:49:164

Dia 59 – Quarta-feira

Repouso

Dia 60 – Quinta-feira (90 repetições)

1) Arranque: 60%/2, 70%/2, 80%/2, (85%/2, 90%/1)3 15:15:179

2) Arremesso: 60%/2+1, 70%/2+1, 80%/2+1, (85%/2+1, 90%/1+1)3 24:39:203

3) Arranque com extensão: (105%/3)5 15:54:218

4) Agachamento livre: 60%/2, 70%/2, 80%/2, 85%/2, (90%/2)4 16:70:234

5) Desenvolvimento: (X/4)4 16:86:250

Dia 61 – Sexta-feira

Repouso

Dia 62 – Sábado (71 repetições)

1) Arranque em pé + agachamento de arranque: 60%/2+2, 65%/2+2, (70%/2+2)2, (75%/2+2)2 24:24:274

2) Primeiro + segundo tempo do arremesso em pé: 60%/2+2, 65%/2+2, (70%/2+2)2, (75%/2+2)2 24:48:298

3) Primeiro tempo do arremesso com extensão: 85%/2, 95%/2, (105%/2)3 10:58:308

4) Agachamento frontal: 60%/2, 70%/2, 80%/2, 85%/2, (90%/2)2 12:70:320

Semana 10 (mesociclo pré-competição) – 289 repetições

Dia 64 – Segunda-feira (101 repetições)

1) Arranque: repetições únicas a máximas (máx.-10, máx.-5, máx.)3 — 15:15:15
2) Arremesso: repetições únicas a máximas (máx.-10, máx.-5, máx.)3 — 30:45:45
3) Primeiro tempo do arremesso com extensão: (105%/2)5 — 10:55:55
4) Agachamento frontal: repetições únicas a máximas (máx.-10, máx.-5, máx.)3 — 15:70:70
5) Segundo tempo do arremesso: 70%/2, 80%/2, (85%/2)2, (90%/2)2 — 12:82:82
6) Bom-dia: (X/5)4 — 20:102:102

Dia 65 – Terça-feira (43 repetições)

1) Arranque em pé: repetições únicas a máximas (máx.-10, máx.-5, máx.)3 — 12:12:114
2) Primeiro + segundo tempo do arremesso em pé: repetições únicas a máximas (máx.-10, máx.-5, máx.)3 — 24:36:138
3) Desenvolvimento: (X/3)4 — 12:48:150

Dia 66 – Quarta-feira

Repouso

Dia 67 – Quinta-feira (81 repetições)

1) Arranque: repetições únicas a máximas (85%/2)4 — 14:14:164
2) Arremesso: repetições únicas a máximas (85%/2+1)4 — 24:38:188
3) Puxada alta de arranque: (105%/2)5 — 10:48:198
4) Agachamento livre: repetições únicas a máximas (máx.-10, máx.-5, máx.)3 — 15:63:213
5) Desenvolvimento com impulso: 60%/3, 65%/3, (70%/3)3 — 15:78:228

Dia 68 – Sexta-feira

Repouso

Dia 69 – Sábado (64 repetições)

1) Arranque em pé: 60%/2, 65%/2, (70%/2, 75%/1, 80%/1)2 — 12:12:240
2) Arremesso em pé: 60%/2+1, 65%/2+1, (70%/2+1, 75%/1+1, 80%/1+1)2 — 20:32:260
3) Agachamento frontal: 60%/2, 70%/2, 80%/2, 85%/2, (90%/2)3 — 14:46:274
4) Primeiro tempo do arremesso com extensão: 90%/3, (100%/3)4 — 15:61:289

Semana 11 (mesociclo pré-competição) – 247 repetições

Dia 71 – Segunda-feira (86 repetições)

1) Arranque: repetições únicas a máximas, máx.-10, máx.-5, max. (90%/2)3 — 12:12:12
2) Arremesso: repetições únicas a máximas, máx.-10, máx.-5, máx. (90%/2+1)3 — 18:30:30
3) Puxada alta do primeiro tempo do arremesso: (95%/2)5 — 10:40:40
4) Agachamento frontal: repetições únicas a máximas, máx.-10, máx.-5, máx. (90%/2)3 — 12:52:52
5) Desenvolvimento com impulso: 60%/3, 65%/3, 70%/3, 75%/2, 70%/3 — 14:66:66
6) Bom-dia: (X/5)4 — 20:86:86

Dia 72 – Terça-feira (37 repetições)

1) Arranque em pé: repetições únicas a máximas, máx.-10, máx.-5, máx. — 07:07:93
2) Primeiro + segundo tempo do arremesso em pé: repetições únicas a máximas, máx.-10, máx.-5, máx. — 14:21:107
3) Arranque com extensão: (105%/3)5 — 15:36:122

Dia 73 – Quarta-feira

Repouso

Dia 74 – Quinta-feira (69 repetições)

1) Arranque: 60%/2, 70%/2, 80%/2, 85%/2, 90%/2, 95%/1 — 11:11:133
2) Arremesso: 60%/2+1, 70%/2+1, 80%/2+1, 85%/2+1, 90%/1+1, 95%/1+1 — 16:27:149
3) Primeiro tempo do arremesso com extensão: 100%/2, (105%/2)4 — 10:37:159
4) Agachamento livre: repetições únicas a máximas (máx.-10, máx.-5, máx.)3 — 15:52:174
5) Desenvolvimento: (X/4)4 — 16:68:190

Dia 75 – Sexta-feira

Repouso

Dia 76 – Sábado (54 repetições)

1) Arranque: 60%/2, 70%/2, 80%/2, (85%/2)2 — 12:12:202
2) Arremesso: 60%/2+2, 70%/2+2, 80%/2+2, (85%/2+1)2 — 18:30:220
3) Arranque com extensão: (105%/2)3 — 06:36:226

4) Agachamento frontal: 60%/2, 70%/2, 80%/2, (85%/2)2 10:46:236
5) Desenvolvimento: (X/3)3 09:55:245

Semana 12 (mesociclo pré-competição) – 214 repetições

Dia 78 – Segunda-feira (90 repetições)
1) Arranque: 60%/2, 70%/2, 80%/1, 85%/1, 90%/1, 95%/1, (85%/1)4 12:12:12
2) Arremesso: 60%/2+1, 70%/2+1, 80%/2+1, 85%/1+1, 90%/1+1, 95%/1+1, (85%/1+1)3 19:31:31
3) Arranque com extensão: (95%/2)5 10:41:41
4) Agachamento frontal: 60%/3, 70%/3, 80%/3, 85%/2, 90%/1, 80%/3, (85%/2)3 19:60:60
5) Desenvolvimento: (X/3)5 15:75:75

Dia 79 – Terça-feira (68 repetições)
1) Arranque: 60%/2, 70%/2, 80%/1, 85%/1, 90%/1, (85%/1)3 10:10:85
2) Arremesso: 60%/2+1, 70%/2+1, 80%/1+1, 85%/1+1, 90%/1+1, (85%/1+1)3 18:28:103
3) Agachamento livre: 60%/2, 70%/2, 80%/2, 85%/2, 90%/1, (85%/2)2 13:41:116
4) Puxada alta de arranque: (85%/3)4 12:53:128

Dia 80 – Quarta-feira
Repouso

Dia 81 – Quinta-feira (56 repetições)
1) Arranque em pé: 60%/2, 65%/2, (70%/2)3 10:10:138
2) Primeiro + segundo tempo do arremesso em pé: 60%/2+2, 65%/2+2, (70%/2+2)3 20:30:158
3) Agachamento livre com salto: (50%/3)4 12:42:170
4) Desenvolvimento: (X/2)4 08:50:178

Dia 82 – Sexta-feira
Repouso

Dia 83 – Sábado
Competição

CAPÍTULO 13
MESTRE DO ESPORTE

O atleta Mestre do Esporte é um levantador equivalente a um profissional em tempo integral. O Mestre do Esporte é considerado o estágio mais baixo na categoria High Mastery. Por causa do número de treinos por dia, da quantidade de tempo dedicada à preparação para o treino e da recuperação pós-treino, bem como das numerosas refeições, que são uma necessidade absoluta, um levantador Mestre do Esporte não terá tempo suficiente nem energia para trabalhar para viver. Em muitos países, o financiamento é oferecido pelo governo por meio do Comitê Olímpico nacional. Em algumas situações, um benfeitor abastado pode financiar um levantador talentoso e promissor. Em muitos esportes, em muitos países, o apoio financeiro ainda vem dos pais e familiares.

Para que um atleta chegue a esse nível, ele deve classificar-se com regularidade entre os três melhores colocados da sua categoria de peso em competições nacionais e/ou continentais. Não é incomum que um recordista júnior ou juvenil tenha chegado a Mestre do Esporte. Levantadores Mestres do Esporte, com frequência, também podem ser indicados para os times juniores e juvenis de competições mundiais. Eles basicamente estão esperando para avançar e assumir seus lugares entre os campeões nacionais e membros oficiais de times nacionais e olímpicos. Nem precisaria ser mencionado, mas atletas que chegam a esse ponto têm um talento considerável para o esporte.

Tabela 13.1 – Totais para qualificação a levantador Mestre do Esporte – Homens

Categoria de peso	56	62	69	77	85	94	105	+105
Total	205	230	255	280	295	310	320	325

Tabela 13.2 – Totais para qualificação a levantador Mestre do Esporte – Mulheres

Categoria de peso	48	53	58	63	69	75	+75
Total	130	140	150	160	170	180	190

Atletas nessa categoria devem ser excelentes em técnica e em velocidade. Eles devem ter a genética para prosseguir sem lesões relevantes ou incômodas que interfiram no treinamento ou o inibam. É durante esse estágio de desenvolvimento que esses fatores começarão a se inserir na progressão da carreira atlética.

Seleção de exercícios

Os exercícios a serem empregados são os mesmos usados para a categoria Candidato a Mestre do Esporte. São mais direcionados para o desenvolvimento de força em um indivíduo que já foi treinado para a execução equilibrada do arranque e do arremesso. Haverá menos movimentos de puxada executados com a barra a várias alturas em suspensão e sobre suportes. Haverá bem poucos movimentos parciais, a menos que o atleta esteja se recuperando de uma lesão. A proporção de levantamentos clássicos e de suas variantes como exercícios de fortalecimento variará de forma considerável entre os mesociclos de preparação e de pré-competição.

A carga será a principal variante, e não a escolha dos exercícios. Alguns desses exercícios serão empregados apenas em uma situação em que for necessária alguma correção e, depois, serão descontinuados assim que o ponto fraco voltar ao equilíbrio. Novamente, a variedade de exercícios diminuirá conforme a competição se aproximar. "Sobre plataforma" [*on blocks*] significa que o levantador está posicionado sobre uma plataforma que faz o peito do pé ficar bem próximo de tocar a barra na posição inicial. "Sobre suportes" [*off blocks*] significa que a barra está repousando sobre blocos [ou caixas, *steps* etc.] que a elevam do chão antes do início de cada repetição.

1) *Arranque [Snatch] (em suspensão, sobre plataforma, sobre suportes)*
2) *Arremesso [Clean & Jerk]*
3) *Primeiro tempo do arremesso [Clean] (em suspensão, sobre plataforma, sobre suportes)*
4) *Segundo tempo do arremesso saindo da posição de rack [Jerk off Rack]*
5) *Arranque em pé [Power Snatch] (em suspensão, sobre plataforma, sobre suportes)*
6) *Primeiro tempo do arremesso em pé [Power Clean] (em suspensão, sobre plataforma, sobre suportes)*
7) *Segundo tempo do arremesso em pé [Power Jerk]*
8) *Puxada de arranque (ou Extensão) [Snatch Pull (or Extension)] (sobre plataforma, sobre suportes)*
9) *Puxada do primeiro tempo do arremesso (ou Extensão) [Clean Pull (or Extension)] (sobre plataforma, sobre suportes)*
10) *Arranque com levantamento terra [Snatch Deadlift] (com parada, lento e excêntrico, sobre plataforma)*
11) *Primeiro tempo do arremesso com levantamento terra [Clean Deadlift] (com parada, lento e excêntrico, sobre plataforma)*
12) *Levantamento terra romeno [Romanian Deadlift] (pode ser sobre plataforma)*

13) *Agachamento livre [Back Squat] (com parada, lento e excêntrico)*
14) *Agachamento frontal [Front Squat] (com parada, lento e excêntrico)*
15) *Desenvolvimento com impulso [Push Press]*
16) *Desenvolvimento [Press] (em pé, sentado ou supino)*
17) *Bom-dia [Good Mornings]*
18) *Agachamento de arranque [Overhead Squat]*

Parâmetros anuais de carga

A essa altura é importante que o treinador perceba que levantadores que atingiram o *status* de Mestre do Esporte são indivíduos talentosos que demonstraram um impulso e uma intensidade que os trouxeram a esse ponto das suas carreiras. Eles são suscetíveis a certas tendências de treinamento que estão representadas nos valores apresentados nesta seção, mas, ainda assim, cada um é um indivíduo com diferentes combinações de habilidades e de aptidões que devem ser consideradas no planejamento do treino.

O erro comum que muitas vezes é cometido por técnicos novatos durantes seus primeiros anos como treinadores é tentar se fixar com muita precisão nos números prescritos. Deve-se manter em mente que os números apresentados são empiricamente derivados do treinamento de levantadores experientes e muito talentosos. Contudo, eles não cobrem todo tipo de indivíduo que um treinador pode encontrar, em especial se ele está trabalhando com profissionais. Por isso, é importante que os treinadores jovens se consultem regularmente com os colegas veteranos.

O volume anual de treino para um levantador Mestre do Esporte pode variar de 16 mil a até 21 mil repetições. O número de repetições na faixa de intensidade de 90% a 100%, para exercícios de arranque e de arremesso, pode variar entre 300 e 600 por ano. Nesses cálculos, o primeiro e o segundo tempo do arremesso são contados separadamente.

Quando se determina o volume de fato, a capacidade de recuperação do atleta deve ser considerada. Quanto mais leve e jovem for o atleta, maior será o volume possível de ser acomodado. Para atletas jovens, leves e talentosos, o volume pode variar nas faixas mais altas, ao passo que, para os mais velhos e pesados, será consideravelmente menor.

A intensidade relativa nos exercícios de arranque e de arremesso deve estar na faixa de 73% a 77%. De novo, é importante ter em mente que esses exercícios incluem arranque, arranque em pé, primeiro e segundo tempo do arremesso, e primeiro e segundo tempo do arremesso em pé. A maioria dos exercícios de arranque em pé e de primeiro e segundo tempo do arremesso em pé estarão na faixa de 60% a 80% e, portanto, seu impacto reduzirá a intensidade média.

A categoria Mestre do Esporte também pode ser dividida em dois estágios. Há o nível mínimo de conhecimento e, então, um segundo estágio para aqueles que se posicionaram entre a 3ª e a 10ª colocação na República dos Campeões (termo que se refere às antigas repúblicas soviéticas, que agora são nações independentes). Uma vez que colocações são designações relativas, o técnico pode simplesmente querer dividir na metade a faixa entre Mestre do Esporte e Mestre do Esporte de Classe Internacional para determinar a linha de corte entre o estágio 1 e o 2.

O volume médio para um mesociclo de preparação de quatro semanas para Mestres do Esporte Estágio 1 deve estar na faixa de 1.900 repetições, ao passo que o mesociclo pré-competição de quatro semanas deve estar na média de 1.330. Mestres do Esporte Estágio 2 devem ter a média de 2.280 para um mesociclo de preparação de quatro semanas e de 1.410 repetições para um mesociclo pré-competição de quatro semanas.

O número máximo de horas gasto por semana em treino deve estar entre 30 e 32 horas.

Cargas em zonas de intensidade – Distribuição anual de volume: as porcentagens na Tabela 13.3 representam o percentual do volume anual para o grupo de exercícios indicado na primeira coluna. Lembre-se de que esses valores são parâmetros que se provaram eficazes. Eles podem ser modificados por um treinador habilidoso, dependendo da situação de cada atleta.

Tabela 13.3 – Distribuição anual do volume de cargas em zonas de intensidade

Intensidade/ Exercício	**50%-55%**	**60%-65%**	**70%-75%**	**80%-85%**	**90%-95%**	**100%-105%**	**110%**	**Média de intensidade anual**
Arranques		16%	63%	19%	2%			71%
Arremessos		11%	55%	31%		3%		73%
Puxadas de arranque				25%	37%	32%	6%	91%
Puxadas do primeiro tempo do arremesso			20%	38%	24%	13%	5%	84%
Agachamentos	22%	30%	25%	20%	2%			66%
Exercícios Fundamentais (sem bom-dia nem desenvolvimento)	4%	13%	39%	25%	10%	8%	1%	79%

Os exercícios de arranque incluem todos os arranques e arranques em pé. Arremessos incluem todos os exercícios de primeiro tempo do arremesso e de primeiro tempo do arremesso em pé, bem como de segundo tempo do arremesso e de segundo tempo do arremesso em pé. Os exercícios fundamentais incluem todos os exercícios dos Grupos 1 a 10, como listado no Capítulo 8.

Cálculos

Para um atleta Mestre do Esporte, é recomendado agendar o maior pico depois de três mesociclos de preparação de quatro semanas, seguidos por um mesociclo pré-competição de quatro semanas. Isso significa que os volumes semanais devem variar durante a fase de preparação para que caiam em um padrão regular e seja possível construir um ponto de alto volume que seja suficiente para impactar as glândulas endócrinas. As porcentagens das 1.900 repetições do mesociclo de preparação e das 1.330 repetições do mesociclo pré-competição distribuídas pelas quatro semanas são 30%, 27%, 23% e 20%, em qualquer ordem.

Tabela 13.4 – Volume distribuído por semana

Mês de preparação 1	Semana 1	Semana 2	Semana 3	Semana 4
Volume	570	380	513	437
Mês de preparação 2	Semana 5	Semana 6	Semana 7	Semana 8
Volume	570	513	380	437
Mês de preparação 3	Semana 9	Semana 10	Semana 11	Semana 12
Volume	570	437	513	380
Mês de pré-competição	Semana 13	Semana 14	Semana 15	Semana 16
Volume	399	359	305	266

Uma 17ª semana de polimento[1] deveria preceder a competição. O volume deveria ser de, aproximadamente, 150 repetições. Esse é, portanto, um ciclo de 17 semanas. Os dados da Tabela 13.4 estão representados no Gráfico 13.1.

[1] N. do T.: *tapering*, no original, ou seja, um período de redução da carga de treino para que o corpo consolide os ganhos.

Gráfico 13.1 – Volumes semanais para Mestre do Esporte

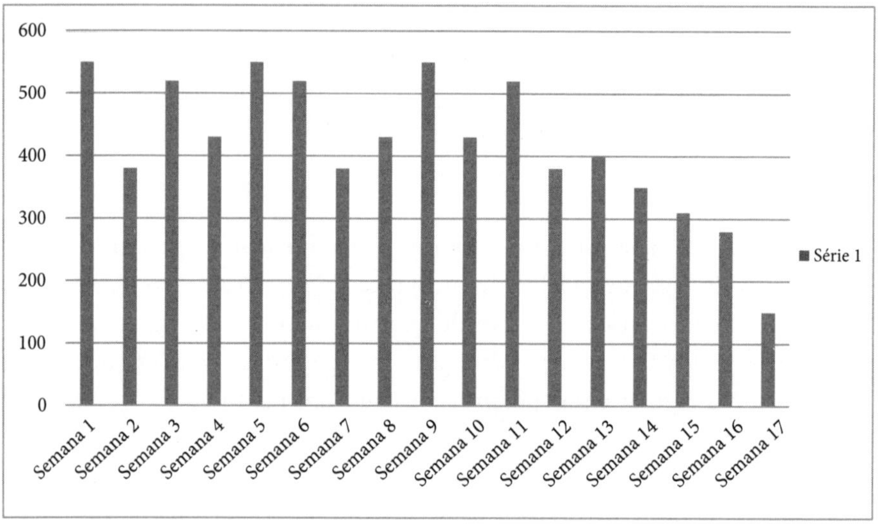

Tabela 13.5 – Distribuição dos dias de treino por semana

Semana	1	2	3	4	5	6	7	8	9	10	11	12	13	14	15	16	17
Dias de treino	6	4	6	5	6	6	4	5	6	5	6	4	5	4	4	4	3

Tabela 13.6 – Volume diário de um macrociclo de 17 semanas para um levantador Mestre do Esporte

Semana	Dia	Volume semanal	% diária	Volume diário
Semana 1	Dia 1	570	26%	148
	Dia 2		11%	63
	Dia 3		19%	108
	Dia 4		11%	63
	Dia 5		22%	125
	Dia 6		11%	63
	Dia 7		0%	0
Semana 2	Dia 8	380	35%	133
	Dia 9		15%	57
	Dia 10		0%	0
	Dia 11		28%	106
	Dia 12		0%	0
	Dia 13		22%	84
	Dia 14		0%	0

Continua

Continuação

Semana	Dia	Volume semanal	% diária	Volume diário
Semana 3	Dia 15	513	26%	133
	Dia 16		11%	56
	Dia 17		19%	97
	Dia 18		11%	56
	Dia 19		22%	113
	Dia 20		11%	56
	Dia 21		0%	0
Semana 4	Dia 22	437	30%	131
	Dia 23		13%	57
	Dia 24		0%	0
	Dia 25		15%	66
	Dia 26		27%	118
	Dia 27		15%	66
	Dia 28		0%	0
Semana 5	Dia 29	570	26%	148
	Dia 30		11%	63
	Dia 31		19%	108
	Dia 32		11%	63
	Dia 33		22%	125
	Dia 34		11%	63
	Dia 35		0%	0
Semana 6	Dia 36	513	26%	133
	Dia 37		11%	56
	Dia 38		22%	113
	Dia 39		11%	56
	Dia 40		19%	97
	Dia 41		11%	56
	Dia 42		0%	0
Semana 7	Dia 43	380	35%	133
	Dia 44		15%	57
	Dia 45		0%	0
	Dia 46		28%	106
	Dia 47		0%	0
	Dia 48		22%	84
	Dia 49		0%	0

Continua

Continuação

Semana	Dia	Volume semanal	% diária	Volume diário
Semana 8	Dia 50	437	30%	131
	Dia 51		15%	66
	Dia 52		0%	0
	Dia 53		27%	118
	Dia 54		15%	66
	Dia 55		15%	66
	Dia 56		0%	0
Semana 9	Dia 57	570	26%	148
	Dia 58		11%	63
	Dia 59		22%	125
	Dia 60		11%	63
	Dia 61		19%	108
	Dia 62		11%	63
	Dia 63		0%	0
Semana 10	Dia 64	437	30%	131
	Dia 65		13%	57
	Dia 66		0%	0
	Dia 67		27%	118
	Dia 68		15%	66
	Dia 69		15%	66
	Dia 70		0%	0
Semana 11	Dia 71	513	26%	133
	Dia 72		11%	56
	Dia 73		19%	97
	Dia 74		11%	56
	Dia 75		22%	113
	Dia 76		11%	56
	Dia 77		0%	0
Semana 12	Dia 78	380	35%	133
	Dia 79		15%	57
	Dia 80		0%	0
	Dia 81		28%	106
	Dia 82		0%	0
	Dia 83		22%	84
	Dia 84		0%	0

Continua

Continuação

Semana	Dia	Volume semanal	% diária	Volume diário
Semana 13	Dia 85	399	30%	120
	Dia 86		13%	52
	Dia 87		0%	0
	Dia 88		27%	108
	Dia 89		15%	60
	Dia 90		15%	60
	Dia 91		0%	0
Semana 14	Dia 92	359	35%	126
	Dia 93		15%	54
	Dia 94		0%	0
	Dia 95		28%	101
	Dia 96		0%	0
	Dia 97		22%	79
	Dia 98		0%	0
Semana 15	Dia 99	305	35%	107
	Dia 100		15%	46
	Dia 101		0%	0
	Dia 102		28%	85
	Dia 103		0%	0
	Dia 104		22%	67
	Dia 105		0%	0
Semana 16	Dia 106	266	35%	93
	Dia 107		15%	40
	Dia 108		0%	0
	Dia 109		28%	74
	Dia 110		0%	0
	Dia 111		22%	59
	Dia 112		0%	0
Semana 17	Dia 113	150	42%	63
	Dia 114		26%	39
	Dia 115		0%	0
	Dia 116		32%	48
	Dia 117		0%	0
	Dia 118		0%	0
	Dia 119		0%	0

Gráfico 13.2 - Volume diário para Mestre do Esporte

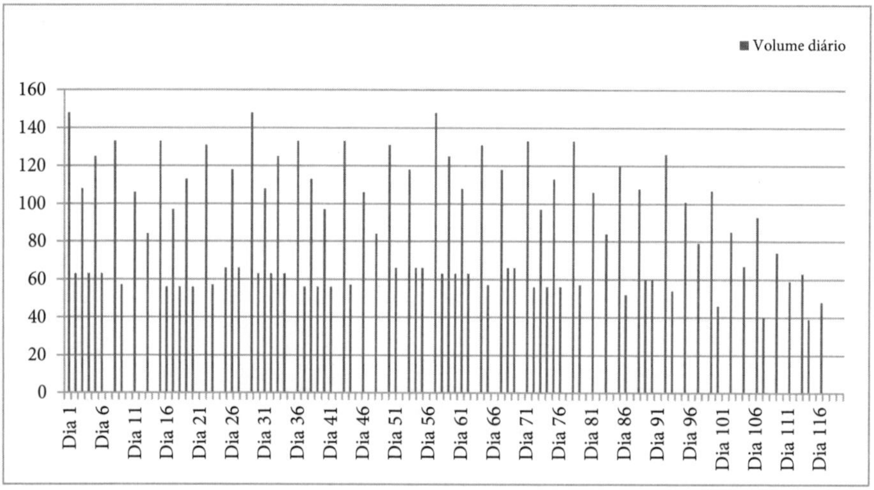

Exemplo de programa de treino

Os valores à direita representam, respectivamente, o volume do exercício, o volume diário e o volume acumulado naquela semana. Nos dias em que o volume diário excede 100 repetições, o treino foi dividido em 2 sessões para permitir uma melhor *performance* dos levantamentos na segunda sessão. A primeira sessão deve ocorrer pela manhã, depois que o atleta fez o desjejum. A segunda deve ser realizada à tarde, após o almoço e, se possível, após um breve cochilo. O fim da tarde é, provavelmente, a melhor hora para esse treinamento.

Semana 1 (mesociclo de preparação) – 570 repetições

Dia 1 – Segunda-feira (148 repetições)

Manhã

1) Agachamento livre: 60%/3, 70%/3, (80%/3)5 21:21:21

2) Arranque com extensão: (90%/3)5 15:36:36

3) Primeiro tempo do arremesso com levantamento terra: (85%/4)4 16:52:52

Tarde

4) Arranque: 60%/4, 70%/4, (75%/4)4 24:76:76

5) Arremesso: 60%/4+1, 70%/4+1, (75%/4+1)4 30:106:106

6) Segundo tempo do arremesso em pé, atrás do pescoço: (70%/3)2, (75%/3)2 12:118:118

7) Bom-dia: (X/6)5 30:148:148

Dia 2 – Terça-feira (63 repetições)

Manhã

1) Arranque em pé: 60%/4, 65%/4, (70%/3)2 14:14:162

2) Primeiro + segundo tempo do arremesso em pé:
60%/4+1, 65%/4+1, (70%/3+1)2 18:32:180

3) Agachamento livre: 60%/3, 70%/3, (80%/3)2 12:44:192

4) Primeiro tempo do arremesso com extensão: (85%/4)5 20:64:212

Dia 3 – Quarta-feira (108 repetições)

Manhã

1) Agachamento frontal: 60%/4, 70%/4, (80%/3)4 20:20:232

2) Puxada alta do primeiro tempo do arremesso: (80%/4)5 20:40:252

3) Desenvolvimento: (X/4)4 16:56:268

Tarde

4) Arranque: 60%/3, 70%/3, (80%/3)4 18:74:286

5) Arremesso: 60%/3+1, 70%/3+1, (80%/3+1)3 20:94:306

6) Arranque com levantamento terra: (100%/3)5 15:109:321

Dia 4 – Quinta-feira (63 repetições)

Manhã

1) Arranque em pé + agachamento de arranque:
60%/3+3, 65%/3+3, (70%/3+3)2 24:24:345

2) Primeiro + segundo tempo do arremesso em pé:
60%/3+3, 65%/3+3, (70%/3+3)2 24:48:369

3) Agachamento livre: 60%/3, 70%/3, (80%/3)3 15:63:384

Dia 5 – Sexta-feira (125 repetições)

Manhã

1) Agachamento livre: 60%/4, 70%/4, (80%/3)4 18:18:402

2) Puxada alta de arranque: (95%/4)5 20:38:422

3) Levantamento terra romeno: (100%/4)4 16:52:438

Tarde

4) Arranque: 60%/3, 70%/3, (80%/2)4 14:66:452

5) Primeiro tempo do arremesso: 60%/3, 70%/3, (80%/2)4 14:80:466

6) Segundo tempo do arremesso saindo da posição de *rack*:
70%/3, (80%/3)4 15:95:481

7) Bom-dia: (X/6)5 30:125:511

Dia 6 – Sábado (63 repetições)
Tarde

1) Agachamento livre: 60%/2, 70%/2, (80%/2)3	10:10:521
2) Arranque com levantamento terra: (105%/3)5	15:25:536
3) Primeiro tempo do arremesso com extensão: (85%/3)4	12:37:548
4) Desenvolvimento com impulso, atrás do pescoço: 60%/4, 65%/4, (70%/3)3	17:54:565
5) Desenvolvimento: (X/3)4	12:66:577

Semana 2 (mesociclo de preparação) – 380 repetições

Dia 8 – Segunda-feira (133 repetições)
Manhã

1) Agachamento livre: 60%/4, 70%/4, (80%/4)4	24:24:24
2) Puxada alta de arranque: (90%/4)5	20:44:44
3) Desenvolvimento com impulso: 60%/3, 65%/3, (70%/3)3	15:61:61
Tarde	
4) Arranque: 60%/4, 70%/4, (80%/4)3	20:81:81
5) Primeiro tempo do arremesso: 60%/4, 70%/4, (80%/4)3	20:101:101
6) Segundo tempo do arremesso saindo da posição de *rack*: 60%/3, 70%/3, (80%/3)3	15:116:116
7) Bom-dia: (X/5)4	20:136:136

Dia 9 – Terça-feira (57 repetições)
Manhã

1) Agachamento livre: 60%/2, 70%/2, (80%/2)3	10:10:146
2) Arranque em pé: 60%/4, 65%/4, (70%/4)2	16:26:162
3) Primeiro + segundo tempo do arremesso em pé: 60%/4+2, 65%/4+2, (70%/4+2)2	24:50:186
4) Desenvolvimento: (X/3)4	12:62:198

Dia 10 – Quarta-feira
Repouso

Dia 11 – Quinta-feira (106 repetições)
Manhã

1) Agachamento frontal: 60%/4, 70%/4, (80%/4)3	20:20:208
2) Primeiro tempo do arremesso com extensão: (90%/4)4	16:36:224
3) Segundo tempo do arremesso em pé: 60%/3, 65%/3, (70%/3)3	15:51:239

Tarde

4) Arranque: 60%/3, 70%/3, (80%/3, 85%/2)2	16:67:255
5) Arremesso: 60%/3+1, 70%/3+1, (80%/3+1, 85%/2+1)2	22:89:277
6) Arranque com levantamento terra (mantido por 10 segundos): (80%/3)5	15:104:292

Dia 12 – Sexta-feira

Repouso

Dia 13 – Sábado (81 repetições)

Manhã

1) Agachamento livre: 60%/3, 70%/3, (80%/3)2	12:12:304
2) Arranque: 60%/3, 70%/3, (80%/3)2	12:24:316
3) Arremesso: 60%/3+1, 70%/3+1, (80%/3+1)2	16:40:332
4) Primeiro tempo do arremesso com levantamento terra, com 2 paradas (80%/3)5	15:55:347
5) Desenvolvimento com impulso, atrás do pescoço: 60%/4, 65%/4, (70%/4)4	24:79:371
6) Desenvolvimento: (X/3)4	12:91:383

Semana 3 (mesociclo de preparação) – 513 repetições

Dia 15 – Segunda-feira (133 repetições)

Manhã

1) Agachamento livre: 60%/4, 70%/4, (80%/4)5	28:28:28
2) Puxada alta de arranque: (95%/3)5	15:43:43
3) Desenvolvimento: (X/4)4	16:59:59

Tarde

4) Arranque: 60%/4, 70%/4, (80%/4)4	24:83:83
5) Primeiro tempo do arremesso: 60%/4, 70%/4, (80%/4)4	24:107:107
6) Levantamento terra romeno: (100%/4)5	20:127:127

Dia 16 – Terça-feira (56 repetições)

Manhã

1) Agachamento livre: 60%/2, 70%/2, 80%/2, (85%/2)2	10:10:137
2) Arranque em pé em suspensão: 60%/4, 65%/4, (70%/4)3	20:30:157
3) Primeiro tempo do arremesso em pé, em suspensão: 60%/4, 65%/4, (70%/4)3	20:50:177
4) Desenvolvimento: (X/2)4	08:58:185

Dia 17 – Quarta-feira (97 repetições)

Manhã

1) Agachamento frontal: 60%/4, 70%/4, (80%/4)5 28:28:213

2) Arranque: 60%/2, 70%/2, 80%/2, (85%/2)2 10:38:223

3) Arremesso: 60%/2+2, 70%/2+2, 80%/2+2, (85%/2+2)2 20:58:243

4) Arranque com levantamento terra (mantido por 15 segundos):
(80%/3)5 15:73:258

5) Bom-dia: (X/6)4 24:97:282

Dia 18 – Quinta-feira (56 repetições)

Manhã

1) Agachamento livre: 60%/2, 70%/2, 80%/2, 85%/2, 90%/1 11:11:293

2) Arranque em pé + agachamento de arranque:
60%/3+3, (70%/3+3)3 24:35:317

3) Primeiro + segundo tempo do arremesso em pé:
60%/3+3, (70%/3+3)3 24:59:341

Dia 19 – Sexta-feira (113 repetições)

Manhã

1) Agachamento livre: 60%/3, 70%/3, (80%/3)4 18:18:359

2) Arranque com extensão: (95%/4)4 16:34:375

3) Primeiro tempo do arremesso com levantamento terra:
(90%/3)4 12:46:387

4) Desenvolvimento com impulso, atrás do pescoço:
60%/4, 65%/4, (70%/4)4 24:70:411

Tarde

5) Arranque em suspensão: 60%/2, 70%/2, (80%/2)4 12:82:423

6) Primeiro tempo do arremesso em suspensão:
60%/2, 70%/2, (80%/2)4 12:94:435

7) Bom-dia: (X/5)4 20:114:455

Dia 20 – Sábado (56 repetições)

Tarde

1) Agachamento livre: 60%/4, 70%/4, (80%/4)2 16:16:471

2) Arranque em pé: 60%/4, (70%/4)3 16:32:487

3) Primeiro + segundo tempo do arremesso em pé:
60%/4+1, (70%/4+1)3 20:52:507

Semana 4 (mesociclo de preparação) – 437 repetições

Dia 22 – Segunda-feira (131 repetições)
Manhã
1) Agachamento livre: 60%/2, 70%/2, (80%/4)5 24:24:24
2) Primeiro tempo do arremesso com extensão: (85%/4)5 20:44:44
3) Segundo tempo do arremesso em pé: 60%/3, 65%/3, (70%/4)3 18:62:62
Tarde
4) Arranque: 60%/2, 70%/2, (80%/4)4 20:82:82
5) Primeiro tempo do arremesso: 60%/2, 70%/2, (80%/4)3 16:98:98
6) Puxada alta de arranque: (100%/3)5 15:113:113
7) Primeiro tempo do arremesso com levantamento terra: (90%/4)5 20:133:133

Dia 23 – Terça-feira (57 repetições)
Manhã
1) Agachamento livre: 60%/2, 70%/2, 80%/2, (85%/2)3 12:12:145
2) Arranque em pé: 60%/4, (70%/4)4 20:32:165
3) Primeiro tempo do arremesso em pé: 60%/4, (70%/4)4 20:52:185
4) Desenvolvimento: (X/2)4 08:60:193

Dia 24 – Quarta-feira
Repouso

Dia 25 – Quinta-feira (66 repetições)
Manhã
1) Agachamento frontal: 60%/4, 70%/4, (80%/4)5 28:28:221
2) Desenvolvimento com impulso: 60%/4, 65%/4, (70%/4)3 20:48:241
3) Primeiro tempo do arremesso com levantamento terra (mantido por 10 segundos): (80%/3)6 18:66:259

Dia 26 – Sexta-feira (118 repetições)
Manhã
1) Agachamento livre: 60%/3, 70%/3, 80%/3, (85%/3)4 21:21:280
2) Arranque com extensão: (95%/4)5 20:41:300
3) Desenvolvimento: (X/3)4 12:53:312
Tarde
4) Arranque em suspensão: 60%/3, 70%/3, (80%/3)4 18:71:330
5) Primeiro tempo do arremesso em suspensão: 60%/3, 70%/3, (80%/3)3 15:86:345

6) Agachamento de arranque: 70%/3, (80%/3)3 12:98:357
7) Bom-dia: (X/5)4 20:118:377

Dia 27 – Sábado (66 repetições)
Tarde
1) Agachamento livre: 60%/2, 70%/2, 80%/2, 85%/2, 90%/1 09:09:386
2) Arranque em pé + desenvolvimento com impulso, atrás do pescoço: 60%/3+3, (70%/3+3)3 24:35:410
3) Primeiro + segundo tempo do arremesso em pé: 60%/3+3, (70%/3+3)3 24:59:434

Semana 5 (mesociclo de preparação) – 570 repetições

Dia 29 – Segunda-feira (148 repetições)
Manhã
1) Agachamento livre: 60%/2, 70%/2, 80%/4, 85%/4, (85%/3)3 21:21:21
2) Puxada alta do primeiro tempo do arremesso: (90%/3)5 15:36:36
3) Arranque com levantamento terra sobre plataforma: (100%/4)4 16:52:52
4) Desenvolvimento com impulso, atrás do pescoço: 60%/4, 65%/4, (70%/4)3 20:72:72
Tarde
5) Puxada alta de arranque + arranque: 60%/3+1, 70%/3+1, (80%/3+1)4 24:96:96
6) Puxada alta do primeiro tempo do arremesso + primeiro tempo do arremesso: 60%/3+1, 70%/3+1, (80%/3+1)4 24:120:120
7) Bom-dia: (X/7)4 28:148:148

Dia 30 – Terça-feira (63 repetições)
Manhã
1) Agachamento livre: 60%/2, 70%/2, 80%/2, (85%/2)2 10:10:158
2) Arranque em pé + agachamento de arranque: 60%/4+4, (70%/4+4)3 32:42:190
3) Primeiro + segundo tempo do arremesso em pé: 60%/4+4, (70%/4+4)2 24:66:214

Dia 31 – Quarta-feira (108 repetições)
Manhã
1) Agachamento frontal: 60%/4, 70%/4, (80%/4)5 28:28:242
2) Arranque com extensão: (100%/3)6 18:46:260

Tarde

3) Arranque: 60%/4, 70%/4, (80%/4)6 32:78:292

4) Arremesso: 60%/4+1, 70%/4+1, (80%/4+1)5 35:113:327

Dia 32 – Quinta-feira (63 repetições)

Manhã

1) Agachamento livre: 60%/2, 70%/2, (80%/2)4 12:12:339

2) Arranque em pé + desenvolvimento com impulso, atrás do pescoço + agachamento de arranque: 60%/3+3+3, 65%/3+3+3, (70%/3+3+3)3 45:57:384

Dia 33 – Sexta-feira (125 repetições)

Manhã

1) Agachamento livre: 60%/4, 70%/4, (80%/4, 85%/2)3 26:26:410

2) Primeiro tempo do arremesso com extensão: (90%/4)6 24:50:434

3) Arranque com levantamento terra sobre plataforma: (95%/4)4 16:66:450

Tarde

4) Arranque: 60%/3, 70%/3, (80%/3)2, (85%/3)2 18:84:468

5) Arremesso: 60%/3+1, 70%/3+1, (80%/3+1)2, (85%/3+1)2 24:108:492

6) Desenvolvimento: (X/4)4 16:124:508

Dia 34 – Sábado (63 repetições)

Tarde

1) Agachamento livre: 60%/2, 70%/2, (80%/2)5 14:14:522

2) Primeiro tempo do arremesso em pé + agachamento frontal + segundo tempo do arremesso: 60%/3+3+3, 65%/3+3+3, (70%/3+3+3)3 45:59:567

Semana 6 (mesociclo de preparação) – 513 repetições

Dia 36 – Segunda-feira (133 repetições)

Manhã

1) Agachamento livre: 60%/4, 70%/4, 80%/4, (85%/4)3 24:24:24

2) Primeiro tempo do arremesso com extensão: (95%/3)5 15:39:39

3) Arranque com levantamento terra: (100%+10 kg/4)5 20:59:59

Tarde

4) Arranque: 60%/4, 70%/4, (80%/4, 85%/1)4 28:87:87

5) Primeiro tempo do arremesso: 60%/4, 70%/4, (80%/4, 85%/1)4 28:115:115

6) Segundo tempo do arremesso saindo da posição de *rack*: 70%/3, 80%/3, (85%/3)4 18:133:133

Dia 37 – Terça-feira (56 repetições)
Manhã

1) Agachamento livre: 60%/2, 70%/2, 80%/2, (85%/2)3 — 12:12:145
2) Arranque em pé: 60%/4, (70%/4)2, (75%/2)2 — 16:28:161
3) Primeiro + segundo tempo do arremesso em pé: 60%/4+2, (70%/4+2)2, (75%/2+2)2 — 26:54:187

Dia 38 – Quarta-feira (113 repetições)
Manhã

1) Agachamento frontal: 60%/4, 70%/4, (80%/4)2, (85%/3)3 — 25:25:212
2) Puxada alta de arranque: (100%/3)5 — 15:40:227
3) Primeiro tempo do arremesso com extensão: (95%/3)5 — 15:55:242

Tarde

4) Arranque: 60%/2, 70%/2, 80%/2, (85%/2)4 — 14:69:256
5) Arremesso: 60%/2+2, 70%/2+2, 80%/2+2, (85%/2+2)4 — 28:97:284
6) Desenvolvimento: (X/4)4 — 16:113:300

Dia 39 – Quinta-feira (56 repetições)
Manhã

1) Agachamento livre: 60%/2, 70%/2, 80%/2, (85%/2)4 — 14:14:314
2) Arranque em pé + agachamento de arranque: 60%/3+3, 65%/3+3, (70%/3+3)5 — 42:56:356

Dia 40 – Sexta-feira (97 repetições)
Manhã

1) Agachamento livre: 60%/4, 70%/4, (80%/4)6 — 32:32:388
2) Levantamento terra romeno: (95%/5)5 — 25:57:413

Tarde

3) Arranque: 60%/2, 70%/2, (80%/2)3 — 10:67:423
4) Arremesso: 60%/2+2, 70%/2+2, (80%/2+1)3 — 17:84:440
5) Desenvolvimento: (X/3)4 — 12:96:452

Dia 41 – Sábado (56 repetições)
Tarde

1) Agachamento livre: 60%/3, 70%/3, 80%/3, 85%/3 — 12:12:464
2) Arranque em pé: 60%/3, 65%/3, (70%/3)2, (75%/2)3 — 18:30:482
3) Primeiro tempo do arremesso em pé: 60%/3, 65%/3, (70%/3)2, (75%/2)3 — 18:48:490
4) Bom-dia: (X/5)4 — 20:68:510

Semana 7 (mesociclo de preparação) – 380 repetições

Dia 43 (133 repetições)

Manhã

1) Agachamento livre: 60%/2, 70%/2, 80%/2, (85%/4)5 26:26:26

2) Puxada alta de arranque: (95%/3)6 18:44:44

Tarde

3) Puxada alta de arranque + arranque: 60%/3+1, 70%/3+1, 80%/3+1, (85%/3+1)5 32:76:76

4) Puxada alta do primeiro tempo do arremesso + primeiro tempo do arremesso: 60%/3+1, 70%/3+1, 80%/3+1, (85%/3+1)4 28:104:104

5) Desenvolvimento com impulso: 60%/4, 65%/4, (70%/4)3 20:124:124

Dia 44 (57 repetições)

Manhã

1) Agachamento livre: 60%/2, 70%/2, (80%/2)2 08:08:132

2) Arranque em pé: 60%/2, 65%/2, 70%/2, (75%/2)3 12:20:144

3) Primeiro tempo do arremesso em pé: 60%/2, 65%/2, 70%/2, (75%/2)3 12:32:156

4) Primeiro tempo do arremesso com extensão: (95%/4)5 20:52:176

5) Desenvolvimento: (X/3)6 18:70:194

Dia 45

Repouso

Dia 46 (106 repetições)

Manhã

1) Agachamento frontal: 60%/2, 70%/2, 80%/2, (85%/4)5 26:26:220

2) Puxada alta do primeiro tempo do arremesso: (90%/4)5 20:46:240

Tarde

3) Arranque: 60%/3, 70%/3, (80%/3, 90%/1)4 22:68:262

4) Arremesso: 60%/3+1, 70%/3+1, (80%/3+1, 90%/1+1)4 32:100:294

5) Desenvolvimento: (X/2)4 08:108:312

Dia 47

Repouso

Dia 48 (84 repetições)
Tarde

1) Agachamento livre: 60%/3, 70%/3, (80%/3)5 21:21:333
2) Arranque em pé + desenvolvimento com impulso, atrás do pescoço + agachamento de arranque: 60%/3+3+3, (70%/3+3+3)3 36:57:369
3) Primeiro tempo do arremesso em pé + agachamento frontal + segundo tempo do arremesso em pé: 60%/3+3+3, (70%/3+3+3)3 36:87:405

Semana 8 (mesociclo de preparação) – 437 repetições

Dia 50 – Segunda-feira (131 repetições)
Manhã

1) Agachamento livre: 60%/2, 70%/2, 80%/2, (85%/4)6 30:30:30
2) Arranque com extensão: (100%/4)5 20:50:50

Tarde

3) Arranque: 60%/2, 70%/2, 80%/2, (85%/4)3 18:68:68
4) Primeiro tempo do arremesso: 60%/2, 70%/2, 80%/2, (85%/4)3 18:86:86
5) Segundo tempo do arremesso saindo da posição de *rack*: 60%/2, 70%/2 , 80%/2, (85%/3)3 15:101:101
6) Puxada alta do primeiro tempo do arremesso: (95%/3)5 15:116:116
7) Desenvolvimento: (X/3)5 15:131:131

Dia 51 – Terça-feira (66 repetições)
Manhã

1) Arranque em pé + agachamento de arranque: 60%/4+4, 65%/4+4, (70%/4+4)3 40:40:171
2) Primeiro + segundo tempo do arremesso em pé: 60%/3+3, 65%/3+3, (70%/3+3)2 24:64:195

Dia 52 – Quarta-feira
Repouso

Dia 53 – Quinta-feira (118 repetições)
Manhã

1) Agachamento frontal: 60%/2, 70%/2, 80%/2, (85%/4)5 26:26:221
2) Primeiro tempo do arremesso com extensão: (90%/5)5 25:51:246

Tarde

3) Arranque: 60%/3, 70%/3, (80%/3)4 18:69:264
4) Arremesso: 60%/1+3, 70%/1+3, (80%/1+3)4 24:93:288
5) Puxada alta de arranque: (95%/4)6 24:117:312

Dia 54 – Sexta-feira (66 repetições)

Manhã

1) Agachamento livre: 60%/3, 70%/3, (80%/3)5 21:21:333

2) Arranque em pé: 60%/3, 65%/3, (70%/3)4 18:39:351

3) Primeiro + segundo tempo do arremesso em pé:
60%/4+4, 65%/4+4, (70%/4+4)2 32:71:383

Dia 55 – Sábado (66 repetições)

Tarde

1) Agachamento livre: 60%/2, 70%/2,
(80%/4)2, (85%/4)2 24:24:409

2) Arranque com extensão: (95%/4)4 16:40:423

3) Bom-dia: (X/6)4 24:64:447

Semana 9 (mesociclo de preparação) – 570 repetições

Dia 57 – Segunda-feira (148 repetições)

Manhã

1) Agachamento livre: 60%/2, 70%/2, 80%/2, (85%/4)6 30:30:30

2) Puxada alta de arranque: (90%/5)5 25:55:55

3) Primeiro tempo do arremesso com levantamento terra: (100%/3)4 12:62:62

4) Desenvolvimento: (X/4)5 20:82:82

Tarde

5) Arranque: 60%/2, 70%/2, 80%/2, (85%/4)5 26:108:108

6) Primeiro tempo do arremesso: 60%/2, 70%/2, 80%/2, (85%/4)4 22:130:130

7) Bom-dia: (X/5)4 20:150:150

Dia 58 – Terça-feira (63 repetições)

Manhã

1) Agachamento livre: 60%/2, 70%/2, 80%/2, (85%/2)5 16:16:166

2) Arranque em pé: 60%/3, 70%/3, 75%/2, 70%/2, 75%/1 11:27:177

3) Primeiro + segundo tempo do arremesso em pé:
60%/3+2, 70%/3+1, 75%/2+1, 70%/2+1, 75%/1+1 17:44:194

4) Desenvolvimento com impulso: 60%/4, 65%/4, (70%/4)3 20:64:214

Dia 59 – Quarta-feira (125 repetições)

Manhã

1) Agachamento frontal: 60%/2, 70%/2, 80%/2, (85%/4)6 30:30:244

2) Primeiro tempo do arremesso com extensão: (95%/3)5 15:45:259

3) Desenvolvimento: (X/4)5 20:65:279

Tarde

4) Arranque: 60%/3, 70%/3, (80%/3)6 24:89:303

5) Arremesso: 60%/1+3, 70%/1+3, (80%/1+3)3, (85%/1+3)2 28:117:331

6) Arranque com extensão: (105%/2)4 08:125:339

Dia 60 – Quinta-feira (63 repetições)

Manhã

1) Arranque em pé: 60%/4, 65%/4, (70%/4, 75%/1)3 23:23:362

2) Primeiro + segundo tempo do arremesso em pé:
60%/4+2, 65%/4+2, (70%/4+2, 75%/1+2)3 39:62:401

Dia 61 – Sexta-feira (108 repetições)

Manhã

1) Agachamento livre: 60%/3, 70%/3, 80%/3, 85%/3, 90%/1 13:13:414

2) Puxada alta de arranque: (105%/3)5 15:28:429

3) Segundo tempo do arremesso em pé: 60%/4, 65%/4, 70%/4,
75%/3, (70%/4)2 23:51:452

Tarde

4) Puxada alta de arranque + arranque: 60%/3+1, 70%/3+1,
(80%/3+1)5 28:79:480

5) Puxada alta do primeiro tempo do arremesso + primeiro
tempo do arremesso: 60%/3+1, 70%/3+1, (80%/3+1)4 24:103:504

6) Desenvolvimento: (X/3)4 12:115:516

Dia 62 – Sábado (63 repetições)

Manhã

1) Agachamento livre: 60%/2, 70%/2, 80%/2, (85%/4)5 26:26:542

2) Primeiro tempo do arremesso com extensão: (95%/4)5 20:46:562

Tarde

3) Arranque: 60%/2, 70%/2, 80%/2, (85%/2)4 14:60:576

4) Primeiro tempo do arremesso: 60%/2, 70%/2, 80%/2, (85%/2)3 12:72:588

Semana 10 (mesociclo de preparação) – 437 repetições

Dia 64 – Segunda-feira (131 repetições)

Manhã

1) Agachamento livre: 60%/2, 70%/2, 80%/2, (85%/4, 90%/1)4 26:26:26

2) Puxada alta do primeiro tempo do arremesso: (95%/4)6 24:50:50

3) Desenvolvimento com impulso: 60%/3, 70%/3, (75%/2)2, 70%/3 13:63:63

Tarde

4) Arranque: 60%/3, 70%/3, (80%/3)2, (85%/3)4 — 24:87:87

5) Arremesso: 60%/1+3, 70%/1+3, (80%/1+3)2, (85%/1+3)4 — 32:119:119

6) Desenvolvimento: (X/3)4 — 12:131:131

Dia 65 – Terça-feira (57 repetições)

Manhã

1) Agachamento livre: 60%/2, 70%/2, (80%/2)2, (85%/2)2 — 12:12:143

2) Arranque com extensão: (105%/3)6 — 18:30:161

3) Levantamento terra romeno: (95%/5)5 — 25:55:186

Dia 66 – Quarta-feira

Repouso

Dia 67 – Quinta-feira (118 repetições)

Manhã

1) Agachamento frontal: 60%/2, 70%/2, 80%/2, (85%/4, 90%/1)4 — 26:26:212

2) Primeiro tempo do arremesso com extensão: 90%/4, (95%/4)5 — 24:50:236

3) Segundo tempo do arremesso em pé: 60%/2, 65%/4, (70%/4, 75%/2)3 — 24:74:260

Tarde

4) Arranque em pé: 60%/2, 65%/2, (70%/4, 75%/2)3 — 22:96:282

5) Primeiro tempo do arremesso em pé: 60%/2, 65%/2, (70%/4, 75%/2)3 — 22:118:304

Dia 68 – Sexta-feira (66 repetições)

Manhã

1) Agachamento livre: 60%/2, 70%/2, (80%/2), (85%/2)2 — 12:12:316

2) Arranque com extensão: (105%/3)6 — 18:30:334

3) Desenvolvimento: (X/4)4 — 16:46:350

4) Bom-dia: (X/5)4 — 20:66:370

Dia 69 – Sábado (66 repetições)

Tarde

1) Agachamento frontal: 60%/3, 70%/3, 80%/3, 85%/3 — 12:12:382

2) Arranque: 60%/3, 70%/3, 80%/3, 85%/3 — 12:24:394

3) Arremesso: 60%/3+1, 70%/3+1, 80%/3+1, 85%/3+1 — 16:40:410

4) Primeiro tempo do arremesso com extensão: (95%/3)5 — 15:55:425

5) Desenvolvimento com impulso: 60%/3, 65%/3, 70%/3, 75%/2 — 11:66:426

Semana 11 (mesociclo de preparação) – 513 repetições

Dia 71 – Segunda-feira (133 repetições)
Manhã

1) Agachamento livre: 60%/2, 70%/2, (80%/4, 85%/4, 90%/1)3 — 31:31:31
2) Puxada alta do primeiro tempo do arremesso: (95%/4)5 — 20:51:51
3) Desenvolvimento com impulso: 60%/2, 65%/2, (70%/4, 75%/2)3 — 22:73:73

Tarde

4) Arranque: 60%/2, 70%/2, (80%/4, 85%/3)3 — 25:98:98
5) Primeiro tempo do arremesso: 60%/2, 70%/2, (80%/4, 85%/3)3 — 25:123:123
6) Desenvolvimento: (X/3)4 — 12:135:135

Dia 72 – Terça-feira (56 repetições)
Manhã

1) Agachamento livre: 60%/2, 70%/2, 80%/2, (85%/2)4 — 14:14:149
2) Arranque em pé + agachamento de arranque:
   60%/3+4, 65%/3+4, (70%/3+4)3 — 35:49:184
3) Primeiro tempo do arremesso em pé: 60%/2, 65%/2, (70%/2)2 — 08:57:192

Dia 73 – Quarta-feira (97 repetições)
Tarde

1) Agachamento frontal: 60%/2, 70%/2, (80%/4, 85%/4, 90%/1)3 — 31:31:223
2) Arranque: 60%/2, 70%/2, 80%/2, (85%/4)4 — 22:53:245
3) Primeiro tempo do arremesso: 60%/2, 70%/2, 80%/2, (85%/2)4 — 22:75:267
4) Segundo tempo do arremesso saindo da posição de *rack*:
   60%/2, 70%/2, 80%/2, (85%/3)5 — 21:96:289

Dia 74 – Quinta-feira (56 repetições)
Manhã

1) Agachamento livre: 60%/2, 70%/2, 80%/2, 85%/2, 90%/1,
   95%/1 — 10:10:299
2) Arranque em pé: 60%/3, 65%/3, 70%/3, (75%/3)3 — 18:28:317
3) Primeiro + segundo tempo do arremesso em pé:
   60%/3+2, 70%/3+2, (75%/3+2)3 — 25:53:342

Dia 75 – Sexta-feira (113 repetições)
Manhã

1) Agachamento livre: 60%/2, 70%/2, 80%/2, 85%/2, (90%/2)5 — 18:18:360
2) Arranque: 60%/2, 70%/2, 80%/2, 85%/2, 80%/4, 85%/3 — 15:33:375

3) Arremesso: 60%/2+1, 70%/2+1, 80%/2+1, 85%/2+1, 80%/4+1, 85%/3+1 21:54:396

Tarde

4) Arranque com extensão: (105%/3)6 18:72:414

5) Primeiro tempo do arremesso com levantamento terra: (105%/3)5 15:92:429

6) Bom-dia: (X/6)4 24:116:453

Dia 76 – Sábado (56 repetições)

Tarde

1) Agachamento frontal: 60%/2, 70%/2, 80%/2, (85%/2)4 14:14:467

2) Arranque em pé: 60%/2, 70%/2, (75%/2, 80%/1)3 13:27:480

3) Primeiro + segundo tempo do arremesso em pé: 60%/2+2, 70%/2+2, (75%/2+2, 80%/1+1)3 26:53:506

Semana 12 (mesociclo de preparação) – 380 repetições

Dia 78 – Segunda-feira (133 repetições)

Manhã

1) Agachamento livre: 60%/2, 70%/2, 80%/2, (85%/4)4 22:22:22

2) Arranque com extensão: (105%/3)5 15:37:37

3) Desenvolvimento: (X/4)4 16:53:53

Tarde

4) Arranque: 60%/2, 70%/2, 80%/2, (85%/3, 90%/1)5 26:79:79

5) Primeiro tempo do arremesso: 60%/2, 70%/2, 80%/2, (85%/3, 90%/1)4 22:101:101

6) Puxada alta do primeiro tempo do arremesso: (100%/3)4 12:113:113

7) Segundo tempo do arremesso em pé: 60%/2, 70%/2, (75%/4)4 20:133:133

Dia 79 – Terça-feira (57 repetições)

Manhã

1) Agachamento livre: 60%/2, 70%/2, 80%/2, 85%/2, 90%/2 10:10:143

2) Arranque em pé: 60%/2, 70%/2, (75%/3)3 13:23:156

3) Primeiro + segundo tempo do arremesso em pé: 60%/2+2, 70%/2+2, (75%/3+2)3 23:46:179

4) Puxada alta de arranque: (105%/3)4 12:58:191

Dia 80 – Quarta-feira

Repouso

Dia 81 – Quinta-feira (106 repetições)
Manhã
1) Agachamento frontal: 60%/2, 70%/2, 80%/2, (85%/4)4 22:22:213
2) Primeiro tempo do arremesso com extensão: (100%/3)5 15:37:228
3) Desenvolvimento com impulso: 60%/4, 70%/4, (75%/3)4 20:57:248
Tarde
4) Arranque: 60%/2, 70%/2, 80%/2, 85%/2, 90%/1, 95%/1, (85%/2)3 16:73:264
5) Arremesso: 60%/2+1, 70%/2+1, 80%/2+1, 85%/2+1,
90%/1+1, 95%/1+1, (85%/2+1)3 25:98:289
6) Desenvolvimento: (X/2)4 08:106:297

Dia 82 – Sexta-feira
Repouso

Dia 83 – Sábado (84 repetições)
Tarde
1) Agachamento livre: 60%/2, 70%/2, 80%/2, 85%/3,
90%/2, 95%/1, (85%/3)3 21:21:318
2) Arranque: 60%/2, 70%/2, 80%/2, 85%/3, 90%/2, 95%/1, (85%/3)3 21:42:339
3) Arremesso: 60%/2+1, 70%/2+1, 80%/2+1, 85%/3+1, 90%/1+1,
95%/1+1, (85%/3+1)3 30:72:369
4) Bom-dia: (X/5)4 20:92:389

Semana 13 (mesociclo pré-competição) – 399 repetições

Dia 85 – Segunda-feira (120 repetições)
Manhã
1) Arranque: 60%/2, 70%/2, 80%/2, 85%/2, (90%/2)5 18:18:18
2) Arremesso: 60%/2+1, 70%/2+1, 80%/2+1, 85%/2+1, (90%/2+1)4 24:42:42
3) Arranque com extensão: (105%/2)6 12:54:54
Tarde
4) Agachamento livre: 60%/1, 70%/1, 80%/1,
(85%/3, 90%/2, 95%/1)3 21:75:75
5) Segundo tempo do arremesso em pé: 60%/2, 70%/2,
(75%/2, 80%/1)3 13:88:88
6) Desenvolvimento: (X/4)4 16:104:104
7) Bom-dia: (X/5)4 20:124:124

Dia 86 – Terça-feira (52 repetições)
Manhã
1) Arranque em pé: 60%/2, 70%/2, (75%/2, 80%/1)3 13:13:137
2) Primeiro + segundo tempo do arremesso em pé:
60%/2+1, 70%/2+1, (75%/2+1, 80%/1+1)3 21:34:158
3) Primeiro tempo do arremesso com levantamento terra: (105%/3)6 18:52:176

Dia 87 – Quarta-feira
Repouso

Dia 88 – Quinta-feira (108 repetições)
Manhã
1) Arranque: 60%/1, 70%/1, 80%/1, 85%/1, 90%/1, (95%/1)4 09:09:185
2) Arremesso: 60%/1+1, 70%/1+1, 80%/1+1, 85%/1+1,
90%/1+1, (95%/1+1)4 18:27:203
3) Arranque com levantamento terra: (110%/2)6 12:39:215
4) Agachamento frontal: 60%/1, 70%/1, 80%/1, 85%/1,
90%/1, (95%/1)5 10:49:225
Tarde
5) Primeiro tempo do arremesso com extensão: (100%/3)6 18:67:243
6) Desenvolvimento com impulso: 60%/3, 65%/3,
(70%/3, 75%/2, 80%/1)3 24:91:267
7) Bom-dia: (X/4)4 16:107:283

Dia 89 – Sexta-feira (60 repetições)
Manhã
1) Arranque em pé: 60%/2, 70%/2, (75%/2, 80%/1)3 13:13:296
2) Primeiro + segundo tempo do arremesso em pé:
60%/2+2, 70%/2+2, (75%/2+2, 80%/1+1)3 26:39:322
3) Arranque com extensão: (105%/3)4 12:51:334
4) Desenvolvimento: (X/2)4 08:59:342

Dia 90 – Sábado (60 repetições)
Tarde
1) Arranque: 60%/2, 70%/2, 80%/2, 85%/2, (90%/2)3 14:14:358
2) Arremesso: 60%/2+1, 70%/2+1, 80%/2+1, 85%/2+1, (90%/2+1)3 21:35:379
3) Agachamento frontal: 60%/2, 70%/2, 80%/2, 85%/2, (90%/2)3 14:49:393

Semana 14 (mesociclo pré-competição) – 359 repetições

Dia 92 – Segunda-feira (126 repetições)
Manhã
1) Agachamento frontal: 60%/2, 70%/2, 80%/2, 85%/2 (90%/2)5 18:18:18
2) Extensão de arranque: (105%/2)6 12:30:30
3) Segundo tempo do arremesso em pé: 60%/2, 70%/2,
(75%/3, 80%/2)3 19:49:49
Tarde
4) Arranque: repetições únicas a máximas (máx.-10, máx.-5, máx.)3 17:66:66
5) Arremesso: repetições únicas a máximas
(máx.-10, máx.-5, máx.)3 34:100:100
6) Bom-dia: (X/5)5 25:125:125

Dia 93 –Terça-feira (54 repetições)
Manhã
1) Arranque em pé: repetições únicas a máximas
(máx.-10, máx.-5, máx.)3 13:13:138
2) Arremesso em pé: repetições únicas a máximas
(máx.-10, máx.-5, máx.)3 26:39:164
3) Primeiro tempo do arremesso com extensão:
(100%/3)3, (105%/3)3 18:57:182

Dia 94 – Quarta-feira
Repouso

Dia 95 – Quinta-feira (101 repetições)
Manhã
1) Arranque: 60%/1, 70%/1, 80%/1, 85%/1, 90%/1,
95%/1, (80%/3)4 18:18:200
2) Arremesso: 60%/1+1, 70%/1+1, 80%/1+1, 85%/1+1,
90%/1+1, 95%/1+1, (80%/3+1)3 24:42:224
3) Desenvolvimento: (X/3)4 12:54:236
Tarde
4) Agachamento livre: 60%/1, 70%/1, 80%/1, 85%/1,
90%/1, 95%/1, (80%/3)5 21:75:257
5) Arranque com extensão: (100%/3)3, (105%/2)3 15:90:272
6) Segundo tempo do arremesso em pé: 60%/2, 70%/2,
75%/2, (80%/2)3 10:100:282

Dia 96 – Sexta-feira
Repouso

Dia 97 – Sábado (79 repetições)
1) Arranque: 60%/2, 70%/2, 80%/2, (85%/2)4 14:14:296
2) Arremesso: 60%/2+2, 70%/2+2, 80%/2+2, (85%/2+2)3 24:38:320
3) Primeiro tempo do arremesso com extensão: (95%/2)3, (100%/2)4 14:52:334
4) Agachamento frontal: 60%/2, 70%/2, 80%/2, (85%/2, 90%/1, 95%/1)3 18:70:352
5) Desenvolvimento: (X/2)4 08:78:360

Semana 15 (mesociclo pré-competição) – 305 repetições

Dia 99 – Segunda-feira (107 repetições)
Manhã
1) Arranque: repetições únicas a máximas (máx.-10, máx.-5, máx.)3 17:17:17
2) Arremesso: repetições únicas a máximas (máx.-10, máx.-5, máx.)3 34:51:51
Tarde
3) Agachamento frontal: repetições únicas a máximas (máx.-10, máx.-5, máx.)3 17:68:68
4) Arranque com extensão: (105%+10 kg/2)6 12:80:80
5) Primeiro tempo do arremesso com extensão: (105%/2)4 08:88:88
6) Desenvolvimento: (X/3)5 15:103:103

Dia 100 – Terça-feira (46 repetições)
1) Arranque em pé: repetições únicas a máximas (máx.-10, máx.-5, máx.)3 13:13:116
2) Arremesso em pé: repetições únicas a máximas (máx.-10, máx.-5, máx.)3 26:39:142
3) Puxada alta de arranque: (105%/2)4 08:47:150

Dia 101 – Quarta-feira
Repouso

Dia 102 – Quinta-feira (85 repetições)
1) Arranque: repetições únicas a máximas 08:08:158
2) Arremesso: repetições únicas a máximas 16:24:174
3) Primeiro tempo do arremesso com extensão: (105%/2)6 12:36:186
4) Agachamento livre: repetições únicas a máximas (máx.-10, máx.-5, máx.)4 21:57:207

5) Desenvolvimento com impulso: 60%/3, 70%/3, (75%/3)3 15:72:222
6) Arranque com levantamento terra: (110%/2)5 10:82:232

Dia 103 – Sexta-feira
Repouso

Dia 104 – Sábado (67 repetições)
1) Arranque: 60%/2, 70%/2, 80%/2, (85%/2)2, (90%/2)2 14:14:246
2) Arremesso: 60%/2+2, 70%/2+2, 80%/2+2, (85%/2+1)2, (90%/2+1)2 24:38:270
3) Arranque com extensão: (105%+10 kg/2)5 10:48:280
4) Agachamento frontal: 60%/2, 70%/2, 80%/2, (85%/2)2, (90%/2)2 14:62:294
5) Desenvolvimento: (X/2)4 08:70:302

Semana 16 (mesociclo pré-competição) – 266 repetições

Dia 106 – Segunda-feira (93 repetições)
1) Arranque: repetições únicas a máximas (máx.-10, máx.-5, máx.)2 14:14:14
2) Arremesso: repetições únicas a máximas (máx.-10, máx.-5, máx.)2 28:42:42
3) Arranque com extensão: (100%/2)5 10:52:52
4) Agachamento frontal: repetições únicas a máximas (máx.-10, máx.-5, máx.)2 14:66:66
5) Bom-dia: (X/5)4 20:86:86
6) Desenvolvimento: (X/2)4 08:94:94

Dia 107 – Terça-feira (40 repetições)
1) Arranque em pé: repetições únicas a máximas (máx.-10, máx.-5, máx.)2 10:10:104
2) Arremesso em pé: repetições únicas a máximas (máx.-10, máx.-5, máx.)2 20:30:124
3) Primeiro tempo do arremesso com levantamento terra: (100%/2)5 10:40:134

Dia 108 – Quarta-feira
Repouso

Dia 109 – Quinta-feira (74 repetições)
1) Arranque: repetições únicas a máximas (90%/2)3 14:14:148
2) Arremesso: repetições únicas a máximas (90%/2+1)3 25:39:173
3) Agachamento livre: repetições únicas a máximas (90%/2)3 14:53:187
4) Primeiro tempo do arremesso com extensão: (95%/2)6 12:65:199
5) Desenvolvimento: (X/2)4 08:73:207

Dia 110 – Sexta-feira
Repouso

Dia 111 – Sábado (59 repetições)
1) Arranque: 60%/2, 70%/2, 80%/2, (85%/2)3 12:12:219
2) Arremesso: 60%/2+1, 70%/2+1, 80%/2+1, (85%/2+1)3 18:30:237
3) Arranque com extensão: (95%/3)4 12:42:249
4) Agachamento frontal: 60%/2, 70%/2, 80%/2, (85%/2)2, (90%/2)2 14:56:263

Dia 112 – Domingo
Repouso

Semana 17 (mesociclo pré-competição) – 150 repetições

Dia 113 – Segunda-feira (47 repetições)
Manhã
1) Arranque: 60%/1, 70%/1, 80%/1, 85%/1, 90%/1, 95%/1, 85%/1, 90%/1 08:08:08
2) Arremesso: 60%/1+1, 70%/1+1, 80%/1+1, 85%/1+1, 90%/1+1, 95%/1+1, 85%/1+1, 90%/1+1 16:24:24
3) Arranque com extensão: (95%/2)4 08:32:32
4) Agachamento frontal: 60%/2, 70%/2, 80%/2, 85%/2, 90%/1, 80%/2, 85%/2 13:45:45

Dia 114 – Terça-feira (39 repetições)
Tarde
1) Arranque em pé: 60%/2, 65%/2, 70%/2, (75%/1)3 12:12:57
2) Arremesso em pé: 60%/2+2, 65%/2+2, 70%/2+2, (75%/1+1)3 18:30:75
3) Desenvolvimento: (X/2)4 08:38:83

Dia 115 – Quarta-feira
Repouso

Dia 116 – Quinta-feira (48 repetições)
1) Arranque em pé: 60%/2, (70%/2)3 08:08:91
2) Arremesso em pé: 60%/2+1, (70%/2+1)3 12:20:103
3) Agachamento livre com salto: (50%/2)4 08:28:111
4) Desenvolvimento com impulso: 60%/2, 65%/2, (70%/2)2 08:36:119

Dia 117 – Sexta-feira
Repouso

Dia 118 – Sábado
Competição

CAPÍTULO 14
MESTRE DO ESPORTE DE CLASSE INTERNACIONAL

Mestre do Esporte de Classe Internacional é a classificação mais alta no levantamento de peso olímpico. É baseada na média dos atletas na oitava colocação dos torneios mundiais e dos Jogos Olímpicos do quadriênio precedente. Considerando os totais de qualificação para essa categoria como valores de 100%, a diferença percentual entre essa categoria e a imediatamente abaixo dela (Mestre do Esporte) é imensa. As diferenças percentuais aqui são de, aproximadamente, 20%, ao passo que as diferenças entre as categorias mais baixas são menores que 10%.

Isso significa que o talento tem um papel importante na determinação de em qual categoria o atleta eventualmente ficará. Levantadores Mestres do Esporte de Classe Internacional são considerados profissionais e são pagos o suficiente para serem capazes de acomodar as muitas demandas dos padrões de treinamento para essa categoria. Esses levantadores são treinados por técnicos profissionais e, provavelmente, estão em um time no qual outros atletas ajudam a formar um ambiente psicologicamente favorável. Eles também têm acesso a instalações e a equipes de recuperação, bem como a profissionais de medicina esportiva, de nutrição esportiva, a psicólogos e a outros especialistas que forem necessários.

Esses atletas já representaram seus países em campeonatos juniores mundiais ou continentais e, no mínimo, em competições internacionais menores. Dominaram a arte da preparação e da *performance* de levantamento de peso da perspectiva de um atleta, e estão motivados a completar a carreira como atletas profissionais antes que a idade os limite para as capacidades regenerativas.

Tabela 14.1 – Totais para qualificação a Mestre do Esporte de Classe Internacional – Homens

Categoria de peso	56	62	69	77	85	94	105	+105
Totais	255	285	320	350	365	385	400	415

Tabela 14.2 – Totais para qualificação a Mestre do Esporte de Classe Internacional – Mulheres

Categoria de peso	48	53	58	63	69	75	+75
Totais	165	180	190	205	215	225	235

O volume de treino para atletas nessa categoria é excepcionalmente alto, contudo, pode ser um pouco modificado para acomodar atletas mais velhos e mais pesados. A intensidade média é muito alta, com a maioria das intensidades no nível de 80% ou mais. Isso exige muito esforço e não pode ser realizado sem o suporte de uma recuperação apropriada. A quantidade de tempo ocupado pela recuperação no cronograma diário e a medicina esportiva proíbem o atleta de fazer qualquer outra coisa que não esteja envolvida com o processo preparatório. A nutrição apropriada tem um papel importante também, tanto em termos de nutrir o organismo quanto de garantir que os nutrientes estejam disponíveis para reparar tecidos danificados durante o processo de treino. Isso inclui a suplementação adequada de vitaminas, de minerais e de outros micronutrientes que facilitam os vários processos metabólicos que devem ser acelerados para que se possa passar por um treino rigoroso por um período prolongado.

Esse nível de treinamento também exige que o treinador administre vários aspectos do cotidiano do atleta. A organização do cronograma diário para acomodar o treinamento, a recuperação e a alimentação deve ocupar uma quantidade significativa do tempo do treinador e, como resultado, cada técnico não pode ser responsável por mais de quatro atletas durante um período que se estenda por vários macrociclos.

Seleção de exercícios

Os exercícios a serem empregados são os mesmos usados para Mestres do Esporte. Esses exercícios são voltados para o desenvolvimento de força em um indivíduo e para manter e aumentar as características dinâmicas. Haverá menos movimentos de puxada executados com a barra a várias alturas em suspensão e sobre suportes. Os poucos que forem feitos serão nos mesociclos de preparação. Haverá bem poucos movimentos parciais, a menos que o atleta esteja se recuperando de uma lesão. A proporção de levantamentos clássicos e de suas variantes em relação a exercícios de construção de força variará de forma considerável entre os mesociclos de preparação e de pré-competição.

A carga será a principal variante, e não a escolha dos exercícios. Alguns desses exercícios serão empregados apenas em uma situação em que for necessária alguma correção e, depois, serão descontinuados assim que o ponto fraco voltar ao equilíbrio. Novamente, a variedade de exercícios diminuirá conforme a competição se aproximar. "Sobre plataforma" significa que o levantador está posicionado sobre uma plataforma que faz o peito do pé ficar bem próximo de tocar a barra na posição inicial. "Sobre suportes" significa que a barra está repousando sobre blocos [ou caixas, *steps* etc.,] que a elevam do chão antes do início de cada repetição.

1) *Arranque [Snatch] (em suspensão, sobre plataforma, sobre suportes)*
2) *Arremesso [Clean & Jerk]*
3) *Primeiro tempo do arremesso [Cleans] (em suspensão, sobre plataforma, sobre suportes)*
4) *Segundo tempo do arremesso saindo da posição de rack [Jerk off Rack]*
5) *Arranque em pé [Power Snatch] (em suspensão, sobre plataforma, sobre suportes)*
6) *Primeiro tempo do arremesso em pé [Power Clean] (em suspensão, sobre plataforma, sobre suportes)*
7) *Segundo tempo do arremesso em pé [Power Jerk] (em combinação com o primeiro tempo do arremesso em pé ou saindo da posição de rack)*
8) *Puxada de arranque (ou Extensão) [Snatch Pull (or Extension)] (sobre plataforma, sobre suportes)*
9) *Puxada do primeiro tempo do arremesso (ou Extensão) [Clean Pull (or Extension)] (sobre plataforma, sobre suportes)*
10) *Arranque com levantamento terra [Snatch Deadlift] (com parada, lento e excêntrico, sobre plataforma)*
11) *Primeiro tempo do arremesso com levantamento terra [Clean Deadlift] (com parada, lento e excêntrico, sobre plataforma)*
12) *Levantamento terra romeno [Romanian Deadlift] (pode ser sobre plataforma)*
13) *Agachamento livre [Back Squat] (com parada, lento e excêntrico)*
14) *Agachamento frontal [Front Squat] (com parada, lento e excêntrico)*
15) *Desenvolvimento com impulso [Push Press] (saindo da posição de rack)*
16) *Desenvolvimento [Press] (em pé, sentado ou Supino deitado ou inclinado)*
17) *Bom-dia [Good Mornings] (perna reta ou dobrada)*
18) *Agachamento de arranque [Overhead Squat]*

Parâmetros anuais de carga

A meta desse treino é elevar o nível de *performance* de levantadores excepcionais para um calibre internacional. Quase todos os atletas que chegam a essa categoria progrediram pelas classificações anteriores com muita rapidez, em virtude de seus talentos. A essa altura, todos os fatores físicos devem estar alinhados para entrar no regime de treinamento mais extenuante que existe.

O volume anual de treino para um Mestre do Esporte de Classe Internacional está na faixa de 20 a 25 mil repetições, com variações determinadas por fatores de idade e de peso corporal. O número de repetições na faixa de intensidade de 90% a 100%, para exercícios de arranque e de arremesso, está entre

400 e 700 por ano. Mais uma vez, o primeiro e o segundo tempo do arremesso são contados como repetições separadas.

A faixa de intensidade relativa para os exercícios de arranque e de arremesso normalmente está entre 73% e 77%. Esse valor pode ser distorcido pela prática de se incluir os exercícios de arranque em pé e de primeiro e segundo tempo do arremesso em pé. No geral, um levantador de pesos bem equilibrado e rigorosamente treinado terá valores de 100% nesses levantamentos, que são cerca de 80% do máximo para as versões clássicas. Isso significa que, se um atleta tem um arranque clássico máximo de 160 kg, e o arranque em pé máximo é de 80% disso, ou seja, 128 kg, então, 64% do peso do arranque clássico é 102,4 kg e é contado em termos de intensidade relativa como 80% do valor do arranque em pé. A forma como a intensidade relativa é determinada afetará essa faixa de intensidade relativa.

O volume médio para um mesociclo de preparação de quatro semanas para um Mestre do Esporte de Classe Internacional foi calculado em 2.360 repetições. O volume para um mesociclo pré-competição cai para 1.500 repetições. O número máximo de horas gastas em treino deveria estar na faixa de 34 a 36 horas.

Faixas de intensidade de cargas - Distribuição anual de volume: as porcentagens na Tabela 14.3 representam o percentual do volume anual para o grupo de exercícios indicado na primeira coluna. Lembre-se de que esses números são empiricamente derivados de parâmetros que se provaram eficazes. Eles são mais úteis quando considerados como representantes de tendências e de padrões. Podem ser modificados por um treinador experiente.

Tabela 14.3 – Distribuição anual do volume de cargas em zonas de intensidade

Intensidade/ Exercício	**50%-55%**	**60%-65%**	**70%-75%**	**80%-85%**	**90%-95%**	**100%-105%**	**110%**	**Média de intensidade anual**
Arranques		16%	63%	19%	2%			71%
Arremessos		11%	55%	31%		3%		73%
Puxadas de arranque				25%	37%	32%	6%	91%
Puxadas do primeiro tempo do arremesso			20%	38%	24%	13%	5%	84%
Agachamentos	22%	30%	25%	20%	2%			66%
Exercícios fundamentais (sem bom-dia nem desenvolvimento)	4%	13%	39%	25%	10%	8%	1%	79%

Os exercícios de arranque incluem todos os arranques e arranques em pé. Os de arremesso incluem todos os exercícios de primeiro tempo do arremesso, primeiro tempo do arremesso em pé, segundo tempo do arremesso e segundo tempo do arremesso em pé. Os números para exercícios de agachamento provavelmente mudaram para as faixas da direita. Agachamentos de maior intensidade são valiosos para o fortalecimento geral do corpo, e apenas em casos extremos suas intensidades médias deveriam ser reduzidas se eles estiverem afetando o desenvolvimento de características de velocidade. Novamente, o cálculo dos valores para o agachamento pode ser deturpado por incluir agachamentos de arranque no grupo e por se usar pesos absolutos nos cálculos. Os exercícios fundamentais incluem todos os exercícios dos Grupos 1–10, como listado no Capítulo 8.

Cálculos

Para Mestre do Esporte de Classe Internacional, é aconselhável agendar o maior pico de competição depois de três mesociclos de preparação de quatro semanas, seguidos por um mesociclo pré-competição de cinco semanas. Isso significa que os volumes semanais devem variar durante a fase de preparação, de maneira que entrem em um padrão regular e possam aumentar até um ponto de volume alto que impacte o suficiente as glândulas endócrinas. A distribuição do percentual de 2.360 repetições para o mesociclo de preparação e de 1.500 repetições para o mesociclo pré-competição nas quatro semanas é de 30%, 27%, 23% e 20%, em qualquer ordem.

Tabela 14.4 – Volume distribuído por semana

Mês de preparação 1	Semana 1	Semana 2	Semana 3	Semana 4
Volume	708	542	637	472
Mês de preparação 2	Semana 5	Semana 6	Semana 7	Semana 8
Volume	708	637	472	542
Mês de preparação 3	Semana 9	Semana 10	Semana 11	Semana 12
Volume	708	542	637	472
Mês pré-competição	Semana 13	Semana 14	Semana 15	Semana 16
Volume	450	345	405	300

Uma 17ª semana de polimento deveria preceder a competição. O volume deveria ser de, aproximadamente, 150 repetições. Portanto, trata-se de um ciclo de 17 semanas. Os dados da Tabela 14.4 estão representados no Gráfico 14.1.

Gráfico 14.1 – Volumes semanais do Mestre do Esporte de Classe Internacional

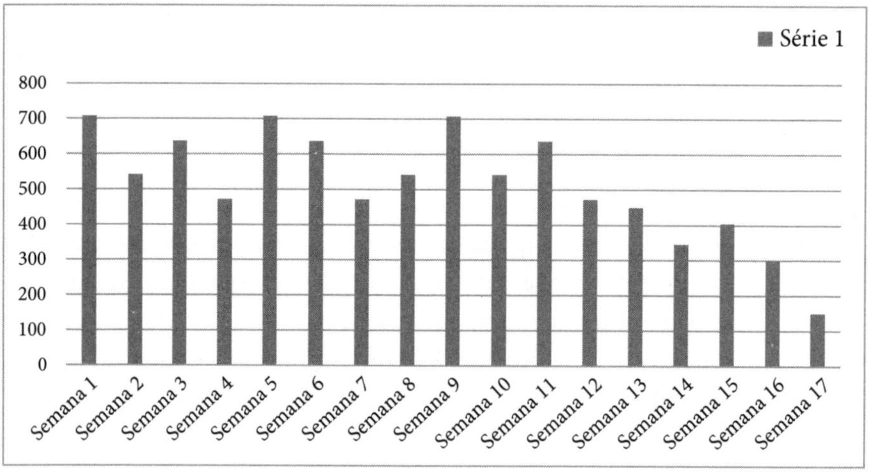

O volume de treinamento é, então, dividido em número de dias de treino por semana.

Tabela 14.5 – Volume de treinamento por semana

Semana	1	2	3	4	5	6	7	8	9	10	11	12	13	14	15	16	17
Dias de treino	6	6	6	6	6	6	6	6	6	6	6	6	6	5	5	4	3

Os volumes diários podem ser calculados ao se multiplicar o volume semanal pela porcentagem de volume diário (Tabela 14.6). Os mesociclos de preparação estão destacados em cinza.

Tabela 14.6 – Volume diário de um macrociclo de 17 semanas para um levantador Mestre do Esporte de Classe Internacional

Semana	Dia	Volume semanal	% diária	Volume diário
Semana 1	Dia 1	708	26%	184
	Dia 2		11%	78
	Dia 3		22%	156
	Dia 4		11%	78
	Dia 5		19%	135
	Dia 6		11%	78
	Dia 7		0%	0

Continua

Continuação

Semana	Dia	Volume semanal	% diária	Volume diário
Semana 2	Dia 8	542	26%	141
	Dia 9		11%	60
	Dia 10		22%	119
	Dia 11		11%	60
	Dia 12		19%	103
	Dia 13		11%	60
	Dia 14		0%	0
Semana 3	Dia 15	637	26%	166
	Dia 16		11%	70
	Dia 17		19%	121
	Dia 18		11%	70
	Dia 19		22%	140
	Dia 20		11%	70
	Dia 21		0%	0
Semana 4	Dia 22	472	26%	123
	Dia 23		19%	90
	Dia 24		11%	52
	Dia 25		22%	104
	Dia 26		11%	52
	Dia 27		11%	52
	Dia 28		0%	0
Semana 5	Dia 29	708	26%	184
	Dia 30		11%	78
	Dia 31		22%	156
	Dia 32		11%	78
	Dia 33		19%	135
	Dia 34		11%	78
	Dia 35		0%	0
Semana 6	Dia 36	637	26%	166
	Dia 37		11%	70
	Dia 38		22%	140
	Dia 39		11%	70
	Dia 40		19%	121
	Dia 41		11%	70
	Dia 42		0%	0

Continua

Continuação

Semana	Dia	Volume semanal	% diária	Volume diário
Semana 7	Dia 43	472	26%	123
	Dia 44		22%	104
	Dia 45		11%	52
	Dia 46		19%	90
	Dia 47		11%	52
	Dia 48		11%	52
	Dia 49		0%	0
Semana 8	Dia 50	542	26%	141
	Dia 51		11%	60
	Dia 52		22%	119
	Dia 53		11%	60
	Dia 54		19%	103
	Dia 55		11%	60
	Dia 56		0%	0
Semana 9	Dia 57	708	26%	184
	Dia 58		11%	78
	Dia 59		22%	156
	Dia 60		11%	78
	Dia 61		19%	135
	Dia 62		11%	78
	Dia 63		0%	0
Semana 10	Dia 64	542	26%	141
	Dia 65		11%	60
	Dia 66		22%	119
	Dia 67		11%	60
	Dia 68		19%	103
	Dia 69		11%	60
	Dia 70		0%	0
Semana 11	Dia 71	637	26%	166
	Dia 72		11%	70
	Dia 73		22%	140
	Dia 74		11%	70
	Dia 75		19%	121
	Dia 76		11%	70
	Dia 77		0%	0

Continua

Continuação

Semana	Dia	Volume semanal	% diária	Volume diário
Semana 12	Dia 78	472	26%	123
	Dia 79		19%	90
	Dia 80		11%	52
	Dia 81		22%	104
	Dia 82		11%	52
	Dia 83		11%	52
	Dia 84		0%	0
Semana 13	Dia 85	450	26%	117
	Dia 86		11%	50
	Dia 87		22%	99
	Dia 88		11%	50
	Dia 89		19%	86
	Dia 90		11%	50
	Dia 91		0%	0
Semana 14	Dia 92	345	13%	45
	Dia 93		30%	104
	Dia 94		0%	0
	Dia 95		27%	93
	Dia 96		15%	52
	Dia 97		15%	52
	Dia 98		0%	0
Semana 15	Dia 99	405	30%	122
	Dia 100		15%	61
	Dia 101		0%	0
	Dia 102		27%	109
	Dia 103		13%	53
	Dia 104		15%	61
	Dia 105		0%	0
Semana 16	Dia 106	300	35%	105
	Dia 107		15%	45
	Dia 108		0%	0
	Dia 109		28%	84
	Dia 110		0%	0
	Dia 111		22%	66
	Dia 112		0%	0

Continua

Continuação

Semana	Dia	Volume semanal	% diária	Volume diário
Semana 17	Dia 113	150	42%	63
	Dia 114		26%	39
	Dia 115		0%	0
	Dia 116		32%	48
	Dia 117		0%	0
	Dia 118		0%	0
	Dia 119			0

Gráfico 14.2 - Volumes diários de treinamento do Mestre do Esporte de Classe Internacional

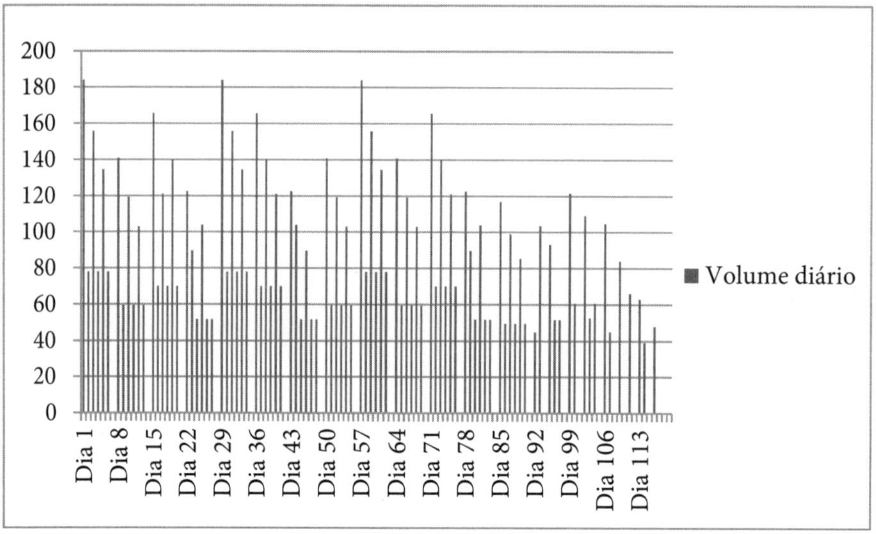

Exemplo de programa de treino

Este é um programa detalhado, mostrando exercícios específicos acompanhados das porcentagens, repetições e séries apropriadas. Os valores à direita representam, respectivamente, o volume de exercício, o volume diário e o volume acumulado naquela semana. O volume total semanal está após a designação em negrito da semana e o volume diário está após a indicação de cada dia. Nos dias em que o volume diário excede 100 repetições, o treino é dividido em duas sessões. A primeira sessão ocorre depois do desjejum, e a segunda é à tarde, após o almoço e, se possível, depois de um breve cochilo.

Semana 1 (mesociclo de preparação 1) – 708 repetições

Dia 1 – Segunda-feira (184 repetições)	
Manhã	
1) Agachamento livre: 60%/5, 70%/5, (75%/5)5	35:35:35
2) Arranque com extensão: (80%/5)5	25:60:60
3) Desenvolvimento com impulso: 60%/4, 65%/4, (70%/3)3	17:77:77
Tarde	
4) Arranque: 60%/3, 70%/3, (80%/2)6	18:95:95
5) Arremesso: 60%/3+1, 70%/3+1, (80%/2+1)6	26:121:121
6) Arranque com levantamento terra: (85%/5)6	30:151:151
7) Agachamento livre: (80%/3)4	12:163:163
8) Bom-dia: (X/5)4	20:183:183

Dia 2 – Terça-feira (78 repetições)	
Manhã	
1) Arranque em pé + desenvolvimento com impulso, atrás do pescoço + agachamento de arranque: 60%/3+3+3, 65%/3+3+3, (70%/2+2+2)3	36:36:219
2) Primeiro tempo do arremesso em pé + agachamento frontal + segundo tempo do arremesso em pé: 60%/3+3+3, 65%/3+3+3, (70%/2+2+2)3	36:72:255
3) Agachamento livre: (80%/2)4	08:80:263

Dia 3 – Quarta-feira (156 repetições)	
1) Agachamento livre: 60%/2, 70%/2, (75%/5)6	34:34:289
2) Primeiro tempo do arremesso com extensão: (80%/3)6	18:52:307
3) Arranque com levantamento terra: (100%/4)5	20:72:327
Tarde	
4) Arranque: 60%/2, 70%/2, (80%/2)6	16:88:343
5) Arremesso: 60%/2+2, 70%/2+2, (80%/2+1)5	23:111:366
6) Puxada alta de arranque: (75%/4)5	20:131:386
7) Desenvolvimento: (X/5)5	25:156:411

Dia 4 – Quinta-feira (78 repetições)	
Manhã	
1) Agachamento livre: 60%/2, 70%/2, (75%/5)4	24:24:435
2) Arranque em pé: 60%/2, 65%/2, (70%/2)4	12:36:447
3) Arremesso em pé: 60%/2+2, 65%/2+2, (70%/2+2)4	24:60:471
4) Bom-dia: (X/5)4	20:80:491

Dia 5 – Sexta-feira (135 repetições)
Manhã

1) Agachamento frontal: 60%/2, 70%/2, (75%/4)6	30:30:521
2) Puxada alta do primeiro tempo do arremesso: (80%/4)5	20:50:541
3) Desenvolvimento com impulso: 60%/4, 65%/4, (70%/3)5	23:73:564
Tarde	
4) Arranque: 60%/3, 70%/3, (80%/3)3	15:88:579
5) Arremesso: 60%/3+1, 70%/3+1, (80%/3+1)3	20:108:599
6) Agachamento livre: 60%/3, 70%/3, (80%/3)3	15:123:614
7) Desenvolvimento: (X/3)4	12:135:626

Dia 6 – Sábado (78 repetições)
Manhã

1) Agachamento livre: 60%/2, 70%/2, (80%/3)4	16:16:642
2) Arranque em pé: 60%/4, 65%/4, (70%/3)4	20:36:662
3) Arremesso em pé: 60%/4+2, 65%/4+2, (70%/3+2)3	27:63:689
4) Bom-dia: (X/5)4	

Dia 7 – Domingo
Descanso

Semana 2 (mesociclo de preparação) – 542 repetições

Dia 8 – Segunda-feira (141 repetições)
Manhã

1) Agachamento livre: 60%/5, 70%/5, (75%/5)2, (80%/4)2	28:28:28
2) Puxada alta de arranque, sobre suportes: (90%/5)4	20:48:48
3) Primeiro tempo do arremesso com levantamento terra: (95%/4)4	16:64:64
Tarde	
4) Arranque: 60%/3, 70%/3, (80%/3)5	21:85:85
5) Arremesso: 60%/3+1, 70%/3+1, (80%/3+1)4	24:109:109
6) Desenvolvimento com impulso: 60%/4, 65%/4, (70%/3)4	20:129:129
7) Bom-dia: (X/5)4	20:149:149

Dia 9 – Terça-feira (60 repetições)
Manhã

1) Agachamento livre: 60%/3, 70%/3, (80%/3)3	15:15:164
2) Arranque em pé: 60%/4, 65%/4, (70%/4)3	20:35:184
3) Primeiro tempo do arremesso em pé: 60%/4, 65%/4, (70%/4)3	20:55:204

Dia 10 – Quarta-feira (119 repetições)

Manhã

1) Agachamento frontal: 60%/4, 70%/4, (75%/4)2, (80%/4)2 24:24:228

2) Primeiro tempo do arremesso com extensão: (80%/5)4 20:44:248

3) Segundo tempo do arremesso em pé, atrás do pescoço:
60%/4, 65%/4, (70%/4)3 20:64:268

Tarde

4) Arranque: 60%/2, 70%/2, 80%/2, (85%/2)3 12:76:280

5) Arremesso: 60%/2+2, 70%/2+2, 80%/2+2, (85%/2+2)3 24:100:304

6) Desenvolvimento: (X/5)4 20:120:324

Dia 11 – Quinta-feira (60 repetições)

Manhã

1) Agachamento livre: 60%/3, 70%/3, (80%/3)2, (85%/2)2 16:16:340

2) Arranque em pé: 60%/4, 65%/4, (70%/4)3 20:36:360

3) Primeiro + segundo tempo do arremesso em pé:
60%/4+1, 65%/4+1, (70%/4+1)3 25:61:385

Dia 12 – Sexta-feira (103 repetições)

Manhã

1) Agachamento livre: 60%/4, 70%/4, (80%/4)3 20:20:405

2) Arranque com levantamento terra: (105%/4)5 20:40:425

3) Desenvolvimento com impulso, atrás do pescoço:
60%/3, 65%/3, (70%/3)2 12:52:437

Tarde

4) Puxada alta de arranque e arranque: 60%/3+1, 70%/3+1, (80%/3+1)3 20:72:457

5) Puxada alta do primeiro tempo do arremesso e primeiro
tempo do arremesso: 60%/3+1, 70%/3+1, (80%/3+1)3 20:92:477

6) Desenvolvimento: (X/3)4 12:104:489

Dia 13 – Sábado (60 repetições)

Manhã

1) Agachamento livre: 60%/2, 70%/2, (80%/2)4 12:12:501

2) Arranque em pé + agachamento de arranque:
60%/3+3, 65%/3+3, (70%/3+3)2 24:36:525

3) Primeiro + segundo tempo do arremesso em pé:
60%/3+3, 65%/3+3, (70%/3+3)2 24:60:549

Dia 14 – Domingo

Descanso

Semana 3 (mesociclo de preparação) – 637 repetições

Dia 15 – Segunda-feira (166 repetições)
Manhã

1) Agachamento livre: 60%/4, 70%/4, (80%/4)5	35:35:35
2) Puxada alta do primeiro tempo do arremesso: (80%/3)6	18:53:53
3) Desenvolvimento com impulso, atrás do pescoço: 60%/4, 65%/4, (70%/4)4	24:77:77
Tarde	
4) Arranque: 60%/4, 70%/4, (80%/4)3	20:97:97
5) Arremesso: 60%/4+1, 70%/4+1, (80%/4+1)3	25:122:122
6) Arranque com levantamento terra: (100%/2)5	10:132:132
7) Bom-dia: (X/8)4	32:164:164

Dia 16 – Terça-feira (70 repetições)
Manhã

1) Agachamento livre: 60%/3, 70%/3, (80%/3)3	15:15:179
2) Arranque em pé + desenvolvimento com impulso, atrás do pescoço + agachamento de arranque: 60%/3+3+3, 65%/3+3+3, (70%/3+3+3)3	45:60:224
3) Primeiro tempo do arremesso em pé: 60%/2, 65%/2, (70%/2)3	10:70:234

Dia 17 – Quarta-feira (121 repetições)
Manhã

1) Agachamento frontal: 60%/4, 70%/4, (80%/4)3	20:20:254
2) Arranque com extensão: (85%/4)5	20:40:274
3) Segundo tempo do arremesso em pé: 60%/3, 65%/3, (70%/3)4	18:58:292
Tarde	
4) Arranque: 60%/2, 70%/2, (80%/2)2, (85%/2)2	12:70:304
5) Arremesso: 60%/2+2, 70%/2+2, (80%/2+2)2, (85%/2+1)2	22:92:326
6) Puxada alta do primeiro tempo do arremesso: (80%/4)5	20:112:346
7) Desenvolvimento: (X/3)4	12:123:358

Dia 18 – Quinta-feira (70 repetições)
Manhã

1) Agachamento livre: 60%/2, 70%/2, (80%/2)6	16:16:374
2) Arranque em pé: 60%/2, 65%/2, (70%/2)4	12:28:386
3) Primeiro tempo do arremesso em pé + agachamento frontal + segundo tempo do arremesso: 60%/3+3+3, 65%/3+3+3, (70%/3+3+3)3	45:73:431

Dia 19 – Sexta-feira (140 repetições)

Manhã

1) Agachamento livre: 60%/2, 70%/2, (80%/4)5 — 24:24:455

2) Primeiro tempo do arremesso com extensão: (85%/4)5 — 20:44:475

3) Desenvolvimento com impulso: 60%/4, 65%/4, (70%/3)4 — 20:64:495

Tarde

4) Arranque: 60%/3, 70%/3, 80%/3, 85%/2, 80%/3, 85%/1 — 15:79:510

5) Arremesso: 60%/2+3, 70%/2+3, 80%/3+2, 85%/2+1, 80%/3+1, 85%/1+1 — 21:103:531

6) Arranque com extensão: (95%/4)5 — 20:123:554

7) Desenvolvimento: (X/4)4 — 16:139:570

Dia 20 – Sábado (70 repetições)

Manhã

1) Agachamento livre: 60%/2, 70%/2, (80%/2)4 — 12:12:582

2) Arranque em pé em suspensão: 60%/2, 65%/2, (70%/2)4 — 12:24:594

3) Primeiro tempo do arremesso em pé, em suspensão: 60%/2, 65%/2, (70%/2)4 — 12:36:606

4) Arranque com levantamento terra sobre plataforma: (90%/4)5 — 20:56:626

5) Desenvolvimento: (X/3)4 — 12:68:638

Semana 4 (mesociclo de preparação) – 472 repetições

Dia 22 – Segunda-feira (123 repetições)

Manhã

1) Agachamento livre: (80%/4)5 — 20:20:20

2) Puxada alta de arranque: (85%/4)5 — 20:40:40

3) Desenvolvimento com impulso: 60%/4, 65%/4, (70%/4)4 — 24:64:64

Tarde

4) Arranque: (80%/4)5 — 20:84:84

5) Arremesso: (80%/4+1)4 — 20:104:104

6) Primeiro tempo do arremesso com levantamento terra: (95%/3)6 — 18:122:122

Dia 23 – Terça-feira (90 repetições)

Manhã

1) Agachamento livre: (80%/3)5 — 15:15:137

2) Arranque em pé + desenvolvimento com impulso, atrás do pescoço + agachamento de arranque: (70%/4+4+4)4 — 48:63:185

3) Primeiro tempo do arremesso com extensão: 80%/4, (90%/4)5 — 24:87:209

Dia 24 – Quarta-feira (52 repetições)
Manhã

1) Agachamento frontal: (80%/4)5	20:20:229
2) Arranque: 60%/2, 70%/2, (80%/2)6	16:36:245
3) Arremesso: 60%/2+1, 70%/2+1, (80%/2+1)6	24:60:269

Dia 25 – Quinta-feira (104 repetições)
Manhã

1) Agachamento livre: (80%/3)4	12:12:281
2) Arranque em pé: 60%/3, 65%/3, (70%/3)4	18:30:299
3) Primeiro tempo do arremesso em pé + agachamento frontal + segundo tempo do arremesso: (70%/4+4+4)4	48:78:347
Tarde	
4) Arranque com extensão: (90%/4)5	20:98:367
5) Desenvolvimento: (X/3)4	12:110:379

Dia 26 – Sexta-feira (52 repetições)
Manhã

1) Agachamento livre: (80%/4)5	20:20:399
2) Arranque: (80%/4)4	16:36:415
3) Arremesso: (80%/4+1)3	15:51:430

Dia 27 – Sábado (52 repetições)
Manhã

1) Agachamento livre: (80%/2)4	08:08:438
2) Arranque em pé em suspensão: 60%/3, 65%/3, (70%/3)4	18:26:456
3) Primeiro tempo do arremesso em pé, em suspensão: 60%/3, 65%/3, (70%/3)4	18:44:474
4) Desenvolvimento: (X/3)4	12:56:486

Semana 5 (mesociclo de preparação) – 708 repetições

Dia 29 – Segunda-feira (184 repetições)
Manhã

1) Agachamento livre: (80%/5)5	25:25:25
2) Primeiro tempo do arremesso com extensão: (90%/4)5	20:45:45
3) Arranque com levantamento terra: (105%/4)5	20:65:65
4) Desenvolvimento: (X/5)4	20:85:85
Tarde	
5) Arranque: (80%/3)6	18:103:103

6) Arremesso: (80%/3+1)6	24:127:127
7) Desenvolvimento com impulso, atrás do pescoço: 60%/5, 65%/5, (70%/4)4	26:153:153
8) Bom-dia: (X/8)4	32:185:185

Dia 30 – Terça-feira (78 repetições)

Manhã

1) Agachamento livre: (80%/3, 85%/1)5	20:20:205
2) Arranque em pé + desenvolvimento com impulso, atrás do pescoço + agachamento de arranque: (70%/4+4+4)4	48:68:253
3) Desenvolvimento: (X/3)4	12:80:265

Dia 31 – Quarta-feira (156 repetições)

Manhã

1) Agachamento frontal: (80%/5)5	25:25:290
2) Arranque com extensão: (95%/4)5	20:45:310
3) Desenvolvimento com impulso: 60%/4, 65%/4, (70%/4)2	16:61:326

Tarde

4) Arranque: 60%/3, 70%/3, (80%/3, 85%/1)4	22:83:348
5) Arremesso: 60%/3+2, 70%/3+2, (80%/3+1, 85%/1+1)4	36:119:384
6) Levantamento terra romeno: (90%/5)5	25:144:409
7) Desenvolvimento: (X/3)4	12:156:421

Dia 32 – Quinta-feira (78 repetições)

Manhã

1) Agachamento livre: 60%/3, 70%/3, (80%/3)4	18:18:439
2) Primeiro tempo do arremesso em pé + agachamento frontal + segundo tempo do arremesso: (70%/4+4+4)4	48:66:487
3) Primeiro tempo do arremesso com extensão: (85%/3)4	12:78:499

Dia 33 – Sexta-feira (135 repetições)

Manhã

1) Agachamento livre: (80%/3)2, (85%/3)3	15:15:514
2) Puxada alta de arranque: (95%/4)6	24:39:538
3) Primeiro tempo do arremesso lento com levantamento terra, com duas paradas: (80%/3)5	15:54:553

Tarde

4) Arranque: (80%/3, 85%/1)4	20:74:573
5) Arremesso: (80%/3+1, 85%/1+2)4	28:102:601
6) Bom-dia: (X/8)4	32:134:633

Dia 34 – Sábado (78 repetições)
Manhã

1) Agachamento livre: (80%/3)6	18:18:651
2) Arranque com levantamento terra (subida lenta em 10 segundos): (80%/3)6	18:36:669
3) Levantamento terra romeno: (90%/5)5	25:61:694
4) Desenvolvimento com impulso: 60%/4, 65%/4, (70%/4)3	20:81:714

Semana 6 (mesociclo de preparação) – 637 repetições

Dia 36 – Segunda-feira (166 repetições)
Manhã

1) Agachamento livre: (80%/5)6	30:30:30
2) Extensão de arranque: (95%/4)6	24:54:54
3) Desenvolvimento com impulso: 60%/4, 65%/4, (70%/4)4	24:78:78
Tarde	
4) Arranque: (80%/4)6	24:102:102
5) Arremesso: (80%/4+1)5	25:127:127
6) Levantamento terra romeno: (90%/5)6	30:157:157
7) Desenvolvimento: (X/3)4	12:169:169

Dia 37 – Terça-feira (70 repetições)
Manhã

1) Agachamento livre: (80%/3, 85%/2)6	25:25:194
2) Arranque em pé + desenvolvimento com impulso, atrás do pescoço + agachamento de arranque: (70%/4+4+4)4	48:73:242

Dia 38 – Quarta-feira (140 repetições)
Manhã

1) Agachamento frontal: (80%/5)6	30:30:272
2) Primeiro tempo do arremesso com extensão: (90%/4)6	24:54:296
3) Segundo tempo do arremesso, atrás do pescoço: (80%/4)5	20:74:316
Tarde	
4) Arranque: 60%/3, 70%/3, (80%/3)6	24:98:340
5) Arremesso: 60%/3+1, 70%/3+1, (80%/3+1)6	32:130:372
6) Arranque com extensão: (105%/2)5	10:140:382

Dia 39 – Quinta-feira (70 repetições)
Manhã

1) Agachamento livre: (80%/3)6	18:18:400
2) Primeiro tempo do arremesso em pé + agachamento frontal + segundo tempo do arremesso: (70%/4+4+4)4	48:66:448

Dia 40 – Sexta-feira (121 repetições)

Manhã

1) Agachamento livre: (85%/2)6 12:12:460

2) Puxada alta de arranque: (100%/3)8 24:36:484

3) Segundo tempo do arremesso em pé, atrás do pescoço: 60%/3, 65%/3, 70%/3, (75%/3)4 21:57:505

Tarde

4) Puxada alta de arranque + arranque: (80%/3+1)6 24:81:529

5) Puxada alta do primeiro tempo do arremesso + primeiro tempo do arremesso: (80%/3+1)6 24:105:553

6) Bom-dia: (X/6)4 24:129:577

Dia 41 – Sábado (70 repetições)

Manhã

1) Agachamento livre: (85%/3)4 12:12:589

2) Arranque em pé: 60%/2, 65%/2, 70%/2, (75%/2)3 12:24:601

3) Primeiro tempo do arremesso em pé: 60%/2, 65%/2, 70%/2, (75%/2)3 12:36:613

4) Desenvolvimento com impulso: 60%/3, 65%/3, (70%/3)5 21:47:634

Semana 7 (mesociclo de preparação) – 472 repetições

Dia 43 – Segunda-feira (123 repetições)

Manhã

1) Agachamento livre: (80%/5)3, (85%/3)3 24:24:24

2) Primeiro tempo do arremesso lento com levantamento terra, com duas paradas: (80%/3)6 18:42:42

3) Arranque com extensão: (100%/3)6 18:60:60

Tarde

4) Arranque: (85%/3)6 18:78:78

5) Arremesso: (85%/3+1)5 20:98:98

6) Bom-dia: (X/6)4 24:122:122

Dia 44 – Terça-feira (104 repetições)

Manhã

1) Agachamento livre: (80%/3)6 18:18:140

2) Arranque com levantamento terra: (105%/3)6 18:36:158

3) Desenvolvimento: (X/4)5 20:56:178

Tarde

4) Arranque em pé: 60%/4, 65%/4, (70%/4)4 24:80:202

5) Primeiro tempo do arremesso em pé: 60%/4, 65%/4, (70%/4)4 24:104:226

Dia 45 – Quarta-feira (52 repetições)
Manhã
1) Agachamento frontal: (85%/3)6 18:18:244
2) Arranque: (85%/2)8 16:34:260
3) Arremesso: (85%/2+1)7 21:55:281

Dia 46 – Quinta-feira (90 repetições)
Manhã
1) Agachamento livre: (80%/3)5 15:15:296
2) Arranque: (80%/2)6 12:27:308
3) Arremesso: (80%/2+1)6 18:45:326
4) Arranque com extensão: (105%/3)5 15:60:341
5) Primeiro tempo do arremesso com levantamento terra: (95%/3)5 15:75:356
6) Desenvolvimento: (X/3)5 15:90:371

Dia 47 – Sexta-feira (52 repetições)
Manhã
1) Agachamento livre: (85%/2)5 10:10:381
2) Arranque em pé: 60%/3, 65%/3, 70%/3, (75%/2)4 17:27:398
3) Arremesso em pé: 60%/3+1, 65%/3+1, 70%/3+1, (75%/2+1)4 24:51:422

Dia 48 – Sábado (52 repetições)
Manhã
1) Agachamento livre: (80%/4)4 16:16:438
2) Arranque: (80%/2)5 10:26:448
3) Arremesso: (80%/2+2)5 20:46:468
4) Desenvolvimento: (X/2)4 08:54:476

Semana 8 (mesociclo de preparação) – 542 repetições

Dia 50 – Segunda-feira (141 repetições)
Manhã
1) Agachamento livre: (80%/5)3, (85%/3)3 24:24:24
2) Arranque com levantamento terra com duas paradas: (80%/3)6 18:42:42
3) Primeiro tempo do arremesso com extensão: (90%/3)5 15:57:57
4) Desenvolvimento com impulso: 60%/4, 65%/4, (70%/4)5 28:85:85
Tarde
5) Arranque: (80%/2)3, (85%/2)3 12:97:97
6) Arremesso: (80%/2+1)3, (85%/2+1)3 18:115:115
7) Bom-dia: (X/6)4 24:139:139

Dia 51 – Terça-feira (60 repetições)
Manhã
1) Agachamento livre: (80%/3)5 15:15:154
2) Arranque: 60%/2, 70%/2, (80%/2)6 16:31:170
3) Arremesso: 60%/2+1, 70%/2+1, (80%/2+1)5 21:52:191
4) Segundo tempo do arremesso em pé, atrás do pescoço:
60%/2, 70%/2, (75%/2)3 10:62:201

Dia 52 – Quarta-feira (119 repetições)
Manhã
1) Agachamento frontal: (80%/5, 85%/2)5 35:35:236
2) Arranque com extensão: (90%/5)5 25:60:261
3) Primeiro tempo do arremesso lento com levantamento terra, com duas paradas: (80%/3)5 15:75:276
Tarde
4) Arranque: (80%/3, 90%/1)4 16:91:292
5) Arremesso: (80%/3+1, 90%/1+1)4 24:115:316

Dia 53 – Quinta-feira (60 repetições)
Manhã
1) Agachamento livre: (80%/3)5 15:15:331
2) Arranque em pé: 60%/3, 65%/3, (70%/3)2, (75%/2)2 16:31:347
3) Primeiro + segundo tempo do arremesso em pé:
60%/3+2, 65%/3+2, (70%/3+2)2, (75%/2+2)2 28:59:375

Dia 54 – Sexta-feira (103 repetições)
Manhã
1) Agachamento livre: (80%/3, 85%/1)4 16:16:391
2) Puxada alta do primeiro tempo do arremesso: (80%/4)6 24:40:415
3) Desenvolvimento com impulso: 60%/4, 65%/4, (70%/4)4 24:64:439
Tarde
4) Arranque: (80%/3)4 12:76:451
5) Arremesso: (80%/3+1)4 16:92:467
6) Desenvolvimento: (X/3)4 12:104:479

Dia 55 – Sábado (60 repetições)
Manhã
1) Agachamento livre: (80%/2)6 12:12:491
2) Arranque em pé: 60%/3, 65%/3, (70%/3)5 21:33:511
3) Primeiro + segundo tempo do arremesso em pé:
60%/3+2, 65%/3+2, (70%/3+2)4 30:63:541

Semana 9 (mesociclo de preparação) – 708 repetições

Dia 57 – Segunda-feira (184 repetições)
Manhã

1) Agachamento livre: (85%/4)5	20:20:20
2) Arranque com extensão: (100%/3)6	18:38:38
3) Primeiro tempo do arremesso com levantamento terra: (95%/3)5	15:53:53
4) Desenvolvimento com impulso: 60%/4, 65%/4, (70%/4)5	28:81:81
Tarde	
5) Arranque: (80%/4)6	24:105:105
6) Arremesso: (80%/4+1)6	30:135:135
7) Agachamento livre: (80%/2)5	10:145:145
8) Segundo tempo do arremesso em pé, atrás do pescoço: (70%/3)3, (80%/3)3	18:163:163
9) Bom-dia: (X/5)4	20:183:183

Dia 58 – Terça-feira (78 repetições)
Manhã

1) Agachamento livre: 60%/2, 70%/2, (80%/2)4	12:12:195
2) Arranque: 60%/2, 70%/2, (80%/2)4	12:24:207
3) Arremesso: 60%/2+1, 70%/2+1, (80%/2+1)4	18:42:225
4) Arranque com levantamento terra: (105%/3)5	15:57:240
5) Desenvolvimento: (X/4)5	20:77:260

Dia 59 – Quarta-feira (156 repetições)
Manhã

1) Agachamento frontal: (85%/4)5	20:20:280
2) Arranque em pé: 60%/2, 65%/2, (70%/4)5	24:44:304
3) Primeiro + segundo tempo do arremesso em pé: 60%/2+2, 65%/2+2, (70%/4+2)5	38:82:342
Tarde	
4) Primeiro tempo do arremesso com extensão: (95%/3)5	15:97:357
5) Puxada alta de arranque em suspensão, abaixo dos joelhos: (80%/4)5	20:117:377
6) Desenvolvimento com impulso: 60%/4, 65%/4, (70%/4)4	24:141:401
7) Bom-dia: (X/4)4	16:157:417

Dia 60 – Quinta-feira (78 repetições)
Manhã
1) Agachamento livre: (80%/2)5 10:10:427
2) Arranque: 60%/2, 70%/2, (80%/2)2, (85%/2)2 12:22:439
3) Arremesso: 60%/2+2, 70%/2+2, (80%/2+2)2, (85%/2+2)2 24:46:463
4) Levantamento terra romeno: (95%/5)6 30:76:493

Dia 61 – Sexta-feira (135 repetições)
Manhã
1) Agachamento livre: (80%/3)8 24:24:517
2) Puxada alta de arranque: (100%/3)6 18:42:535
3) Primeiro tempo do arremesso com levantamento terra: (85%/3)5 15:57:550
4) Desenvolvimento com impulso, atrás do pescoço:
60%/4, 65%/4, (70%/4, 75%/2)3 26:83:576
Tarde
5) Arranque: 60%/3, 70%/3, (80%/3)4 18:101:594
6) Primeiro tempo do arremesso: 60%/3, 70%/3, (80%/3)4 18:119:612
7) Desenvolvimento: (X/4)4 16:135:628

Dia 62 – Sábado (78 repetições)
Manhã
1) Agachamento livre: 60%/2, 70%/2, (80%/2)6 16:16:644
2) Arranque em pé: 60%/3, (70%/3)4 15:31:659
3) Primeiro tempo do arremesso em pé: 60%/3, (70%/3)4 15:46:674
4) Primeiro tempo do arremesso com extensão: (90%/3)6 18:64:692
5) Arranque com levantamento terra (105%/4)5 20:84:712

Semana 10 (mesociclo de preparação) – 542 repetições

Dia 64 – Segunda-feira (141 repetições)
Manhã
1) Agachamento livre: (85%/4, 90%/1)5 25:25:25
2) Puxada alta de arranque: (105%/3)6 18:43:43
3) Primeiro tempo do arremesso com levantamento terra: (100%/4)5 20:63:63
Tarde
4) Arranque: 60%/1, 70%/1, 80%/1, 85%/1, 90%/1, (85%/3)4 17:80:80
5) Arremesso: 60%/1+1, 70%/1+1, 80%/1+1, 85%/1+1,
90%/1+1, (85%/3+1)4 26:106:106
6) Desenvolvimento: (X/4)4 16:122:122
7) Bom-dia: (X/6)4 24:146:146

Dia 65 – Terça-feira (60 repetições)
Manhã

1) Agachamento livre: (80%/3)6	18:18:164
2) Arranque: (80%/2)6	12:30:176
3) Arremesso: (80%/2+1)6	18:48:184
4) Segundo tempo do arremesso em pé: 70%/3, (75%/3)2, (80%/3)2	15:63:199

Dia 66 – Quarta-feira (119 repetições)
Manhã

1) Agachamento frontal: (85%/4, 90%/1)5	25:25:224
2) Primeiro tempo do arremesso com extensão: (95%/3)6	18:43:242
3) Desenvolvimento com impulso, atrás do pescoço: 60%/4, 65%/4, (70%/4)2, (75%/2)2	20:63:262
Tarde	
4) Arranque em pé: 60%/4, 65%/4, 70%/4, 75%/2, 70%/4, 75%/1	19:82:281
5) Primeiro + segundo tempo do arremesso em pé: 60%/4+2, 65%/4+1, 70%/4+1, 75%/2+1, 70%/4+1, 75%/1+1	26:89:288
6) Arranque com extensão: (100%/3)5	15:104:303
7) Segundo tempo do arremesso em pé: (70%/3)3, (75%/3)3	18:122:321

Dia 67 – Quinta-feira (60 repetições)
Manhã

1) Agachamento livre: (85%/2)5	10:10:331
2) Arranque: (80%/3)4	12:22:343
3) Arremesso: (80%/3+1)4	16:38:359
4) Primeiro tempo do arremesso com levantamento terra: (100%/3)4	12:50:371
5) Desenvolvimento: (X/3)4	12:62:383

Dia 68 – Sexta-feira (103 repetições)
Manhã

1) Agachamento livre: (80%/3)4	12:12:395
2) Puxada alta de arranque: (95%/4)5	20:32:415
3) Desenvolvimento com impulso: 60%/3, 65%/3, (70%/3)2, (75%/3)2	18:50:433
Tarde	
1) Arranque em pé + agachamento de arranque: 60%/2+3, (70%/2+3)2, (75%/2+3)2	25:75:458
2) Primeiro + segundo tempo do arremesso em pé: 60%/2+3, (70%/2+3)2, (75%/2+3)2	25:100:483

Dia 69 – Sábado (60 repetições)
Manhã
1) Agachamento frontal: (80%/3)5 15:15:498
2) Arranque: (80%/3, 85%/2)3 15:30:513
3) Arremesso: (80%/3+1, 85%/2+1)3 21:51:534
4) Desenvolvimento: (X/3)4 12:63:546

Semana 11 (mesociclo de preparação) – 637 repetições

Dia 71 – Segunda-feira (166 repetições)
Manhã
1) Agachamento livre: (85%/4)6 24:24:24
2) Puxada alta de arranque: (105% /3)7 21:45:45
3) Primeiro tempo do arremesso com levantamento terra: (100%/4)6 24:69:69
4) Desenvolvimento: (X /2)4 08:77:77
Tarde
5) Arranque: 60%/2, 70%/2, 80%/2, (85%/3, 90%/1)5 26:103:103
6) Arremesso: 60%/2+1, 70%/2+1, 80%/2+1, (85%/3+1, 90%/1+1)4 33:136:136
7) Bom-dia: (X/8)4 32:168:168

Dia 72 – Terça-feira (70 repetições)
Manhã
1) Agachamento livre: (85%/2)6 12:12:180
2) Arranque: (85%/2)6 12:24:192
3) Arremesso: (85%/2+2)5 20:44:212
4) Primeiro tempo do arremesso com extensão: (95%/3)6 18:62:230
5) Desenvolvimento: (X/2)4 08:70:238

Dia 73 – Quarta-feira (140 repetições)
Manhã
1) Agachamento frontal: (85%/4)6 24:24:262
2) Puxada alta do primeiro tempo do arremesso: (95%/3)6 18:42:280
3) Segundo tempo do arremesso saindo da posição de *rack*: (80%/4)6 24:66:304
Tarde
4) Arranque em pé: 60%/3, 65%/3, (70%/3)2, (75%/3)2 18:84:322
5) Arremesso em pé: 60%/3+1, 65%/3+1, (70%/3+1)2, (75%/3+1)2 24:108:346
6) Levantamento terra romeno: (100%/5)6 30:138:376

Dia 74 – Quinta-feira (70 repetições)

Manhã

1) Agachamento livre: (80%/3)5 — 15:15:391

2) Arranque: (85%/2)6 — 12:24:403

3) Arremesso: (85%/2+2)5 — 20:44:423

4) Desenvolvimento com impulso: 60%/2, (70%/2)3, (75%/2)3 — 14:58:435

5) Agachamento frontal: (85%/2)6 — 12:70:447

Dia 75 – Sexta-feira (121 repetições)

Manhã

1) Agachamento livre: (85%/3, 90%/2)6 — 30:30:477

2) Arranque com extensão: (105%/2)8 — 16:46:483

3) Segundo tempo do arremesso em pé: 60%/2, 70%/2, (75%/2, 80%/1)3 — 13:59:496

Tarde

4) Arranque: (80%/3)5 — 15:74:511

5) Arremesso: (80%/3+1)5 — 20:94:531

6) Primeiro tempo do arremesso lento com levantamento terra: (90%/4)6 — 24:118:555

Dia 76 – Sábado (70 repetições)

Manhã

1) Agachamento frontal: (80%/3)5 — 15:15:570

2) Arranque em pé: 60%/2, 70%/2, (75%/2)4 — 12:27:582

3) Arremesso em pé: 60%/2+2, 70%/2+2, (75%/2+2)3 — 20:47:602

4) Arranque com extensão: (95%/4)5 — 20:67:622

5) Desenvolvimento: (X/3)4 — 12:79:634

Semana 12 (mesociclo de preparação) – 472 repetições

Dia 78 – Segunda-feira (123 repetições)

Manhã

1) Agachamento livre: (85%/3, 90%/2, 95%/1)5 — 30:30:30

2) Puxada alta de arranque: (105%/3)6 — 18:48:48

3) Desenvolvimento com impulso: 60%/2, (70%/3, 75%/1)4 — 18:66:66

Tarde

4) Arranque: (80%/3, 85%/2, 90%/1)4 — 24:90:90

5) Arremesso: (80%/3+1, 85%/2+1, 90%/1+1)4 — 36:126:126

Dia 79 – Terça-feira (90 repetições)

Manhã

1) Agachamento livre: (85%/3)5	15:15:141
2) Arranque: (85%/2, 90%/1)5	15:30:156
3) Arremesso: (85%/2+1, 90%/1+1)5	25:55:181
4) Primeiro tempo do arremesso com levantamento terra: (100%/3)5	15:70:196
5) Bom-dia: (X/5)4	20:90:216

Dia 80 – Quarta-feira (52 repetições)

Manhã

1) Agachamento frontal: (85%/3, 90%/2, 95%/1)5	30:30:246
2) Arranque em pé: 60%/2, (70%/2, 75%/2)4	18:48:264
3) Desenvolvimento: (X/2)4	08:56:272

Dia 81 – Quinta-feira (104 repetições)

Manhã

1) Agachamento livre: (85%/3, 90%/1)4	16:16:288
2) Primeiro tempo do arremesso com extensão: (105%/2)5	10:26:298
3) Segundo tempo do arremesso em pé, atrás do pescoço: 60%/3, 70%/3, (75%/3, 80%/1)3	18:44:316

Tarde

4) Arranque: (80%/3, 85%/2, 90%/1)5	30:74:346
5) Arremesso: (80%/3+1, 85%/2+1, 90%/1+1)4	36:110:382

Dia 82 – Sexta-feira (52 repetições)

Manhã

1) Agachamento livre: (85%/3)4	12:12:394
2) Arranque em pé: 60%/2, 70%/2, (75%/2, 80%/1)3	13:25:407
3) Arremesso em pé: 60%/2+1, 70%/2+1, (75%/2+1, 80%/1+1)3	21:46:428
4) Desenvolvimento: (X/2)4	08:54:436

Dia 83 – Sábado (52 repetições)

Manhã

1) Agachamento frontal: (80%/4)3, (85%/3)3	21:21:457
2) Arranque: (80%/3, 85%/2, 90%/1)3	18:39:475
3) Arremesso: (80%/3+1, 85%/1+1, 90%/1+1)2	20:59:495

Semana 13 (mesociclo pré-competição) – 450 repetições

Dia 85 – Segunda-feira (117 repetições)

Manhã

1) Arranque: 60%/2, 70%/2, 80%/2, 85%/2, (90%/2)5 — 18:18:18

2) Arremesso: 60%/2+1, 70%/2+1, 80%/2+1, 85%/2+1, (90%/2+1, 90%/1+1)3 — 27:45:45

3) Puxada alta de arranque: (95%/3)6 — 18:63:63

Tarde

4) Agachamento livre: 80%/3, (85%/3, 90%/2)4 — 23:86:86

5) Segundo tempo do arremesso em pé: 60%/3, 70%/3, (75%/3, 80%/1)3 — 18:104:104

6) Primeiro tempo do arremesso com levantamento terra: (100%/2)6 — 12:116:116

Dia 86 – Terça-feira (50 repetições)

Manhã

1) Arranque: (85%/2)3, (90%/2)3 — 12:12:128

2) Arremesso: (85%/2+1)3, (90%/2+1)2, 90%/1+1 — 17:29:157

3) Primeiro tempo do arremesso com extensão: (95%/2)5 — 10:39:167

4) Desenvolvimento: (X/3)4 — 12:51:179

Dia 87 – Quarta-feira (99 repetições)

Manhã

1) Arranque em pé: 60%/3, (70%/3, 75%/2, 80%/1)3 — 21:21:200

2) Arremesso em pé: 60%/3+1, (70%/3+1, 75%/2+1, 80%/1+1)3 — 31:52:231

3) Arranque com extensão: (105%/2)6 — 12:64:243

4) Agachamento frontal: (80%/4)2, (85%/3, 90%/2, 95%/1)3 — 26:90:269

5) Desenvolvimento com impulso: 60%/2, 70%/2, (75%/2)2 — 08:98:277

Dia 88 – Quinta-feira (50 repetições)

Manhã

1) Arranque: 80%/3, 85%/2, 90%/2, 80%/2, 85%/2, 90%/1, (80%/3)3 — 21:21:298

2) Arremesso: 80%/3+1, 85%/2+1, 90%/2+1, 80%/2+1, 85%/2+1, 90%/1+1, (80%/3+1)3 — 30:51:328

Dia 89 – Sexta-feira (86 repetições)

Manhã

1) Arranque em pé + agachamento de arranque: 60%/3+4, (70%/2+3)2, (75%/2+3)2 — 27:27:355

2) Primeiro + segundo tempo do arremesso em pé:
60%/3+3, (70%/2+3)2, (75%/2+3)2 — 26:53:381

3) Primeiro tempo do arremesso com extensão: 80%/3, 90%/3, (95%/2)4 — 14:67:395

4) Agachamento frontal: 80%/1, 85%/1, 90%/1, (95%/1)5, (80%/3)4 — 20:87:415

Dia 90 – Sábado (50 repetições)

Manhã

1) Arranque: (80%/3, 85%/2, 90%/2)3 — 21:21:436

2) Arremesso: (80%/3+1, 85%/2+1, 90%/2+1)3 — 24:45:460

Semana 14 (mesociclo pré-competição) – 345 repetições

Dia 92 – Segunda-feira (45 repetições)

Manhã

1) Arranque: 60%/2, 70%/2, 80%/2, (85%/2, 90%/1)4 — 18:18:18

2) Arremesso: 60%/2+1, 70%/2+1, 80%/2+1, (85%/2+1, 90%/1+1)3 — 24:42:42

Dia 93 – Terça-feira (104 repetições)

Manhã

1) Arranque: (85%/2)6 — 12:12:54

2) Arremesso: (85%/2+1)5 — 15:27:69

3) Puxada alta de arranque: (100%/3)5 — 15:42:84

4) Agachamento livre: (85%/3, 90%/2, 95%/1)4 — 24:66:108

Tarde

5) Primeiro tempo do arremesso com levantamento terra: (100%/3)6 — 18:84:126

6) Segundo tempo do arremesso em pé: 60%/3, (70%/3, 75%/2, 80%/1)3 — 21:105:147

Dia 94 – Quarta-feira

Descanso

Dia 95 – Quinta-feira (93 repetições)

Manhã

1) Arranque em pé: 65%/3, (70%/3, 75%/2, 80%/1)4 — 27:27:174

2) Arremesso em pé: 65%/3+1, (70%/3+1, 75%/2+1, 80%/1+1)4 — 40:67:214

3) Agachamento frontal: (85%/3, 90%/2, 95%/1)4 — 24:91:238

Dia 96 – Sexta-feira (52 repetições)
Manhã
1) Arranque: (85%/2, 90%/1)5 — 15:15:253
2) Arremesso: (85%/2+1, 90%/1+1)5 — 25:40:278
3) Puxada alta do primeiro tempo do arremesso: (95%/3)4 — 12:52:290

Dia 97 – Sábado (52 repetições)
Manhã
1) Arranque: 80%/1, 85%/1, (90%/1)3, (80%/3)3 — 14:14:304
2) Arremesso: 80%/1+1, 85%/1+1, (90%/1+1)2, (80%/3+1)2 — 14:28:318
3) Agachamento livre: 80%/1, 85%/1, (90%/1)2,
(95%/1)2, (80%/3)3 — 15:43:333
4) Desenvolvimento: (X/3)4 — 12:55:345

Semana 15 (mesociclo pré-competição) – 405 repetições

Dia 99 – Segunda-feira (122 repetições)
Manhã
1) Arranque: repetições únicas a máximas
(máx.-10, máx.-5, máx.)3 — 15:15:15
2) Arremesso: repetições únicas a máximas
(máx.-10, máx.-5, máx.)3 — 30:45:45
3) Arranque com extensão: (105%/3)4 — 12:57:57
Tarde
4) Agachamento frontal: repetições únicas a máximas
(máx.-10, máx.-5, máx.)3 — 15:72:72
5) Segundo tempo do arremesso em pé: 60%/2, 70%/2, (80%/2)4 — 12:84:84
6) Primeiro tempo do arremesso com extensão: (95%/2)5 — 10:94:94
7) Desenvolvimento: (X/3)4 — 12:106:106
8) Bom-dia: (X/4)4 — 16:122:122

Dia 100 – Terça-feira (61 repetições)
Manhã
1) Arranque: 60%/2, 70%/2, 80%/2, (85%/2, 90%/1)3 — 15:15:137
2) Arremesso: 60%/2+1, 70%/2+1, 80%/2+1,
(85%/2+1, 90%/1+1)3 — 24:39:161
3) Puxada alta de arranque: (95%/2)5 — 10:49:171
4) Desenvolvimento com impulso: (70%/3)4 — 12:61:183

Dia 101 – Quarta-feira
Repouso

Dia 102 – Quinta-feira (109 repetições)
Manhã
1) Arranque em pé: repetições únicas a máximas
(máx.-10, máx.-5, máx.)3 13:13:192
2) Arremesso em pé: repetições únicas a máximas
(máx.-10, máx.-5, máx.)3 26:39:222
3) Primeiro tempo do arremesso com extensão: (90%/3, 95%/2)3 15:54:237
Tarde
4) Agachamento livre: repetições únicas a máximas
(máx.-10, máx.-5, máx.)3 15:69:252
5) Arranque com extensão: (105%/2)6 12:81:264
6) Primeiro tempo do arremesso com levantamento terra: (100%/3)4 12:93:276
7) Desenvolvimento: (X/3)5 15:108:291

Dia 103 – Sexta-feira (53 repetições)
Manhã
1) Arranque: repetições únicas a máximas (máx.-10, máx.-5, máx.)3 15:15:304
2) Arremesso: repetições únicas a máximas (máx.-10, máx.-5, máx.)3 30:45:334
3) Primeiro tempo do arremesso com extensão: (100%/2)4 208:53:342

Dia 104 – Sábado (61 repetições)
Manhã
1) Arranque em pé: 60%/2, 65%/2, (70%/2)4 12:12:354
2) Arremesso em pé: 60%/2+1, 65%/2+1, (70%/2+1)4 18:30:372
3) Agachamento frontal: 60%/3, 70%/3, 80%/3, (85%/3)4 21:51:393
4) Desenvolvimento: (X/2)5 10:61:403

Semana 16 (mesociclo pré-competição) – 300 repetições

Dia 106 – Segunda-feira (105 repetições)
Manhã
1) Arranque: repetições únicas a máximas (máx.-10, máx.-5, máx.)2 12:12:12
2) Arremesso: repetições únicas a máximas (máx.-10, máx.-5, máx.)2 24:36:36
3) Arranque com extensão: (105%/2)6 12:48:48
Tarde
4) Agachamento frontal: repetições únicas a máximas
(máx.-10, máx.-5, máx.)2 12:60:60

5) Primeiro tempo do arremesso com levantamento terra:
(105%/3)4 12:72:72

6) Segundo tempo do arremesso saindo da posição de *rack*:
(80%/3)2, (85%/2)2, 90%/1, 80%/3, 85%/2, 90%/1 17:89:89

7) Bom-dia: (X/5)4 20:109:109

Dia 107 – Terça-feira (45 repetições)

Manhã

1) Arranque: (85%/2)5 10:10:119

2) Arremesso: (85%/2+1)4 12:22:131

3) Primeiro tempo do arremesso com extensão: (95%/2)5 10:32:141

4) Desenvolvimento: (X/3)4 12:44:153

Dia 108 – Quarta-feira

Repouso

Dia 109 – Quinta-feira (84 repetições)

Manhã

1) Arranque: repetições únicas a máximas (máx.-10, máx.-5, máx.)2 12:12:165

2) Arremesso: repetições únicas a máximas (máx.-10, máx.-5, máx.)2 24:36:189

3) Agachamento livre: repetições únicas a máximas
(máx.-10, máx.-5, máx.)2 12:48:201

4) Puxada alta de arranque: (95%/3)5 15:63:216

5) Segundo tempo do arremesso saindo da posição de *rack*:
(80%/3, 85%/2, 90%/1, 95%/1)3 21:84:237

Dia 110 – Sexta-feira

Repouso

Dia 111 – Sexta-feira (66 repetições)

Manhã

1) Arranque em pé: repetições únicas a máximas
(máx.-10, máx.-5, máx.)2 10:10:247

2) Arremesso em pé: repetições únicas a máximas
(máx.-10, máx.-5, máx.)2 20:30:267

3) Agachamento frontal: (80%/3, 85%/3, 90%/1, 95%/1)2 16:46:283

4) Primeiro tempo do arremesso com extensão: (90%/2)4 08:54:291

5) Desenvolvimento: (X/3)4 12:66:303

Semana 17 (mesociclo pré-competição) – 150 repetições

Dia 113 – Segunda-feira (63 repetições)
Manhã
1) Arranque: 60%/1, 70%/1, 80%/1, (85%/1, 90%/1, 95%/1)3 12:12:12
2) Arremesso: 60%/1+1, 70%/1+1, 80%/1+1, (85%/1+1, 90%/1+1, 95%/1+1)3 24:36:36
3) Agachamento frontal: 80%/3, 85%/2, 90%/1, 95%/1, 80%/3, 85%/2, 90%/1 13:49:49
4) Arranque com extensão: (85%/2)5 10:59:59
5) Desenvolvimento: (X/2)4 08:67:67

Dia 114 – Terça-feira (39 repetições)
Manhã
1) Arranque em pé: (60%/1, 70%/1, 75%/1)3 09:09:76
2) Arremesso em pé: (60%/1+1, 70%/1+1, (75%/1+1)3 18:27:94
3) Agachamento livre: 60%/2, 70%/2, (80%/2)2, (85%/2)2 12:39:106

Dia 115 – Quarta-feira
Repouso

Dia 116 – Quinta-feira (48 repetições)
1) Arranque: 60%/1, 70%/1, (80%/1, 85%/1, 90%/1)2 08:08:114
2) Arremesso: 60%/1+1, 70%/1+1, (80%/1+1, 85%/1+1, 90%/1+1)2 16:24:130
3) Agachamento livre com salto: (50%/3)4 12:36:142
4) Desenvolvimento: (X/3)4 12:48:154

Dia 117 – Sexta-feira
Repouso

Dia 118 – Sábado
Repouso

Dia 119 – Domingo
Competição

SEÇÃO E
RECUPERAÇÃO

A recuperação é um processo que, em geral, ocorre quando a fisiologia do corpo é perturbada. Para atletas muito jovens ou para não atletas, o corpo se recupera e volta ao seu nível normal de funcionamento diariamente. É uma atividade homeostática normal. Quando o alcance da perturbação (estresse) se torna maior e ultrapassa as capacidades restaurativas do organismo, há uma interrupção temporária dessa atividade.

Atletas talentosos que praticaram preparação física geral durante a janela de tempo ideal suportam níveis maiores de estresse, antes que os níveis de atividade normais sejam interrompidos. Uma preparação física geral bem planejada e bem implementada aumenta a circulação local, melhora o funcionamento endócrino e melhora a capacidade dos pulmões de fazer a troca de gases. Todos esses três fatores são especialmente importantes para o processo de recuperação.

Outra função frequentemente negligenciada é a eficiência do sistema digestório nos processos de decomposição química e absorção. Dieta saudável e apropriada e atividade física levarão à eficiência digestiva durante o estágio púbere e a adolescência.

A função de um regime de recuperação é aumentar a capacidade de o organismo suportar volumes de treino cada vez maiores e mais frequentes.

O que acontece durante a recuperação é a eliminação de metabólitos dos tecidos afetados, o aumento no movimento das moléculas em nível local e, por conseguinte, uma taxa maior de colisão que resultará em atividade química para formar novas moléculas ou decompor as existentes. Para cumprir essas tarefas, a liberação de substâncias deve ser aumentada pela circulação.

A recuperação mais eficiente ocorrerá com o menor gasto calórico. As atividades de recuperação devem ser passivas.

Há diversas modalidades disponíveis para o processo de recuperação e, como qualquer estímulo, há uma resposta adaptativa que irá minimizar os efeitos dele. Por causa dessa adaptação, as modalidades devem ser alternadas com regularidade, para que tenham um efeito contínuo no organismo.

Treinadores e administradores esportivos se esforçam muito para aprender e implementar os programas de treino mais eficientes, mas a recuperação costuma ser ignorada, embora sua importância no desenvolvimento do atleta aumente conforme este atinja níveis mais altos no esporte.

Um programa de recuperação eficiente permitirá que o atleta mantenha cargas de treino maiores em mais dias consecutivos de treino. Em longo prazo, isso terá efeito de aumento na carga de treino anual.

Um atleta A pode ser capaz de manter um volume de treinamento grande por dois dias consecutivos, ao passo que um atleta B com uma recuperação superior pode ser capaz de manter essa carga por mais um dia. Essa situação pode resultar em mais dias de cargas pesadas no decorrer do ano e, assim, um nível de *performance* significantemente melhorado.

Com a tecnologia antidoping de ponta utilizada para testar os atletas olímpicos de elite, as drogas ilícitas para aumento de *performance* se tornarão cada vez menos relevantes no desenvolvimento atlético. Por sua vez, a recuperação terá cada vez mais importância.

Um breve comentário sobre as drogas para melhora de *performance* do ponto de vista de um treinador que teve de lidar com o assunto por anos. Tanto os traficantes quanto os que desempenham papel de polícia – a Agência Mundial Antidoping (WADA, na sigla em inglês) – têm algum tipo de interesse em manter a mitologia sobre tais drogas. Os que providenciam drogas tentam promover o produto e ganham muito se conseguirem convencer os atletas de que elas podem transformar um atleta medíocre em um campeão mundial.

A WADA recebe patrocínio de várias fontes para ir atrás dos usuários dessas drogas. Se forem eficientes, seu trabalho não precisará mais ser realizado. Se os atletas forem convencidos de que há benefícios mínimos com o uso dessas drogas, de que o uso delas não compensa o risco de serem pegos, não ficarão tão inclinados a usá-las e a necessidade de testá-los diminuirá.

Se a recuperação apropriada eliminasse completamente a necessidade do uso dessas substâncias, ambos os grupos ficariam desempregados. E, como nenhum dos dois não ganha nada com serviços e tecnologia de recuperação, não têm interesse algum em promover a recuperação como uma maneira alternativa de melhorar a *performance* atlética.

Em razão da falta de demanda, não houve um esforço muito grande no desenvolvimento de tecnologias de recuperação mais eficientes. Provavelmente, estamos agora no início da recuperação melhorada, e as nações interessadas em conseguir os melhores resultados internacionais irão atrás de desenvolver essas tecnologias com vigor.

CAPÍTULO 15
MEIOS DE RECUPERAÇÃO

A recuperação é o processo usado para retornar os músculos, as glândulas endócrinas e outros tecidos e órgãos associados ao seu estado normal de repouso entre as sessões de treino. Consiste em reduzir os metabólitos acumulados dentro dos músculos e em induzir uma circulação maior para remover aquelas moléculas e substituí-las com nutrientes que auxiliarão os tecidos na sua recuperação. Também envolve a secreção de hormônios anabólicos e o aumento da capacidade deles para acessar as células. Ajuda, ainda, a melhorar a drenagem linfática. Os meios pelos quais esses processos podem ser facilitados são muitos e variados.

Apesar de eu ter uma extensa experiência no treinamento de levantadores de peso, nunca tive o acesso necessário a modalidades de recuperação para explorar o suficiente as possibilidades e me tornar um especialista em sua implementação. Tenho, contudo, experiência considerável com atletas que foram capazes de fazer uso regular de alguns desses meios e descobriram que melhoram muito a capacidade de treinamento a grandes intensidades, com cargas altas e frequências maiores.

Descobri que, por algum motivo estranho, bobo ou desconhecido, o Centro de Treinamento Olímpico dos Estados Unidos tem sido, no mínimo, relaxado ao lidar com as questões de recuperação para os levantadores de peso e outros atletas abrigados nas instalações de Colorado Springs. Durante os períodos em que trabalhei como treinador para levantadores de peso do programa, sempre houve alguma resistência em oferecer instalações e terapeutas para recuperação.

Uma vez que o uso de fármacos entra na categoria de recuperação e o Centro de Treinamento Olímpico dos Estados Unidos tem, de forma justificada, tomado posições contundentes contra o uso de drogas para melhora de *performance*, seria no mínimo razoável esperar que enfatizassem outras modalidades de recuperação para minimizar a necessidade do uso de medicamentos. Esse nunca foi o caso. Esperaria que um Comitê Olímpico Nacional tomasse a liderança em oferecer os melhores meios de recuperação para atletas em treinamento intenso. O Centro de Treinamento Olímpico dos Estados Unidos há anos tem optado por minimizar, se não ignorar, a questão ou meramente abordá-la só com palavras. Se a meta do programa é ganhar medalhas nos Jogos Olímpicos e Pan-Americanos, então, qualquer meio legal de se aumentar a habilidade para treinar de forma eficiente teria que ser uma prioridade.

Sabe-se que a taxa de recuperação depois de um exercício estressante é um fator-chave na manutenção do progresso no condicionamento atlético. A capacidade do corpo de se recuperar sozinho tem relação direta com a taxa metabólica, e, portanto, o desenvolvimento atlético é mais rápido nos adultos jovens e nos levantadores em categorias mais baixas de peso corporal. Conforme um atleta ganha peso e/ou idade, a recuperação se torna um fator mais importante para possibilitar o aumento das cargas de treino.

O primeiro fator a ser considerado pelo treinador é o talento do atleta. Existe algo chamado de talento metabólico, e os atletas de elite têm a capacidade de se recuperar com uma velocidade bem maior do que a de uma pessoa normal. Em geral, altos níveis de energia durante a juventude são bons indicadores de uma taxa alta de recuperação. Eles são reflexo de uma boa circulação e de uma boa taxa de troca de materiais no corpo.

O segundo fator é o uso apropriado do condicionamento físico geral antes e ao longo da adolescência, para melhorar o maquinário circulatório no corpo e desenvolver pontos receptores para aquelas moléculas que influenciarão nos processos regenerativos em níveis celular e subcelular.

A aplicação apropriada dos meios de recuperação no processo de desenvolvimento do treinamento permitirá que cargas de treino cada vez maiores sejam impostas ao atleta. Durante os estágios de maturação da carreira atlética, a recuperação é absolutamente necessária para manter o progresso contínuo.

Os meios de recuperação devem ser variados para que permaneçam eficazes, uma vez que o corpo pode se adaptar a várias modalidades de recuperação. É melhor que sejam feitos em instalações de recuperação localizadas perto das instalações de treinamento e que tenham várias modalidades convenientemente disponíveis. A recuperação deveria, acima de tudo, não demandar um dispêndio desnecessário de energia, uma vez que isso reduziria o maior propósito para o qual está sendo empregada. A inclusão das sessões de recuperação no cronograma diário segue lado a lado com o planejamento e a organização da alimentação, do sono e do treinamento ao se planejar a rotina diária. Quanto mais os levantadores de peso avançam em suas carreiras, maior a necessidade de uma rotina bem-estruturada. Conforme os resultados crescem, o ritmo apropriado e a implementação da alimentação, do sono e da recuperação se tornam muito mais críticos e, portanto, a necessidade de uma rigidez no cronograma e em rotinas se torna maior.

A Tabela 15.1, a seguir, reflete a rotina de recuperação para um atleta com um treinamento sério. Foi originalmente apresentada no livro *Secrets of Soviet Sports Fitness and Training* (em tradução livre, “Os segredos do treinamento e do condicionamento nos esportes soviéticos"), de Michael Yessis e Richard Trubo. O Dr. Yessis foi um pesquisador sério dos métodos de treinamento soviéticos e conseguiu obter essas informações em visitas à União Soviética durante seu auge esportivo.

Tabela 15.1 – Cargas de treinamento e métodos de recuperação

Cargas de treinamento e métodos de recuperação	**Dias da semana**							
	1	2	3	4	5	6	7	**Total semanal**
Cargas de treinamento e meios de recuperação (em minutos)								
Manhã	45	45	45	45	45	45	45	315
Tarde	150	90	120		150	90		600
Noite	90		90		90	90		360
Condicionamento físico geral	30	60	30	90	30	60	60	360
Total diário	315	195	285	135	315	285	105	1.635
Métodos de recuperação								
Massagem manual		30				30		60
Massagem vibracional	15		30		20			65
Banho com turbilhão		20						20
Banho de choque térmico		5				5		10
Ducha	10	5	10	10	10	5	10	60
Chuveiro Sharko		5				5		10
Banho de água corrente		5				5		10
Radiação ultravioleta		5		5		5		15
Banho quente (sauna)		15				15		30
Banhos com folhas de pinheiro	10			10				20
Reabilitação psicológica	30					30		60
Total diário	65	90	40	25	30	100	10	360

Observação: o chuveiro Sharko é um chuveiro de alta pressão (1,5 atm), 15 a 20 °C de uma distância de 3,5 metros.

Essa tabela ilustra como há um ciclo regular para as modalidades de recuperação no decorrer da semana. A razão para essas modalidades variarem com regularidade é que o corpo se adapta a uma ou outra modalidade ao longo do tempo e elas perdem sua eficácia. Para prevenir que isso ocorra, um sistema de rotação deve ser instituído.

Meios pedagógicos

A recuperação pode ser melhorada por meio de uma abordagem psicológica do atleta direcionada às sessões individuais de treino e ao planejamento do treino em longo prazo. O treinador também deve estar envolvido em algumas dessas decisões e em alguns desses processos.

A estrutura de uma sessão individual no tocante a aquecimento, seleção de exercícios, ordem dos exercícios, carga, volta à calma e períodos de descanso entre as séries pode ser modificada para que se obtenha o máximo de produtividade e se siga para uma sessão subsequente igualmente produtiva. Uma vez que cada período de descanso entre séries é uma forma de recuperação, o atleta deve se certificar de que o treino seja ritmado de maneira a permitir que haja suficiente recuperação entre as séries. Uma sessão de treinos executada com descanso insuficiente entre as séries afetará a capacidade de treino do próximo dia.

Em longo prazo, os levantadores mais avançados terão que comunicar as informações sobre repouso durante o sono, apetite e outros fatores não diretamente relacionados ao treinamento, para que este possa ser modificado de forma apropriada para atingir a metas desejadas em cada mesociclo e macrociclo. Essa manipulação habilidosa do treino é parte da arte de ser treinador e uma das razões-chave para o fracasso da abordagem do "treino por correspondência".

É claro que isso requer que o treinador esteja trabalhando com um número viável de atletas para poder acompanhar todos os detalhes que envolvem o caso de cada um. Em meus estudos na Bulgária, fui informado de que os melhores treinadores profissionais não ficam responsáveis por mais do que quatro atletas por vez.

Métodos gerais e métodos localizados

A recuperação pode ser dividida em duas categorias amplas. Os métodos gerais são mais abrangentes e incluem massagem no corpo todo, luz ultravioleta, ionização e várias formas de hidroterapia. Métodos localizados incluem massagem no corpo, estimulação elétrica e ultrassom. Aplica-se melhor a primeira categoria após períodos de treinos mais intensos, ao passo que a segunda funciona melhor após as sessões individuais de treino. Se o atleta estiver treinando em múltiplas sessões por dia, os métodos localizados devem ser empregados após sessões individuais, já os métodos gerais, ao final do dia.

Balneoterapia

A balneoterapia é um processo de estímulo da circulação pela imersão do corpo em banhos de sais minerais e aromáticos. Com o calor e a pressão hidrostática, a efervescência da solução aumenta significativamente a circulação geral. O uso de uma banheira de hidromassagem também pode aumentar a resistência friccional e, dessa maneira, melhorar o valor terapêutico da imersão em água quente. Esse aumento da circulação sanguínea tem o propósito duplo de oferecer uma disponibilidade maior de oxigênio, de macro e micronutrientes e de hormonios, enquanto remove os metabólitos dos tecidos que passaram por esforço e aumenta a drenagem linfática. O uso regular de banhos minerais quentes tem, há tempos, se mostrado um item muito procurado em *spas* e tem um papel decisivo na recuperação de atletas que estão sob treinos pesados.

A temperatura deve estar, aproximadamente, em 35 °C e o tempo de imersão para levantadores de peso deve ser entre 12 e 15 minutos. Seguem alguns parâmetros para a temperatura da água:

Tabela 15.2 – Parâmetros para a temperatura da água

Muito fria	10 a 12 °C
Fria	Abaixo de 30 °C
Amena ou fresca	30 a 33 °C
Neutra	34 a 36 °C
Quente	36 a 38 °C
Muito quente	38 a 40 °C
Escaldante	40 a 45 °C

Em complemento ao óleo essencial de pinheiro, agulhas de abeto e camomila também podem ser usadas para auxiliar no relaxamento, no sono e no tratamento de desordens nervosas, na circulação cutânea e na abertura das conchas nasais.

Os tipos mais comuns de banhos terapêuticos são os banhos minerais, sendo o cloreto de sódio a solução mais usada. Outros cátions possíveis são o potássio e o magnésio, e os ânions possíveis são o cloro, o sulfato e o ácido carbônico. Alguns desses materiais penetrarão na pele e serão absorvidos pela corrente sanguínea.

Banhos de salmoura, em particular, podem ser cansativos, e é aconselhável fazer uma hora de descanso depois deles.

Os atletas deveriam usar faixas de temperaturas quentes para banhos minerais depois do treinamento, como uma forma excelente de relaxamento. Banhos sulfurosos são especialmente úteis para atletas com lesões nas articulações.

Massagem esportiva

Massagem esportiva ou atlética é executada por um terapeuta com um treinamento específico. Essa modalidade é importante para estimular a circulação local em tecidos muito afetados e para desfazer nós musculares e acúmulos metabólicos.

Se os músculos adversamente afetados por uma grande carga de treino não forem restaurados por um massagista habilidoso, sua capacidade de contrair e de funcionar de forma eficaz ficará muito comprometida. Além disso, a massagem, como qualquer outra forma de recuperação, também tem um efeito ergonômico, fazendo o músculo massageado gastar menos energia no processo de cura.

Uma das vantagens da massagem esportiva é que ela pode lidar diretamente com as áreas que precisam de maior atenção, em vez do organismo como um todo. Uma vez que os movimentos do levantamento de peso têm efeitos globais no corpo, um músculo ou um grupo de músculos severamente impactados pode inibir a *performance* dos exercícios de treino, o que, portanto, renderá ao treino um efeito menor do que o ideal. A massagem esportiva pode ajudar muito na recuperação localizada e, por conseguinte, possibilitar uma contribuição global.

A especialidade da massagem esportiva vem sendo empregada com mais frequência por atletas profissionais conforme os níveis competitivos aumentam e os indivíduos continuam buscando vantagens. A massagem esportiva é um dos fatores que podem afetar a *performance* atlética quando o treino e as competições começam a exigir demais. Pode ser um fator significativo que permitirá aos atletas continuarem sua preparação para níveis mais altos.

Automassagem

Esse tipo de massagem pode ser usado para a recuperação de muitos grupos musculares que não sofreram um trauma resultante de um treinamento extremo. É algo econômico, conveniente e, portanto, mais aplicável, especialmente por atletas que viajam com frequência ou que não têm disponível uma instalação usual de recuperação. Essa é uma forma recuperação localizada que é mais bem aplicada em áreas que não sofreram com um treino muito extenuante.

Crioterapia

É o processo de aplicar gelo em locais inflamados para minimizar os inchaços pela inibição da vasodilatação. Isso é especialmente útil para áreas que podem inchar e, por conseguinte, inibir a liberdade de movimento.

A aplicação de gelo por 20 minutos, seguida de 10 minutos de não aplicação é um ciclo que pode ser repetido várias vezes para reduzir de forma eficaz o inchaço nas áreas agravadas. Para muitas lesões menores, essa terapia simples permitirá que o corpo funcione de forma eficaz na próxima sessão de treino.

Câmaras criogênicas que mantêm o ambiente em temperaturas muito baixas também demonstraram ter efeitos regenerativos benéficos no corpo como um todo. Mais pesquisas estão sendo feitas atualmente nessa área, e elas podem, em breve, tornar-se um fator significativo no processo de recuperação com um todo. Ouvi recentemente sobre uma câmara criogênica que está sendo fabricada na Alemanha e que pode acomodar 11 atletas enquanto abaixa as temperaturas até –100 °C.

Choque térmico

Essa modalidade de terapia é mais bem realizada em um vestiário com vários chuveiros. Depois de uma sessão de treinamento extenuante, o atleta toma um banho com água na temperatura mais quente que o corpo pode tolerar, possivelmente por vários minutos, enquanto o chuveiro ao lado é ajustado para a temperatura mais fria possível. Quando a temperatura corporal do atleta estiver bem elevada, ele pode se transferir rapidamente para a ducha fria por um período de cerca de 30 segundos. Esse procedimento tem o efeito de primeiro causar uma vasodilatação significante e, na sequência, uma vasoconstrição.

Essa mudança rápida ajuda bastante a melhorar a eliminação dos metabólitos dos músculos e, dessa forma, acelera a recuperação.

As mesmas faixas de tempo e temperatura podem ser usadas para choques térmicos nos pés, o que melhorará a circulação nas extremidades.

Vapor

Seu uso via duchas de vapor eleva, de forma eficiente, a temperatura do corpo, estimula a vasodilatação e, portanto, a circulação periférica. O aumento da temperatura corporal também aumenta a sudorese, mas a umidade inibe a perda de calor por evaporação. Isso causa ainda mais transpiração e, assim, oferece um caminho adicional de eliminação metabólica. Saunas de vapor não são consideradas eficazes porque não atingem uma temperatura alta o suficiente para penetrar no tecido muscular e causar as mudanças fisiológicas apropriadas.

Sauna

A sauna seca é outra modalidade para elevar a temperatura corporal, aumentar a vasodilatação e, assim, acelerar o fluxo sanguíneo pelos músculos que acabaram de passar por treinamento. O calor seco causa muita perda de água pela evaporação. De novo, o influxo de sangue para os músculos transporta nutrientes para o processo de recuperação.

A sauna deve ser mantida entre 79 e 96 °C. A umidade deve estar na faixa entre 5% e 15%.

Aparentemente, de acordo com as minhas fontes, essa modalidade de sauna é usada nos países escandinavos. Os atletas usam uma sauna fechada que tem acesso para o ar livre e é ativada durante o inverno.

Depois de um treino difícil, os atletas tiram as roupas e entram na sauna com a temperatura alta. Então, batem uns nos outros com ramos de bétula por um período de até 10 minutos. Isso provoca uma irritação da pele que, com o calor da sauna, gera vasodilatação para os músculos. Depois de aquecerem suficientemente o corpo dessa forma, os atletas saem da sauna e rolam nus na neve.

O frio repentino causa uma rápida vasoconstrição que auxilia muito na remoção dos metabólitos dos músculos e, assim, acelera o processo de recuperação. Os atletas ficam bem mais capazes de treinar de forma eficiente no dia seguinte.

Nunca tentei essa técnica, mas parece, de fato, ser um método mais eficaz do que o choque térmico com duchas para ativar a vasodilatação seguida da vasoconstrição.

Outro método eficaz é tomar um banho primeiro em água a 40 °C, sem molhar a cabeça. Então, entrar em uma sauna e sentar no banco mais baixo por 2 a 3 minutos. Depois desse período, subir para o banco mais alto e deitar por 6 a 10 minutos. Na sequência, tomar uma ducha a 10 °C por 20 a 40 segundos de duração e, então, uma ducha quente a cerca de 38 °C por alguns minutos. Depois, fazer uma pausa de 10 a 15 minutos, durante a qual o corpo deve ser enxugado com uma toalha. O ciclo deve se repetir por um total de 3 séries.

Natação

Nadar por distâncias curtas com a água entre 27 e 30 °C pode ser bem útil para relaxar a musculatura depois de um treino bem extenuante.

Acupuntura e reflexologia

Ambas as modalidades são eficazes, mas exigem um terapeuta profissional.

Eletroestimulação

A eletroestimulação é um meio bem eficaz de recuperação localizada quando empregada com outras modalidades de recuperação. Eletroestimuladores podem ser ligados instantaneamente, mas só devem ser usados para recuperação. Alguns indivíduos, por engano, acreditam que eles possam ser usados para estimulação muscular e para ganho de massa, mas isso nunca foi observado em grandes músculos. Apesar da sua eficácia para recuperação, os eletroestimuladores são considerados menos eficazes para massagem.

Ultrassom

O ultrassom pode estimular muito a circulação localizada e deveria ser usado para lidar com microtraumas. Depois de receberem as instruções apropriadas, os atletas podem fazer sua própria terapia com esse equipamento.

Banheira de hidromassagem

O uso da banheira de hidromassagem oferece um efeito relaxante para os músculos e deixa a temperatura mais alta pelo aumento da vasodilatação. Também oferece uma resistência friccional que não existe em outras banheiras. Essa resistência torna mais intensa a atividade vascular. Essa combinação de resistência friccional e aumento de temperatura facilita o influxo dos nutrientes e a eliminação de metabólitos.

O aumento da temperatura corporal e da vasodilatação leva à perda de água e de eletrólitos, o que pode afetar os processos metabólicos que ocorrem durante o sono como precursores do treino do dia seguinte. Por essa razão, deve se considerar uma reposição de água e de eletrólitos tanto em termos de quantidade quanto de ritmo em relação à recuperação.

Hidratação

Uma pessoa perde aproximadamente 2,5 litros de água por dia, parte disso durante o sono. Essa perda aumenta a viscosidade do sangue. Durante o processo de um treino intenso, outros 1 a 2 litros de água são perdidos pela transpiração e pela expiração. A hidratação deve ser considerada parte do processo de recuperação. O consumo frequente de água em pequenas quantidades previne que o estômago fique cheio demais a ponto de poder restringir a circulação torácica.

O futuro e o projeto de instalações

Qualquer pessoa que estiver planejando uma instalação para levantamento de peso deve pensar na inclusão de áreas para recuperação. Muitas instalações modernas de treinamento atlético incluem uma sala para treinadores que é pensada basicamente para lidar com as lesões e a reabilitação. Isso precisa ser expandido para acomodar as modalidades de recuperação mencionadas anteriormente, e a equipe que a supervisiona deve ser bem treinada para aplicá-las, de modo que se desenvolva um programa de sucesso.

Já passou o tempo em que as instalações para levantamento de peso eram apenas um ginásio. As instalações do futuro incluirão tudo e estarão preparadas para o treino eficaz de levantamento de peso, para a preparação física geral, a recuperação e a alimentação.

CAPÍTULO 16
AGENTES NUTRICIONAIS E ALIMENTAÇÃO DO LEVANTADOR DE PESO

Embora não haja dúvida de que uma dieta saudável e nutritiva seja importante para a saúde do organismo, ela é ainda mais importante para o levantador que treina pesado. Ser um levantador de peso tem um alto custo metabólico, tanto em termos de gasto calórico para treinar quanto de recuperação do corpo depois do treino e de manutenção e recuperação dos músculos nos períodos entre os treinos.

O tópico em si é muito complexo e, na sua aplicação, pode ser muito individualizado. Por esse motivo, este capítulo será bem geral e tentará comentar sobre conceitos que devem ser mantidos em mente no enfoque da alimentação dos levantadores. A determinação do regime dietético torna-se mais específica quando o atleta atinge níveis avançados.

Nesse ponto, preciso alertá-lo de que não tenho nenhum *background* em nutrição. A maior parte do que sei sobre o assunto é baseada em meus estudos de fisiologia humana e na experiência prática obtida no treino em si. Devo incluir aqui uma cláusula para leitores afeitos às discussões correntes no tópico da nutrição. A maioria das informações apresentadas na mídia nos Estados Unidos e nos países influenciados pelo *marketing* americano é direcionada para indivíduos em busca da perda de peso e/ou de gordura corporal. Não há quase nenhuma discussão disponível sobre ganhar massa muscular ou melhorar a eficiência do corpo na área de geração rápida de força. Consequentemente, alguns conceitos apresentados aqui podem parecer contraintuitivos para os leitores acostumados às convenções propagadas em relação à alimentação humana.

O humano levantador de peso como uma entidade digestiva

Antes de entrar a fundo nesse tópico, é importante entender a dinâmica dos materiais que compõem o corpo do atleta. O processo normal de um estilo de vida ativo requer a substituição constante de materiais que sejam frequentemente decompostos e eliminados pelo metabolismo do corpo.

Quando a tarefa de treinar o corpo para o levantamento de peso competitivo requer aumento na massa muscular, fortalecimento das estruturas conectivas, fortalecimento e adensamento do material ósseo, aumentando, simultaneamente, as taxas metabólicas de diversos processos bioquímicos, fica mais fácil entender o volume de renovação molecular que acontece.

Todos os processos metabólicos, sejam anabólicos ou catabólicos, exigem energia que vem de fontes alimentícias. Então, em acréscimo ao aumento de macronutrientes, também temos a demanda por micronutrientes que facilitem essas atividades metabólicas.

Felizmente, a espécie humana é uma das maiores onívoras do planeta, com um sistema digestivo altamente adaptável. A capacidade do corpo de variar concentrações e proporções de enzimas digestivas secretadas é afetada por estressores sobre o corpo durante o processo de treino, e, assim, a digestão e a assimilação químicas serão afetadas.

Como os humanos passaram por todo o planeta e se adaptaram a uma gama variada de alimentos, desenvolveram um sistema digestivo altamente adaptável que reage a estressores ambientais. Quando os humanos migravam para uma região nova e inabitada, provavelmente experimentavam todos os alimentos acessíveis. Aqueles que causavam uma reação nauseante eram possivelmente descartados pelos indivíduos afetados, mas poderiam ser utilizados por outros. Em tempos de escassez, aqueles indivíduos com mais tolerância tinham mais chance de sobrevivência. Os sobreviventes afetaram o atual reservatório genético.

Além disso, levantadores talentosos são excepcionalmente eficientes na digestão e na assimilação. Portanto, uma prescrição dietética precisa é muito difícil de ser desenvolvida diante de boa parte das informações dietéticas disponíveis.

Boa parte da informação dietética atualmente acessível a treinadores não é voltada para indivíduos talentosos que executam grandes quantidades de trabalho físico com uma frequência não imaginada. Muitas "autoridades", incluindo algumas que dizem ter *expertise* em nutrição esportiva, tiveram pouca experiência direta com levantadores de alto nível. O consumo calórico e proteico de levantadores competitivos é muito maior que o da maioria dos outros atletas e ainda mais que o de uma pessoa comum.

Também é comum empregar com fisiculturistas algumas estratégias que estão na moda. Levantamento de peso e fisiculturismo são muito diferentes em vários aspectos e, assim, as estratégias nutricionais também se diferenciam muito.

O tempo ideal da alimentação em relação à sessão de treino é outro fator a ser considerado. O atleta que treina várias vezes ao dia tem necessidades nutricionais específicas a cada momento. Outros fatores a ser levados em conta na estratégia são a digestibilidade e a assimilabilidade dos alimentos, e o tempo ideal [*timing*, no original] para o seu consumo em relação ao treino. A comida que ainda está sendo quimicamente processada no estômago inibe ou diminui o treino correto; dessa forma, o horário adequado de alimentação deve ser considerado na dieta diária, para que nem o treino nem a alimentação sejam comprometidos.

Em virtude desses fatores, é importante que os atletas desenvolvam dietas diárias à medida que avançam de categoria. Conforme o levantador avança, aumenta o número de treinos, de sessões de recuperação e de refeições. Desenvolver uma dieta diária que acomode todas essas demandas é imprescindível para que ele continue a progredir. Uma abordagem descuidada impedirá que esses fatores se combinem e produzam um resultado desejável e competitivo.

É importante entender que certo número de calorias deve ser ingerido antes da primeira sessão do dia. Também se deve permitir um tempo para a digestão do café da manhã antes da primeira sessão matinal. Por esse motivo, os atletas devem dormir o necessário, pois isso permitirá que a dieta diária comece cedo o suficiente para acomodar todos os compromissos de um levantador que treina pesado.

Ingestão calórica

A recomendação de ingestão calórica para um levantador avançado varia de 66 a 77 calorias por quilograma de peso corporal. Para um indivíduo sedentário, esse valor é de 24 calorias. O valor pode variar conforme o levantador avança na carreira. O envelhecimento, o ciclo de treino e o aumento no peso corporal são variáveis que afetam a ingestão calórica.

A composição da dieta em relação aos macronutrientes também afeta a ingestão de alimentos.

Macronutrientes

Água

A água é a substância mais comum no protoplasma humano, compondo cerca de 69% dele. É dinâmica no sentido de que há sempre água deixando o corpo ao mesmo tempo que é absorvida. Atua numa variedade de funções, incluindo servir como solvente da maior parte de soluções e auxiliar na termorregulação e na hidrólise de moléculas grandes. O corpo é bastante eficiente em perder e/ou em eliminar o excesso de água, mas não consegue compensar sua falta. É preciso levar em consideração a prática de perder peso por desidratação para se qualificar em uma categoria de peso inferior. Embora não seja utilizada com frequência, essa prática, quando utilizada, deve ser seguida por reidratação imediata após a pesagem, para evitar câimbras e espasmos musculares. O procedimento de conduzir a pesagem no horário-limite de uma hora antes do início da competição permite tempo para alimentação e hidratação.

Carboidratos

A proporção recomendada de ingestão de carboidratos é de 10 a 11,8 gramas por quilograma de peso corporal. Sessenta e sete por cento dos carboidratos devem ser simples ou polissacarídeos digestíveis (amidos), para alcançar a necessidade energética do atleta. O outro terço deve ser composto de fibras para auxiliar na evacuação. Essas fibras necessitam de energia para se moverem pelo canal alimentar e, consequentemente, subtraem energia disponível para o treino. A evacuação é necessária para evitar putrefação da matéria fecal, o que pode levar à toxicidade no cólon e à má digestão.

A proporção de carboidratos para proteínas deve ser de 4:1 por peso, pois os açúcares simples são a fonte primária de energia para os movimentos musculares e a atividade neural. Embora tanto lipídios quanto proteínas possam ser convertidos em carboidratos durante períodos de recuperação aeróbia, músculos e nervos necessitam de uma fonte imediata de carboidratos nas células para que elas executem suas funções. Durante a síntese proteica, a energia derivada de carboidratos é necessária para completar as reações anabólicas.

Um fator importante a ser considerado na alimentação dos atletas é a taxa de absorção dos componentes através da parede do intestino e o movimento dos componentes do aparelho circulatório para as células. Carboidratos fáceis de digerir em forma de sucos podem ser administrados logo após o treino, para garantir energia para recuperação e para reposição de glicogênio (glicose de cadeia longa armazenada nos músculos e no fígado). A presença de açúcares simples na corrente sanguínea estimulará a secreção de insulina, o que facilita a absorção da glicose através da membrana celular.

Gorduras

A ingestão normal de gordura para levantadores de peso varia de 1,8 a 2,0 gramas por quilograma de peso corporal. Como gorduras têm 9 kcal por grama, comparadas aos 4 kcal por grama dos carboidratos e das proteínas, são especialmente valiosas para preencher as necessidades calóricas do organismo durante os períodos de treino pesado. A gordura animal deve compor 65% a 80% da ingestão de gordura, e as gorduras vegetais, que contêm ácidos graxos insubstituíveis, devem compor de 20% a 35%. Gorduras oferecem moléculas essenciais para a síntese hormonal, bem como reserva de energia para a respiração aeróbia durante a recuperação. Esse é um conceito especialmente importante para se ter em mente durante o processo de treino. A recuperação que ocorre durante o sono e em outros períodos sem treino utiliza energia gerada de maneira aeróbia, e a gordura é catabolizada aerobiamente. Além disso, gorduras são necessárias para o funcionamento adequado das células cerebrais e o isolamento e a recuperação dos neurônios motores.

Como a gordura corporal é muito baixa em alguns atletas, muitos aspirantes tentam reduzi-la de forma anormal, limitando a ingestão calórica, especialmente as calorias provenientes da gordura. Isso é um erro e pode comprometer muito a capacidade de treino e a recuperação. É a síndrome de tentar tratar o sintoma, e não a causa.

Proteínas

Como as proteínas compõem 98% do peso drenado do protoplasma, elas devem ser continuamente repostas nos indivíduos saudáveis e sem treino. A necessidade se torna ainda mais acentuada em levantadores que treinam pesado. O recomendado para levantadores de peso – de 2,5 a 2,9 gramas de proteína por quilo de peso corporal – está entre as faixas mais altas para atletas. Os atletas precisam não apenas reconstruir tecidos musculares gastos pelo treino, mas também sintetizar enzimas que mantêm o maquinário metabólico funcionando durante a *performance* e a recuperação.

Moléculas de proteína são macromoléculas compostas de milhares de moléculas menores, chamadas aminoácidos. Há 20 tipos diferentes de aminoácidos envolvidos na síntese de proteínas. Nove deles precisam ser ingeridos: leucina, isoleucina, valina, lisina, triptofano, treonina, metionina, fenilalanina e histidina. Os outros 11 podem ser sintetizados a partir dos nove essenciais por meio do processo de transaminação.

Cada molécula de proteína é composta pelo número exato de cada tipo de aminoácido dispostos na sequência correta, de forma a criar uma estrutura terciária que permita a execução de sua função como unidade estrutural ou enzima. Uma enzima é uma macromolécula que facilita a composição ou a decomposição de outras moléculas. Como, virtualmente, todas as reações bioquímicas no protoplasma são anabólicas (composição) ou catabólicas (decomposição), o maquinário metabólico depende totalmente de um suprimento adequado dos tipos apropriados de enzimas, nas porcentagens adequadas e em local e hora certos.

Idealmente, o perfil dos aminoácidos essenciais determina as características de uso proteico do nutriente. A fonte alimentícia com mais aminoácidos essenciais, e, por isso, com maior utilização, é o *whey* (soro do leite). Isso significa que os tecidos humanos se recuperam de maneira mais eficiente quando os aminoácidos essenciais estão na proporção ideal, e essa proporção é mais bem fornecida pela proteína do soro do leite.

Em suma, o consumo de uma dieta rica em proteínas animais e em laticínios é uma necessidade para levantadores que treinam pesado.

Suplementos

Suplemento alimentar é isto: um suplemento. Não foi desenvolvido para substituir a ingestão de alimentos, e sim como uma forma de fornecer quantidades extras de macro e micronutrientes críticos. Alimentar-se com uma dieta composta inteiramente por alimentos reais, mesmo com a adaptabilidade digestiva dos seres humanos, é difícil sem a supervisão cuidadosa de um dieteta formado em Nutrição Esportiva.

A qualidade dos suplementos pode variar por conta de como os nutrientes primários são processados, da proporção e da combinação de nutrientes neles presentes. Alguns suplementos também afetarão como o sistema digestivo regula a assimilação de certos nutrientes e, assim, embora as quantidades desses nutrientes possam ser aceitáveis ou excelentes, sua assimilação pode não ser adequada.

Em geral, suplementos são mais fáceis de digerir do que alimentos reais e, assim, tornam-se desejáveis para o atleta com muitas sessões de treino por dia. Para atletas com treinos frequentes, o tempo necessário de digestão e de assimilação pode interferir na agenda de treino. Suplementos podem ser necessários para tornar os processos de ingestão mais eficientes.

O tempo para esvaziamento do intestino também é importantíssimo, pois digestão e assimilação requisitam um grande volume de sangue. O sangue é necessário para a realização de um treino eficaz, e não deve estar envolvido no processo digestivo. Daí a necessidade de suplementos que sejam facilmente assimiláveis.

Micronutrientes

Micronutrientes são vitaminas e minerais. Vitaminas são substâncias orgânicas necessárias em pequenas quantidades para manter a saúde normal. Minerais são substâncias inorgânicas necessárias para o mesmo fim.

Embora haja muitas provas de que deficiências vitamínicas e minerais trazem consequências fatais, não há pesquisas suficientes para determinar se grandes dosagens aumentam a capacidade do organismo de suportar mais estressores de treino.

Com o desenvolvimento de tecnologias de processamento alimentício, mais suplementos vitamínicos e minerais tornaram-se possibilidades acessíveis.

O horário ideal da dosagem em relação ao treino e à dieta diária é um dos fatores a ser levado em conta, bem como a combinação desses suplementos com alimentos reais, para melhor assimilação.

As necessidades diárias de vitaminas e minerais para levantadores de peso, conforme mostradas a seguir, foram estabelecidas por Volgarev et al. (1988). Muitas dessas dosagens podem, e devem, ser consumidas na alimentação normal, mas, quando isso é difícil de fazer ou de medir, deve-se considerar a suplementação. Na sua maioria, esses micronutrientes são mais bem assimilados quando consumidos como parte da alimentação ou com alimentos.

- Vitamina C: 175–210 mg
- Vitamina B1: 2,5–4,0 mg
- Vitamina B2: 4,0–5,5 mg
- Vitamina B3: 10 mg
- Vitamina B6: 7–10 mg
- Vitamina B9: 450–600 mcg
- Vitamina B12: 0,004–0,009 mcg
- Niacina: 25–45 mg
- Vitamina A: 2,8–3,8 mg
- Vitamina E: 20–35 mg
- Cálcio: 2.000–2.400 mg
- Fósforo: 2.500–3.000 mg
- Ferro: 20–35 mg
- Magnésio: 500–700 mg
- Potássio: 4.000–6.500 mg

A dieta diária

A porção diária de alimento deve ser dividida em café da manhã, lanche, almoço e jantar. Outro lanche entre o almoço e o jantar é aceitável, desde que sua digestão não interfira na circulação e na respiração durante o treino. O café da manhã deve constituir de 20% a 25% da ingestão diária; o lanche, de 15% a 20%; o almoço, de 30% a 35%; e o jantar, de 20% a 25%. O café da manhã deve ser ingerido, no mínimo, 1h30 antes do treino, e o tempo entre o café da manhã e o jantar não deve ultrapassar 12 horas. Não se deve consumir alimentos pouco antes do treino e nem 20 minutos depois, para se obter uma digestão saudável e sem interferência na fisiologia do treino.

As diversas porções de macronutrientes devem ser decompostas em quantidades proporcionais para cada refeição, de modo que nenhuma fique sobrecarregada com uma categoria de macronutriente. Deve ser programado tempo suficiente entre a última refeição e o sono. A hora de dormir deve ser organizada de forma que duas horas de sono ocorram antes da meia-noite.

Embora a falta de nutrição adequada possa não ser imediata ou drasticamente perceptível, uma dieta mal-organizada em longo prazo irá interferir severamente na capacidade de recuperação do corpo do atleta. Pode não impactar uma sessão ou um dia de treino, mas afetará, ao longo do tempo, a capacidade do corpo em se submeter aos rigores do treino pesado.

SEÇÃO F
CONSIDERAÇÕES FINAIS

Se você chegou até aqui, leitor, eu o parabenizo. Obviamente, você está interessado, talvez, fascinado, com o processo de treinamento de levantadores de peso.

Espero, sinceramente, que as informações apresentadas neste livro sejam muito úteis para o seu desenvolvimento como treinador e sejam utilizadas para o benefício de seus atletas. Por mais estranho que pareça, há pessoas que são apenas curiosas a respeito desse processo e lerão esta obra por curiosidade ou simplesmente por serem fãs do esporte.

A maioria de vocês, no entanto, está interessada no processo, na ciência e na arte do treinamento, e comprou este livro para expandir seu conhecimento como treinador. A maioria deve estar nos Estados Unidos ou em algum país com um sistema de desenvolvimento atlético parecido e tem pouco acesso às raras oportunidades educacionais disponíveis para aspirantes a treinadores de levantamento de peso.

Deixe-me começar esta seção avisando que aprender sobre o treinamento de levantadores de peso é uma tarefa sem fim, um processo e uma jornada para a vida inteira. Poucas pessoas tiveram a oportunidade de treinar atletas talentosos o suficiente e de desenvolver a psique para gerar observações interessantes sobre o processo.

Há um pré-requisito acadêmico para aqueles realmente interessados em dominar a arte do treinamento de levantamento de peso. O aspirante a técnico deve dominar as habilidades de raciocínio científico, para que possa analisar as novas informações com sucesso. Desenvolver essas habilidades é tão importante quanto dominar os assuntos relacionados à parte física do esporte.

Parte dessa educação científica é feita na companhia de outros estudantes e na participação em discussões estimulantes. Isso é algo precioso para o desenvolvimento da perspectiva científica diante dos eventos empíricos que ocorrem na experiência esportiva.

A experiência esportiva também é crucial para um treinador, já que uma parte importante das tarefas do técnico é explicar para atletas mais jovens a "sensação" de determinado movimento ou sequência. Qualquer treinador que não tenha tido experiência prática suficiente com o levantamento de peso terá dificuldade em explicar essas sensações. Eu me lembro do que li em uma obra sobre um método de educação para treinadores da União Soviética. Aspirantes a treinadores só seriam aceitos no Instituto Central de Esportes depois de aprovados em exames rigorosos de admissão nas áreas de Matemática e de Ciências. Os aprovados teriam de passar dois anos em cursos de Ciências. No começo do terceiro ano, poderiam optar por determinado caminho para a carreira, e aqueles que escolhiam a carreira de treinador de levantamento de peso deveriam demonstrar que tinham a *performance* de um atleta Classe 2. Não chega a ser uma tarefa assustadora, mas pode ser desafiadora para alguém sem talento para o levantamento de peso. O teste asseguraria que tivessem familiaridade com o processo de treino.

Claro, um esforço considerável deve ser direcionado para desenvolver uma pedagogia apropriada, e o resultado é melhor se feito por meio de mentoria com treinadores mais experientes.

A respeito da companhia de treinadores experientes, eu recomendo muito. Não há maneira melhor de manter a energia, o entusiasmo e a mentalidade adequada para o treinamento do que conversar com aqueles na mesma "profissão". Descobrir que outros estão encontrando os mesmos problemas e o que fizeram para resolvê-los é uma ótima maneira de se fortalecer. Obter o reconhecimento dos colegas a respeito de seus esforços e de suas estratégias é igualmente empolgante. Isso só pode ser feito por meio de comunicação. Ser apenas ouvinte em uma conversa em grupo pode ser altamente educativo e inspirador.

Tornar-se parte da comunidade local de levantamento de peso também pode ser uma oportunidade de comunicação. Levantadores e técnicos de outros estados e países podem aparecer para uma sessão de treino. Apenas aqueles da rede local ficam sabendo, e esse tipo de ocasião providencia oportunidades para conhecer e conversar com *experts*. Tornar-se um *expert* em levantamento de peso pode não ser uma profissão, mas pode se tornar um *hobby* no qual se pode sempre aprender mais.

CAPÍTULO 17
CAMINHOS

Acredito que qualquer um que tenha chegado até aqui neste livro tem um interesse profundo na arte e na prática do treinamento de levantadores de peso. É um objetivo honrado, se você considera que levantamento de peso é um esporte de valor considerável, digno de ser competido nos Jogos Olímpicos. Em muitos países, além dos Estados Unidos, os governos nacionais levam esse conceito a sério e fizeram políticas para manter e preservar o levantamento de peso. Nos níveis mais altos, os levantadores profissionais são treinados por técnicos profissionais e têm o apoio de uma infraestrutura que busca talentos e os apoia.

Há muitas chances de que os jovens leitores deste livro que estão considerando uma carreira não consigam encontrar um emprego integral como treinadores de levantamento de peso. Talvez alguns indivíduos consigam desenvolver um emprego de meio-período como técnicos enquanto dirigem uma academia que atenda a pessoas que não praticam o esporte em questão, por exemplo. O mais provável é que o USA Weightlifting, nosso corpo administrativo federal do esporte, continue a contratar ao menos um técnico profissional de tempo integral para treinar os atletas residentes no Centro Olímpico de Treinamento. Em certas circunstâncias, alguns indivíduos conseguiram posições de treinadores em tempo integral por certo tempo. No geral, as oportunidades de emprego não parecem muito promissoras. A maior parte do treinamento de levantamento de peso nos Estados Unidos provavelmente continuará a ser feita por amadores bem-intencionados.

Sem a perspectiva de um emprego em tempo integral, é pouco provável que alguém ou alguma instituição se disponha a montar um programa educacional que promova alguma espécie de diplomação em treinamento de levantamento de peso. Para que se dar ao trabalho? Há vários treinadores nos Estados Unidos que conseguiram diplomas legítimos em outros países e, ainda assim, estão desempregados.

Então, para aqueles que gostariam de se tornar bons treinadores de levantamento de peso mesmo sem a perspectiva de encontrar um emprego, este capítulo foi escrito com a intenção de diminuir seu caminho educacional o máximo possível.

Educação formal em ciências e em treinamento

Não há dúvida de que você precisará de conhecimento científico. Não tem como escapar. Fazer um curso superior[1] adequado é a melhor opção, mesmo que você pense que já tem o conhecimento necessário.

Em um curso superior, você provavelmente terá matérias em laboratório e deverá escrever relatórios. Isso lhe proporcionará experiência para lidar com dados empíricos e para interpretá-los. Se o curso for excelente, você desenvolverá sua escrita científica, o que melhorará seu processo de pensamento objetivo. Além disso, se, em algum momento, você se decidir por um mestrado ou um doutorado em Ciências do Esporte, verá que esses conhecimentos são pré-requisitos.

As disciplinas Biologia, Química, Anatomia, Fisiologia, Física e Química Orgânica são o mínimo. Se estiver mesmo levando sua preparação a sério, deve encarar também Cinesiologia, Biomecânica, Fisiologia do Esporte e, até mesmo, Estatística.

O seu currículo começará, então, a parecer o de uma especialização em Ciência do Exercício Físico, então, talvez seja melhor considerar um curso de graduação. Nessa altura, é necessário ter cautela, pois a maioria das graduações em ciências da atividade física que analisei recentemente não direcionam o currículo para as atividades atléticas competitivas. Isso pode levar o graduando a um caminho que pode não ser adequado a um técnico esportivo.

Eu recomendo um diploma de bacharel em alguma área científica, pois isso propiciará mais oportunidades de emprego em organizações, o que garantirá seu sustento como treinador de levantamento de peso, mesmo que em meio período. Além disso, o diploma permitirá que faça o exame para obter o Certificado de Especialista em Força e Condicionamento [Certified Strength and Conditioning Specialist - CSCS].

Há duas boas razões para tirar esse título. A primeira é que isso exigirá que você revise os conhecimentos necessários para passar no exame, e a segunda é que esse certificado o qualifica para um seguro profissional no valor de 3 milhões de dólares. Isso servirá de garantia em uma situação de processo por dívida. Além disso, esse certificado lhe dará mais chances de emprego em grandes organizações. Participar dos eventos da National Strength and Conditioning Association (NSCA - Associação Nacional de Força e Condicionamento) também coloca você em contato com pesquisadores de elite da ciência do esporte americana. Eles podem ser uma fonte valiosa de recursos.

[1] N. do T.: a trajetória educacional aqui descrita é relativa ao ensino superior norte-americano e se aplica apenas parcialmente à realidade brasileira.

Há várias outras experiências que eu recomendaria ao futuro treinador. Frequentar as três Consultorias de Treinamento de Levantamento de Peso dos Estados Unidos e passar nos testes proporciona credibilidade e mostra aos levantadores iniciantes e aos pais deles que você é uma pessoa séria. Também o colocará em contato com outros indivíduos na mesma situação e com o instrutor do curso, que provavelmente será um treinador Classe 3 ou superior, com um considerável *background* nas práticas.

Uma sugestão final é simplesmente conversar com técnicos de qualquer esporte e descobrir como eles estão resolvendo os problemas que surgem. Eu aprendi muito conversando com treinadores de corrida, de ginástica, de artes marciais, entre outros. Nem sempre foi algo sobre pedagogia ou método, apenas uma perspectiva diferente sobre o desenvolvimento de qualidades atléticas.

A abordagem do *hobby*

A maioria dos treinadores de levantamento de peso norte-americanos começou no esporte por meio da abordagem do *hobby*, ou seja, realizando a atividade como um passatempo, sem ser seu ganha-pão oficial. Talvez alguns fossem professores de Educação Física ou de recreação, e escolheram o treinamento de levantadores de peso como atividade secundária. Outros apenas se apaixonaram pelo esporte e montaram uma academia na garagem ou no porão e, de algum jeito, conseguiram formar pequenas equipes de levantadores. Eu consegui criar um programa de atividade extracurricular em todas as escolas em que lecionei Ciências e, assim, consegui praticar minhas habilidades e treinar levantadores ao realizar muitas horas de trabalho voluntário após as aulas.

Aviso que esse não é um *hobby* barato, apesar de educacional e social. Treinar levantadores de peso consome muitas horas, principalmente se isso envolver organizar competições, além das viagens.

Se você tiver uma estratégia para sua abordagem, no entanto, desenvolverá grande proficiência como treinador de levantamento de peso, o que não valerá muita coisa em outras situações. Mas tudo bem. Por si só, será algo muito satisfatório.

CAPÍTULO 18
FONTES[1]

Nos Estados Unidos, há poucas fontes disponíveis para os aspirantes a treinadores de levantamento de peso. Em muitos casos, podem não estar diretamente ligados ao levantamento de peso, mas podem conter informações úteis ao desenvolvimento desse técnico.

Tentarei apresentar os mais acessíveis para o aspirante a treinador mais dedicado e aficionado.

USA Weightlifting

<https://www.teamusa.org/USA-Weightlifting>

USA Weightlifting (USAW) é o órgão nacional responsável por esse esporte, ou seja, é dono da franquia que nomeia os atletas que irão representar os Estados Unidos em eventos internacionais, como os Jogos Olímpicos, os campeonatos mundiais da Federação Internacional de Halterofilismo (International Weightlifting Federation – IWF), os Jogos Pan-Americanos e os continentais. Por meio do alvará dado pelo Ato dos Esportes Amadores de 1978 e dos acordos com o Comitê Olímpico Norte-Americano (U.S. Olympic Committee – USOC), a USAW oferece supervisão administrativa para o esporte em relação ao programa de testes da Agência Antidoping dos Estados Unidos (United States Anti-Doping Agency – USADA). O órgão também testa e treina árbitros de levantamento de peso e, por conseguinte, submete esses nomes para promoção na IWF. A USAW também conduz competições internacionais, embora não seja sua responsabilidade direta.

Embora não seja obrigada por alvará, a USAW conduz um programa competitivo como parte de seus esforços em produzir atletas para competições internacionais. Isso permite o desenvolvimento de treinadores e de árbitros. Com exceção do treinador nacional Zygmunt Smalcerz, quase todos os atletas, treinadores e árbitros são amadores.

Apesar de não ser uma instituição educacional, a USAW tem um programa de certificação de treinadores que oferece educação e certificação para treinadores. Também testa e certifica árbitros em nível nacional. Ela não verifica

---

[1] N. do E.: todos os *links* aqui disponibilizados foram conferidos e estavam acessíveis até março de 2022.

conhecimento empírico em relação ao levantamento de peso e, consequentemente, não dissemina muitas informações sobre o treinamento.

A criação de uma posição de Diretor de Educação de Treinadores é um passo na direção de uma abordagem de formação. Conforme escrevo esta seção, um salário foi inserido no orçamento para essa posição. Com o indivíduo certo no posto, um dos benefícios seria o reconhecimento de autoridades na prática do treinamento de levantadores de peso. Isso facilita para que aspirantes contatem veteranos e os consultem, trabalhem juntos ou se tornem aprendizes. Algum tipo de programa de orientação precisa ser desenvolvido para que o tempo necessário de formação diminua e, assim, aumente nosso quadro de prêmios e de levantadores de elite.

Um subproduto do financiamento dessa posição é ao menos a sanção de uma lista de fontes acessíveis que ofereçam informações válidas para aspirantes a treinadores. Uma causa proeminente da atual confusão de abordagens de treino é a inexistência de uma autoridade que possa certificar a confiabilidade das fontes.

Para o aspirante a treinador, o programa competitivo irá permitir o desenvolvimento de capacidades em uma situação formal. Além disso, os eventos competitivos permitem que membros da comunidade interajam e troquem informações, além de desenvolver relacionamentos. Os melhores treinadores sempre estão presentes em eventos nacionais e, em geral, são acessíveis.

Educação para treinadores não acontece do nada, embora boa parte do trabalho seja executada de forma isolada. Competições e congressos permitem que novos treinadores vejam os resultados de treinadores experientes e aprendam mais sobre os aspectos intangíveis do treinamento.

A organização é geograficamente dividida em 43 comitês locais. Os interessados em aprender mais sobre o esporte devem entrar em contato com um representante e descobrir sobre eventos locais, além de participar deles. Isso será uma oportunidade para conhecer pessoas que possam ser fonte de informações. Também permitirá que você descubra sobre locais de treino na região e tenha acesso a mais conhecimento sobre o esporte.

NSCA

<https://www.nsca.com/>

A Associação Nacional de Força e Condicionamento (National Strength and Conditioning Association – NSCA) é uma organização educacional originalmente criada para conferir um pouco de credibilidade à profissão de preparador físico. É muito influenciada pelos cientistas do esporte que estiveram envolvidos em sua organização e em sua atuação na atualidade.

As publicações periódicas da organização, *The Strength and Conditioning Journal [Revista de Força e Condicionamento*, em tradução livre*]* e *The Journal of Strength and Conditioning Research [Revista da Pesquisa em Força e Condicionamento*, em tradução livre*]*, trazem informações muito valiosas para o treinador de levantamento de peso, embora a maior parte não seja voltada para esse esporte. Parte do material é de valor geral, como os efeitos de certas modalidades de recuperação ou os resultados de estudos científicos que podem ter algum impacto no projeto do treinamento.

A NSCA também organiza uma conferência nacional de três dias sobre uma variedade de tópicos. Ela pode ser especialmente valiosa para aspirantes a treinador que estejam interessados em aumentar ou atualizar seu conhecimento em ciências do esporte. Também oferece oportunidade de conhecer cientistas do esporte de alto nível e seus programas. Treinadores mais experientes também comparecem para conversar com colegas e conhecer as novas pesquisas relevantes para o esporte.

Há um grupo focado em levantamento de peso dentro da NSCA que pode ajudar novatos a se conectar com outros membros. Esse grupo tem sua própria reunião na conferência nacional. Essa oportunidade permite aos membros rever o progresso do levantamento de peso como uma modalidade de treino dentro dos programas de preparação física.

Durante os anos iniciais da organização, a influência de vários cientistas do esporte foi fundamental para afastá-la da musculação em aparelhos e aproximá-la do treino com pesos livres e movimentos do levantamento.

IWF

<https://www.iwf.net/>

A Federação Internacional de Halterofilismo [IWF, na sigla em inglês], com sede em Budapeste, é o órgão internacional do esporte. Tem 189 órgãos nacionais como membros, uma das maiores participações entre todos os esportes. Mantém calendários atualizados de todas as competições internacionais de levantamento de peso e uma seção de resultados com enorme quantidade de informações estatísticas disponíveis para *download*. Também apresenta um arquivo com as regras oficiais.

Isso é especialmente valioso para um aspirante a treinador ficar familiarizado com os altos níveis do esporte. É responsabilidade do treinador estar a par de mudanças em regras e em procedimentos que possam afetar seus atletas, o que inclui – mas não se limita a – aspectos procedimentais de competição e atualizações no controle de *doping*.

Para aqueles que gostam de acompanhar as tendências no esporte, a IWF publica um livro de resultados para *download* após cada grande campeonato.

Como todos eles têm testes de *doping*, os resultados são confiáveis dentro dos padrões atuais e oferecem uma visão excelente das capacidades e tendências atuais.

A internet

A maioria já deve saber que a internet é cheia de pretensas autoridades, charlatães e gurus de araque em todos os campos do saber. Com o levantamento de peso, não é diferente. No entanto, há *sites* legítimos que oferecem informações de qualidade e/ou excelentes vídeos para estudo de técnicas. Eu mantenho uma lista atualizada na minha *newsletter*, reproduzida a seguir, como ponto de partida para os leitores em busca das informações mais recentes.

Links úteis

Uma das sugestões para o grupo de levantamento de peso da NSCA foi publicar uma lista de *websites* que têm informações valiosas para os membros. Vamos começar com os que seguem. Sugestões de *links* devem ser enviadas para <info@takanoathletics.com>, de forma que eu possa analisar antes de listá-los.

- All Things Gym: <https://www.allthingsgym.com/>.
- Banco de dados sobre levantamento de peso: <http://www.iat.uni-leipzig.de/datenbanken/dbgwh/start.php>. Resultados estatísticos das principais competições europeias e internacionais desde 1973.
- *Blog do Rob Macklem:* <http://www.robmacklem.com/blog/>. Excelentes fotos de vários campeonatos mundiais. Rob é um dos maiores fotógrafos desse esporte em todo o mundo.
- *Boffa1226:* <http://www.youtube.com/user/boffa1226>. O canal postou alguns vídeos curtos de campeonatos mundiais recentes. Filmagem excelente.
- *Canal Crackyflipside no YouTube:* <http://www.youtube.com/user/crackyflipside>. Mais de 180 vídeos de levantamento, muitos com os maiores levantadores do mundo. Alguns têm *links* com materiais de estudo interessantes.
- *Catalyst Athletics:* <www.cathletics.com>. O *site* do Greg Everett apresenta muitas informações para treinadores de levantamento de peso e preparadores físicos. Cadastre-se na *newsletter*! Ele também tem uma revista eletrônica excelente!
- *Dianna Linden's Sports Massage:* <http://www.diannalindensportsmassage.com/>. Sinto muito por não ter incluído esse há muito tempo. Recuperação é absolutamente essencial para o atleta com treino pesado, e ninguém entende isso melhor do que Dianna Linden. Confira esse *site* com

informações úteis sobre esse fator muito subestimado no desenvolvimento de grandes atletas.

- Guardian: <http://guardian.co.uk/sport/gallery/2011/nov/12/weightlifting>. Fotos excelentes do campeonato mundial de 2011, de várias fontes.
- *Newton Sports:* <http://www.newton-sports.com/public/>. Esse deveria ter entrado na lista há muito tempo. Harvey é treinador há muito tempo e o *site* dele tem muitas informações úteis para quem deseja planejar treinos de levantamento ou de condicionamento e força. Ele é uma das verdadeiras autoridades no esporte. Cadastre-se na *newsletter*!
- *Olympic Weightlifting.eu:* <www.olympicweightlifting.eu>. Um *website* com muitos vídeos de competições de alto nível, inclusive dos campeonatos europeus de 2012.
- *Página do Flickr de Bruce Klemen:* <www.flickr.com/photos/bklemens/collections/>. Uma coleção de ótimas fotos de levantamento de peso do mais importante fotógrafo americano do esporte.
- Podium Gold Weightlifting Club no YouTube: <http://www.youtube.com/user/podiumgoldwlclub?/feature=watch>. Entrevistas com Abadjiev e vídeos de levantamentos bem pesados, sendo os mais recentes de Hysen Pulaku.
- *Publicações de John Garhammer:* <http://www.csulb.edu/~atlastwl/JGselectedPubs.html>. Uma compilação dos artigos de pesquisa mais importantes de John Garhammer. Material muito valioso.
- *Sportivny Press:* <http://www.sportivnypress.com/>. Uma coleção de artigos soviéticos e chineses sobre métodos de treino, traduzidos e compilados por Bud Charniga. Há manuais de treino russos disponíveis para compra. Altamente recomendado.
- *Takano Athletics:* <www.takanoathletics.com>. Uma coletânea de artigos informativos e exemplos de programas de treino, bem como entrevistas em áudio com nomes importantes nos campos do levantamento e do condicionamento.
- *The Weightlifting Coach no YouTube:* <http://www.youtube.com/user/robtakano?feature=mhee>. Uma breve coleção dos meus vídeos. Muitos são instrutivos.
- *Vídeos de Dartfish dos Campeonatos Nacionais:* <http://dartfish.tv/columbusweightlifting>. Vídeos de excelente qualidade de todos os levantamentos do campeonato nacional americano de 2012.

Nem tudo listado é maravilhoso, mas a maioria é certamente útil e ajudará nos estudos de um treinador de levantamento de peso.

CAPÍTULO 19
ENTRE EM AÇÃO

Este livro foi escrito para um público-alvo de treinadores de levantamento de peso, potenciais treinadores e indivíduos interessados no processo de treinamento por meio da reestruturação do protoplasma do organismo. Para aqueles realmente interessados em dominar o processo de treinamento de um levantador de peso, há algumas forças motrizes que devem ser consideradas para que se tenha sucesso na busca.

Não há dúvidas de que há um componente intelectual enorme na arte do treinamento. Um treinador de levantamento de peso muito bom é aquele empolgado com o desafio de manipular adequadamente diversos fatores que influenciam a *performance*. Como esse esporte envolve essencialmente a mudança de capacidades físicas do organismo, deve existir uma fascinação tremenda tanto pelas funções fisiológicas normais como pelas incomuns.

Embora muitas dessas funções possam ser estudadas e aprendidas no meio acadêmico, a única maneira de realmente entendê-las é por meio da experiência, conforme elas ocorrem no atleta. Para compreender o talento extraordinário, deve haver familiaridade com o talento mediano, e, para isso, deve-se treinar com esses talentos medianos, para que se entendam as normas e de que forma o talento extraordinário as ultrapassa.

O treinador de levantamento de peso competitivo como atleta

Essa fascinação com o processo de treinamento deve começar cedo. Com sorte, será precedida pela paixão por levantamento de peso. Embora muitos treinadores excepcionais tenham tido sucesso como atletas, um número equivalente deles não foram atletas estelares. Em muitos casos, atletas estelares são tão dotados atleticamente que não têm nem ideia de como atingiram essa proeza, nem saberiam como explicar ou ensinar os indivíduos menos talentosos. Muitos grandes técnicos são grandes porque passaram um bom tempo descobrindo a melhor maneira de melhorar algo e, assim, atingiram um nível de conhecimento inestimável no processo de treino.

As experiências do treinador como atleta influenciam sobremaneira o pensamento inicial que provê a base para seu estilo e sua abordagem de treino. Por esse motivo, um treinador deve participar com bastante entusiasmo como atleta durante a faixa etária em que se pode atingir os melhores resultados.

Espera-se que essa participação seja feita sob a supervisão de um treinador com conhecimento para que o processo de treino possa ser modelado. O que é importante para o treinador em potencial internalizar nesse processo competitivo são os sentimentos que acompanham os estresses do treino e o resultado da proficiência durante o treino pré-competição. Além disso, o futuro treinador precisa experimentar as ansiedades dos atletas conforme iniciam o processo de aquecimento e aprender a arte da *performance* na plataforma. Esses sentimentos só podem ser compreendidos por quem passou pelo processo.

Apenas assim o treinador pode internalizar os sentimentos de paixão e de realização essenciais na experiência atlética. Consequentemente, o treinador pode criar gatilhos psicológicos que manterão seus atletas inteiramente envolvidos no processo de treino.

Para mim, ter participado de competições como levantador competitivo é um pré-requisito para o treinador.

Educação formal

Mesmo em uma situação totalmente amadora como a que existe nos Estados Unidos, ainda é necessária a educação formal em certos aspectos da matemática e das ciências. A busca por conhecimento não precisa ocorrer logo no começo, mas seria bom que o treinador dominasse esses assuntos antes de estudar as metodologias de treino.

Conhecimento matemático não se aplica apenas à função de treinador, mas, também, ao momento de interpretar dados quantitativos que podem ser apresentados no treino. Por exemplo, uma variação no treino pode produzir um resultado competitivo diferente. Um bom conhecimento da matemática envolvida pode determinar se o resultado é significante e se a variante deve ser incorporada ao projeto de treino futuro. Além disso, um treinador precisa pensar quantitativamente quando estiver projetando e implementando o programa, com consciência da importância de cada valor.

É bastante óbvio que conhecimento em física, biomecânica, anatomia e fisiologia aplicada é de imenso valor no delineamento do programa. Afinal, uma das funções primárias de um treinador é redesenhar o protoplasma. Os tecidos do corpo precisam ser reestruturados, de forma a melhorar a função para certas tarefas físicas específicas. Os mecanismos pelos quais essa reestruturação ocorre são bem compreendidos pelos melhores treinadores.

Claro que, para essas tarefas serem executadas, é preciso tomar decisões por meio de uma compreensão instintiva desses fatores. Para alcançar esse nível instintivo de compreensão, os conceitos devem ser primeiro dominados, e isso pode ser feito de maneira mais eficiente por meio da educação formal. Disciplinas universitárias nessas áreas de estudo são aconselhadas para as necessidades do aspirante a técnico.

Um pensamento me ocorreu logo após escrever esses últimos parágrafos. Se você realmente tem aspirações para se tornar um treinador de alto nível, competirá com profissionais das nações mais proeminentes no esporte. Eles receberam educação de nível superior para fazer o que fazem. Como você espera ser competitivo com essas pessoas, se tem nível educacional inferior? Faça uma faculdade!

Mentoria

Mentoria é um tópico que não aparece sempre nas discussões sobre a educação de técnicos, mas talvez seja o fator que diminuirá mais o tempo necessário para se atingir os níveis iniciais de proficiência na área. Eu tive a sorte de ser treinado por Bob Hise em sua equipe enquanto treinava meu próprio time de juniores duas a três vezes por semana. Embora essas duas atividades ocorressem em locais diferentes, Bob via meus levantadores competindo em copas juniores e, depois, oferecia-me *feedback* sobre meus resultados como treinador. Foi extremamente útil ter esse *feedback* contínuo que, em geral, levava-me a alterar minhas estratégias.

Como nosso relacionamento inicial era de treinador e atleta, Bob não hesitava em oferecer conselhos, mesmo quando eu já havia atingido um nível respeitável como treinador. Isso foi importante, pois observei muitos treinadores atingirem certo nível de proficiência que os isolava de críticas válidas sobre seu trabalho.

Se você, como aspirante, puder ter um treinador experiente disposto a tê-lo como assistente, o resultado seria um avanço enorme em seu desenvolvimento. Trabalhar com novos levantadores no desenvolvimento de técnicas e na correção de falhas sob a supervisão de um treinador experiente é exatamente o tipo de treinamento que o levará a um entendimento maior do processo e do domínio das habilidades iniciais de treinamento.

Se o treinador que estiver supervisionando entender o processo inteiro de treino como um processo de desenvolvimento que começará com o seu treino de novatos, o benefício para o seu progresso será considerável. Dessa maneira, o desenvolvimento do treinamento progredirá muito mais rápido.

Uma das coisas mais valiosas que um técnico veterano, como supervisor, pode oferecer é lhe mostrar o que você deve ignorar. Muitos novatos ambiciosos estão ansiosos por empregar e implementar todos os processos aparentemente relevantes, e, sem dúvida, há um excesso de informações que pode dificultar o discernimento do caminho. O veterano sábio pode ser de imenso valor em priorizar os esforços do novato e poupar tempo de sua trajetória.

Sua primeira experiência como treinador

Depois de ter passado um tempo treinando, trabalhando sob a direção de um técnico experiente, e de ter estudado o suficiente as ciências relevantes para estar a par da discussão técnica do levantamento de peso, deve começar o plano de treinar alguém.

Primeiro, você precisa encontrar um local onde você e seus atletas terão acesso regular ao equipamento sem sentir que estejam interferindo em outras atividades. As pessoas que querem aprender levantamentos não querem surpresas, então, é preciso se organizar quanto ao equipamento e seu uso. Como as situações variam muito, não vou entrar em detalhes aqui.

Sugiro que você faça uma autoavaliação e descubra se suas características pessoais são adequadas para a tarefa. Uma coisa que um treinador precisa ter são hábitos de trabalho melhores que os dos seus atletas. Você não pode exigir dos outros o que não consegue cumprir. Além disso, você precisa dar o exemplo. Eu já fui treinador em diferentes lugares e situações ao longo dos meus mais de 40 anos de trabalho, e em nenhum momento eu fui o que passava mais tempo na academia. Eu chegava na hora da sessão, a postos com meu programa de treino e pronto para o trabalho. Eu esperava a mesma coisa dos meus atletas.

Por falar nisso, quando visitei Ivan Abadjiev, em Sófia, em 1989, quando ele estava treinando a equipe nacional da Bulgária, a coisa que mais o orgulhava, depois de participar das maiores competições internacionais e nacionais, era nunca ter deixado de ir ao ginásio um dia sequer em 20 anos! Ele estava me contando isso enquanto cuidava dos atletas, após ter dado folga para os técnicos assistentes, num domingo!

Atualmente, há muitas pessoas interessadas em aprender sobre arranque e arremesso e querem um treinador, mas não necessariamente sabem verificar as credenciais de um, ou sequer se preocupam com isso. Podem ser jovens, velhos, delirantes, e, em muitos casos, nada ideais, mas você deve aceitá-los, pois são seus projetos de aprendizado. Claro, não lhes conte isso, mas eles vão apresentar a você um panorama de desafios de treino, os quais precisará aprender a enfrentar. Ninguém com talento olímpico e ambição vai chegar a um técnico novato e inexperiente e pedir resultados dignos de campeonatos mundiais. Você precisa começar com qualquer um que lhe dê ouvidos. Mas precisa começar.

Você provavelmente não será capaz de treinar mais de uma ou duas pessoas por vez. Pode ser que duvide disso, ainda mais se vier de um *background* de esporte coletivo no qual não se ensina habilidade técnica eficazmente e no qual trabalhar em grandes grupos é a norma. A verdade é que você, um treinador novato, simplesmente não tem o olho para observar um único atleta executar arranques e arremessos, muito menos um grupo inteiro. Comece com um ou dois.

O primeiro grande projeto que você precisa abraçar (junto com outros pequenos projetos) é ensinar uma técnica eficiente. Isso significa que precisará fazer um diagnóstico e começar a entender o ponto que terá de enfatizar.

Não vou falar de treinamento de técnica (isso é assunto para outro livro), mas quando alcançar isso, estará pronto para começar a "roubar" programas de treino e a testá-los. Precisa vê-los em funcionamento para entender como modificá-los e melhorá-los. Quando chegar a esse ponto, estará pronto para usar as informações deste livro e começar a projetar o seu programa.

O próximo passo

É claro que precisará inscrever seus atletas em competições e ver como eles se saem. Para ser um treinador de sucesso, sua reputação (e, por conseguinte, sua capacidade de atrair mais atletas) está baseada em como seus atletas se saem. Para isso, eles precisarão aprender a competir, e você precisará ensiná-los a fazer isso o mais eficientemente possível.

Uma das grandes influências na minha carreira de levantador foi um levantador júnior incrível da cidade de Buffalo, estado de Nova York, chamado Jack Hill Jr. Ele nunca chegou a 67,5 kg, mas levantava nessa classe aos 18 anos e chegou a 117,5 e a 155 em recordes mundiais juniores. No entanto, na academia, Jack era outra história. Acho que nunca o vi arremessar mais de 140 na academia. Ele não se empolgava o bastante, mas na competição acontecia alguma mágica. Eu sempre quis ser como Jack, e acho que ele infundiu em mim a ideia de que sempre se deve ir além numa competição. E eu passo isso para os meus atletas. Até hoje, quem treina comigo por bastante tempo aprende a levantar mais na competição do que no treino, e não estamos treinando fraco.

Para você se tornar um treinador de levantamento bem-sucedido, deve acreditar ser um dos maiores responsáveis pelo sucesso na plataforma de competição. Você vai treinar os atletas, vai ajudá-los a desenvolver uma dieta que lhes permitirá treinar com mais eficiência e vai projetar um treino que garanta que estejam fisicamente preparados para atingir o auge na competição. Também irá afetar a atitude deles diante da jornada, para que acreditem que estarão no seu auge durante a competição.

Após cada competição, você deve determinar se seus atletas tiveram uma boa *performance* ou não de acordo com inúmeros fatores, que incluem: recordes pessoais, melhora na técnica, segurança na *performance* e atitude. Precisa descobrir qual foi seu papel no sucesso e nas falhas, e, depois, tentar entender o que precisa mudar na próxima *performance* ou se realmente precisa modificar algo! Algumas coisas precisarão de mudanças; outras você não será capaz de mudar, pois são intrínsecas ao perfil do levantador.

Se você não estiver acostumado à reflexão e à autoavaliação, deve desenvolver essa prática, ou perderá muito tempo e esforço como treinador. Como talvez possa não ter muita companhia como técnico em formação, é preciso encontrar sua própria maneira de melhorar suas habilidades de determinar objetivamente a eficácia de seu papel no desenvolvimento dos atletas.

Fazendo amizade com outros treinadores

Isso é algo que acredito ser um diferencial de outros treinadores bem-sucedidos e, ao mesmo tempo, contraintuitivo para a maioria das atividades de treinador que você precisa dominar.

Treinar levantamento de peso é um tipo de atividade bem solitária e reclusa. Você passa horas e horas na academia treinando os atletas e muito pouco do que você realmente faz é reconhecido pelos de fora. Na maioria das situações, não há outros treinadores trabalhando com você, e os atletas não são seus colegas. É importante saber que os atletas têm, e devem mesmo ter, outras prioridades dentro da área. Como treinador, você é amplamente responsável pelos resultados de seus atletas e precisa lidar com isso diariamente. Acaba por se acostumar a fazer as coisas de forma monástica.

Por esses motivos, ter amigos treinadores é essencial para o seu crescimento. As amizades costumam ser feitas nas competições, mas podem ocorrer em reuniões de organizações ou em simples visitas a academias. O importante é fazer esses contatos e interagir. Às vezes, é reconfortante descobrir que treinadores de elite estão tendo os mesmos problemas que você e também não sabem como resolvê-los.

É nessas sessões interativas que você descobrirá conceitos, ideias, sensações, motivações, atitudes e abordagens que transformarão a maneira como abordará o seu próprio método. As informações sobre técnicas e porcentagens provavelmente não serão o assunto dominante, mas, sim, o modo de pensar como treinador. Quando tiver feito amizades, descobrirá quais técnicos têm os *insights* mais valiosos a se levar em conta.

Conclusão

Analisando friamente, esta é uma lista bem extensa para alguém que acaba de embarcar na jornada de treinador, mas tudo aqui irá melhorar sua experiência e torná-la mais gratificante. Este livro foi escrito tendo em mente que esse tipo de informação ainda não havia sido reunido em um formato conveniente para ser empregado por treinadores de levantamento de peso. Para usar este material de forma eficaz, é preciso ser técnico na modalidade, e este capítulo foi escrito para cutucar aqueles que ainda não são treinadores e incentivá-los a dar os primeiros passos.

Boa sorte! Espero que aproveite a jornada!

REFERÊNCIAS

Ajan, T.; Baroga, L. *Weightlifting For All Sports*. 1988.

Baker, G. *The United States Weightlifting Federation Coaching Manual*. Volume 3: Training Program Design. 1982.

Bruner, R.; Tabachnik, B. *Soviet Training and Recovery Methods*. 1990, pp. 151-243.

Medvedyev, A.S. *A System of Multi-Year Training in Weightlifting*. Translated by Andrew Charniga, Jr. 1989.

Medvedyev, A.S. *A System of Multi-Year Training in Weightlifting*. Translated by Andrew Charniga, Jr. 1995.

Volgarev, M.N; Korovnikov, K.A.; Valovaya, N.I.; Azizbekgan, G.A. Essentials of Nutrition for Athletes. *Soviet Sports Review*, vol 22, no 4, pp. 195-198, 1988.

Yessis, M. *Secrets of Soviet Sports Fitness and Training*. 1987, pp. 151-182.

INTRODUÇÃO AO PROGRAMA DE TREINAMENTO DE 20 SEMANAS

Por *Bob Takano* – Membro do Hall da Fama do Levantamento de Peso dos EUA

Este programa de 20 semanas foi escrito para os meus levantadores enquanto eles treinavam, durante o verão de 1998, para campeonatos americanos ocorridos em dezembro do mesmo ano. Eu tornei isso um objeto de estudo.

Também incluí a análise da tabela que fiz para acompanhar o que estava fazendo.* Depois de examiná-la, encontrei uma média de 389 repetições por semana durante um período de 20 semanas. Para um ano de 50 semanas, isso levava a 19.455 repetições, um volume apropriado para um levantador Mestre do Esporte. A maioria dos meus atletas mais talentosos executou bem esse treinamento, embora estivessem sob condições totalmente amadoras.

O que fiz foi montar uma tabela com colunas para cada uma das porcentagens (intensidade). Coloquei o meu planejamento em 100% para arranques, arremessos (primeiro tempo e segundo tempo são contados como repetições separadas), agachamento livre e agachamento frontal, e o programa executou a aritmética para preencher com os dados necessários. Ao lado de cada coluna de porcentagem, coloquei colunas para as repetições. O programa também acompanha essas repetições. Eu inseri as séries manualmente. O programa contabilizou o total de séries ao fim de cada microciclo, mesociclo e o macrociclo completo.

Realcei o último dia de cada semana em amarelo e o último dia de cada mês em laranja, para facilitar o acompanhamento.

A planilha era atualizada com os totais e as médias a cada semana e a cada mês, para as repetições, as séries e as cargas.

As duas últimas colunas acompanham a média semanal e mensal de cargas, respectivamente, que são calculadas pela divisão da carga pelo volume de cada período de tempo.

Descobri, no cálculo final, que meu valor K era de 40,36, o qual está dentro da variação recomendada.

*N. do E.: para visualizar a tabela de análise do programa de 20 semanas, o leitor deverá acessar o *link* https://objetos.institutophorte.com.br/phorte/programa20.pdf.

APÊNDICE

Levantamento de peso da galera de Van Nuys[1] para os campeonatos americanos de 1998

Este é um programa completo de treinamento multiperíodo, com um ciclo reduzido na nona semana, com vistas a uma competição, e que foi utilizado para o máximo proveito de um treinamento formal. O ciclo volta para a fase preparatória após um breve intervalo, da mesma forma que o agachamento retorna ao início de cada sessão. Os dias de treinamento mais pesado podem ser divididos em duas sessões diárias.

Semana 1

Dia 1 – Segunda-feira, 27 de julho
1) Agachamento livre: 60%/4, 70%/4, (75%/4)3 20:20:20
2) Arranque: 60%/3, 70%/3, (75%/3)3 15:35:35
3) Arremesso: 60%/3+1, 70%/3+1, (75%/3+1)3 20:55:55
4) Arranque com levantamento terra: (85%/4)4 16:71:71
5) Desenvolvimento: (X/5)4 20:91:91
Abdominais: (X/20)3

Dia 2 – Terça-feira, 28 de julho
1) Agachamento livre: 60%/3, 70%/3, (80%/3)2 12:12:103
2) Arranque em pé: 60%/4, 65%/4, (70%/2)3 14:26:127
3) Arremesso em pé: 60%/4+1, 65%/4+1, (70%/2+1)3 19:45:146
4) Primeiro tempo do arremesso com levantamento terra: (80%/5)4 20:65:166
Abdominais: (X/15)3

Dia 3 – Quarta-feira, 29 de julho
1) Agachamento livre: 60%/4, 70%/4, (75%/3)3 17:17:183
2) Arranque: 60%/2, 70%/2, 80%/2, 85%/2 08:25:191
3) Arremesso: 60%/2+1, 70%/2+1, 80%/2+1, 85%/2+1 12:37:203
4) Levantamento terra romeno: (80%/5)4 20:57:213
Abdominais: (X/20)4

[1] N. do E.: bairro de Los Angeles.

Dia 4 – Quinta-feira, 30 de julho
1) Agachamento frontal: 60%/4, 70%/4, (75%/4)3 20:20:233
2) Arranque em pé: 60%/4, 65%/4, (70%/3)3 17:37:250
3) Arremesso em pé: 60%/4+1, 65%/4+1, (70%/3+1)3 22:59:272
4) Agachamento de arranque: 60%/3, (70%/3)3 12:71:284
5) Desenvolvimento: (X/5)4 20:91:304

Dia 5 – Sexta-feira, 31 de julho
1) Agachamento livre: 60%/3, 70%/3, 80%/3, 85%/1 10:10:314
2) Arranque em suspensão: 60%/3, 70%/3, (75%/3)3 15:25:329
3) Arremesso em suspensão: 60%/3, 70%/3, (75%/3)3 15:40:344
4) Arranque com levantamento terra sobre plataforma: (85%/4)4 16:56:360
Abdominais: (X/20)4

Dia 6 – Sábado, 1º de agosto
1) Agachamento livre: 60%/4, 70%/4, 80%/4, 85%/3 15:15:375
2) Arranque em pé: 60%/3, 65%/3, 70%/3, 60%/3, 65%/3 15:30:390
3) Arremesso em pé: 60%/3+1, 65%/3+1, 70%/3+1, 60%/3+1, 65%/3+1 20:50:410
4) Desenvolvimento com impulso: 60%/4, 65%/4, (70%/2)2 12:62:422
5) Levantamento terra romeno: (80%/5)4 20:82:432
Abdominais: (X/20)3

Semana 2

Dia 1 – Segunda-feira, 3 de agosto
1) Agachamento livre: 60%/4, 70%/4, (80%/4)4 24:24:24
2) Arranque: 60%/4, 70%/4, (80%/4)3 20:44:44
3) Arremesso: 60%/4+1, 70%/4+1, (80%/4+1)3 25:69:69
4) Levantamento terra romeno: (85%/5)4 20:89:89
5) Desenvolvimento: (X/5)4 20:109:109
Abdominais: (X/20)4

Dia 2 – Terça-feira, 4 de agosto
1) Agachamento livre: 60%/3, 70%/3, (80%/3)2 12:12:121
2) Arranque em pé + desenvolvimento com impulso + agachamento de arranque: 60%/3+3+3, 65%/3+3+3, (70%/2+2+2)3 36:48:157
3) Primeiro tempo do arremesso em pé + agachamento frontal + segundo tempo do arremesso: 60%/3+3+3, 65%/3+3+3, (70%/2+2+2)3 36:84:193
4) Arranque com extensão: (85%/4)4 16:100:209
Abdominais: (X/20)3

Dia 3 – Quarta-feira, 5 de agosto

1) Agachamento frontal: 60%/4, 70%/4, (80%/4)2	16:16:225
2) Arranque: 60%/2, 70%/2, (80%/2)3	10:26:235
3) Arremesso: 60%/2+1, 70%/2+1, (80%/2+1)3	15:41:250
4) Primeiro tempo do arremesso com extensão: (85%/4)4	16:57:266
Abdominais: (X/25)3	

Dia 4 – Quinta-feira, 6 de agosto

1) Agachamento livre: 60%/4, 70%/4, (80%/4)2	16:16
2) Arranque: 60%/4, 70%/4, (80%/4)3	20:36
3) Arremesso: 60%/4+1, 70%/4+1, (80%/4+1)2	20:56
4) Levantamento terra romeno: (85%/5)5	25:81
5) Desenvolvimento com impulso: 60%/4, 65%/4, (70%/3)2	14:95:361

Dia 5 – Sexta-feira, 7 de agosto

1) Agachamento livre: 60%/3, 70%/3, (80%/3)3	15:15
2) Arranque em pé: 60%/4, 65%/4, (70%/3)3	17:32
3) Arremesso em pé: 60%/4+1, 65%/4+1, (70%/3+1)2	18:50
4) Arranque com puxada alta: (80%/5)4	20:70
5) Levantamento bom-dia: (X/8)4	32:102:463

Dia 6 – Sábado, 8 de agosto

1) Agachamento frontal: 60%/3, 70%/3, 80%/3, 85%/2, 80%/3	14:14
2) Arranque: 60%/2, 70%/2, 80%/2, (85%/2)2	10:24
3) Arremesso: 60%/2+2, 70%/2+2, (80%/2+2)3	20:44
4) Arranque com puxada alta: (85%/3)4	12:56
5) Desenvolvimento: (X/5)4	20:76:539
Abdominais: (X/25)4	

Semana 3

Dia 1 – Segunda-feira, 10 de agosto

1) Agachamento livre: 60%/4, 70%/4, 80%/4, 85%/4, (80%/4)2	24:24
2) Arranque: 60%/4, 70%/4, 80%/4, 85%/3, 80%/4, 85%/2	21:45
3) Arremesso: 60%/4+1, 70%/4+1, 80%/4+1, 85%/3+1, 80%/4+1, 85%/2+1	27:72
4) Arranque com puxada alta: (85%/4)4	16:88
5) Desenvolvimento com impulso: 60%/4, 65%/4, (70%/4)3	20:108:108
Abdominais: (X/25)4	

Dia 2 – Terça-feira, 11 de agosto

1) Agachamento livre: 60%/3, 70%/3, (80%/3)3 — 15:15

2) Arranque em pé + desenvolvimento com impulso + agachamento de arranque: 60%/3+3+3, 65%/3+3+3, (70%/3+3+3)3 — 45:60

3) Primeiro tempo do arremesso em pé + agachamento frontal + segundo tempo do arremesso: 60%/3+3+3, 65%/3+3+3, (70%/3+3+3)3 — 45:105

4) Levantamento terra romeno: (90%/4)5 — 20:125

5) Desenvolvimento: (X/5)4 — 20:145:253

Dia 3 – Quarta-feira, 12 de agosto

1) Agachamento livre: 60%/3, 70%/3, 80%/3, 85%/3, 90%/1 — 13:13

2) Arranque: 60%/2, 70%/2, 80%/2, 85%/2 — 08:21

3) Arremesso: 60%/2+1, 70%/2+1, 80%/2+1, 85%/2+1 — 12:33

4) Primeiro tempo do arremesso com levantamento terra (descer em 10 segundos): (80%/3)5 — 15:48:301

Abdominais: (X/25)3

Dia 4 – Quinta-feira, 13 de agosto

1) Agachamento frontal: 60%/4, 70%/4, 80%/4, 85%/4, (80%/4)2 — 24:24

2) Arranque em pé + desenvolvimento com impulso + agachamento de arranque: 60%/3+3+3, 65%/3+3+3, (70%/3+3+3)3 — 45:69

3) Primeiro tempo do arremesso em pé + agachamento frontal + segundo tempo do arremesso : 60%/3+3+3, 65%/3+3+3, (70%/3+3+3)3 — 45:114

4) Desenvolvimento com impulso: 60%/4, 65%/4, (70%/4)2 — 16:130:331

Abdominais: (X/20)4

Dia 5 – Sexta-feira, 14 de agosto

1) Agachamento livre: 60%/3, 70%/3, 80%/3, 85%/3, 80%/3, 85%/2 — 17:17

2) Arranque: 60%/3, 70%/3, 80%/3, 85%/3, 80%/3, 85%/2 — 17:34

3) Arremesso: 60%/3+1, 70%/3+1, 80%/3+1, 85%/3+1, 80%/3+1 — 20:54

4) Primeiro tempo do arremesso com puxada alta: (85%/4)5 — 20:74

5) Desenvolvimento: (X/6)4 — 24:98:429

Dia 6 – Sábado, 15 de agosto

1) Agachamento livre: 60%/5, 70%/5, (80%/5)2 — 20:20

2) Arranque em pé: 60%/3, 65%/3, (70%/3)4 — 18:38

3) Arremesso em pé: 60%/3+1, 65%/3+1, (70%/3+1)2 — 16:54

4) Arranque com extensão: (90%/4)4 — 16:68

5) Primeiro tempo do arremesso com extensão: (85%/4)4 — 16:84

6) Levantamento bom-dia: (X/8)4 — 32:116:647

Semana 4

Dia 1 – Segunda-feira, 17 de agosto

1) Agachamento livre: 60%/3, 70%/3, 80%/3, (85%/3)2	15
2) Arranque: 60%/3, 70%/3, 80%/3, 85%/2	11:26
3) Arremesso: 60%/3+1, 70%/3+1, 80%/3+1, 85%/2+1	15:41
4) Arranque com extensão: (90%/4)4	16:57
5) Desenvolvimento: (X/5)4	20:77:77
Abdominais: (X/25)4	

Dia 2 – Terça-feira, 18 de agosto

1) Agachamento livre: 60%/4, 70%/4, (80%/4)2	16:16
2) Arranque em pé: 60%/3, 65%/3, (70%/3)3	15:31
3) Arremesso em pé: 60%/3+1, 65%/3+1, (70%/3+1)3	20:51
4) Levantamento terra romeno: (85%/5)4	20:71
5) Desenvolvimento com impulso: 60%/3, (70%/3)3	12:83:160
Abdominais: (X/20)3	

Dia 3 – Quarta-feira, 19 de agosto

Repouso

Dia 4 – Quinta-feira, 20 de agosto

1) Agachamento frontal: 60%/4, 70%/4, (80%/4)3	20:20
2) Arranque: 60%/2, 70%/2, 80%/2, (85%/2)2	10:30
3) Arremesso: 60%/2+1, 70%/2+1, 80%/2+1, (85%/2+1)2	15:45
4) Primeiro tempo do arremesso com extensão: (85%/4)4	16:61
5) Levantamento bom-dia: (X/8)4	32:93:253

Dia 5 – Sexta-feira, 21 de agosto

Repouso

Dia 6 – Sábado, 22 de agosto

1) Agachamento livre: 60%/3, 70%/3, 80%/3, 85%/3, 90%/1	13:13
2) Arranque em pé: 60%/3, 65%/3, 70%/3, 75%/1	10:23
3) Arremesso em pé: 60%/3+1, 65%/3+1, 70%/3+1, 75%/1+1	14:37
4) Levantamento terra romeno: (90%/4)4	16:53
5) Desenvolvimento: (X/5)4	20:73:326
Abdominais: (X/25)4	

Semana 5

Dia 1 – Segunda-feira, 24 de agosto

1) Agachamento livre: 60%/5, 70%/5, (80%/5)4 30:30
2) Arranque: 60%/4, 70%/4, 80%/4, (85%/4)3 24:54
3) Arremesso: 60%/4+1, 70%/4+1, (80%/4+1)3 25:79
4) Arranque com puxada alta: (90%/4)4 16:95
5) Desenvolvimento: (X/5)4 20:115:115

Abdominais: (X/25)4

Dia 2 – Terça-feira, 25 de agosto

1) Agachamento livre: 60%/3, 70%/3, 80%/3, (85%/3)4 21:21
2) Arranque em pé + desenvolvimento com impulso + agachamento de arranque: 60%/3+3+3, 65%/3+3+3, (70%/3+3+3)3 45:66
3) Primeiro tempo do arremesso em pé + agachamento frontal + segundo tempo do arremesso em pé: 60%/3+3+3, 65%/3+3+3, (70%/3+3+3)3 45:111
4) Primeiro tempo do arremesso com extensão: (90%/4)4 16:127
5) Levantamento bom-dia: (X/8)4 32:160:275

Dia 3 – Quarta-feira, 26 de agosto

1) Agachamento frontal: 60%/4, 70%/4, (80%/4)3 20:20
2) Arranque: 60%/2, 70%/2, 80%/2, 85%/2 08:28
3) Arremesso: 60%/2+1, 70%/2+1, 80%/2+1, 85%/2+1 12:40
4) Levantamento terra romeno: (90%/5)4 20:60:335

Abdominais: (X/20)4

Dia 4 – Quinta-feira, 27 de agosto

1) Agachamento livre: 60%/5, 70%/5, 80%/5, 85%/4, 80%/4, 85%/3 26:26
2) Arranque em pé + agachamento de arranque: 60%/3+3, 65%/3+3, (70%/3+3)3 30:56
3) Primeiro + segundo tempo do arremesso em pé: 60%/3+3, 65%/3+3, (70%/3+3)3 30:86
4) Arranque com extensão: (85%/5)5 25:111
5) Desenvolvimento: (X/5)4 20:131:466

Dia 5 – Sexta-feira, 28 de agosto

1) Agachamento livre: 60%/3, 70%/3, 80%/3, (85%/3)2 15:15
2) Arranque: 60%/4, 70%/4, (85%/4)3 20:35

3) Arremesso: 60%/4+1, 70%/4+1, (80%/4+1)3 — 25:60
4) Desenvolvimento com impulso: 60%/4, 65%/4, (70%/4)3 — 20:80:546
Abdominais: (X/20)4

Dia 6 – Sábado, 29 de agosto
1) Agachamento frontal: 60%/4, 70%/4, 80%/4, (85%/3)3 — 21:21
2) Arranque em pé: 60%/4, 65%/4, (70%/4)4 — 24:45
3) Arremesso em pé: 60%/4+1, 65%/4+1, (70%/4+1)3 — 20:65
4) Primeiro tempo do arremesso com puxada alta: (85%/4)5 — 20:85
5) Levantamento bom-dia: (X/8)4 — 32:122:663

Semana 6

Dia 1 – Segunda-feira, 31 de agosto
1) Arranque: 60%/4, 70%/4, (80%/4)4 — 24:24
2) Arremesso: 60%/4+1, 70%/4+1, (80%/4+1)3 — 25:49
3) Segundo tempo do arremesso em pé, atrás do pescoço: 60%/3, (70%/3)3 — 12:61
4) Arranque com extensão: (80%/4, 90%/3)4 — 28:89
5) Primeiro tempo do arremesso com levantamento terra, com duas paradas: (85%/3)4 — 12:101
6) Agachamento livre: 60%/3, 70%/3, 80%/3, 85%/2 — 11:112:112
Salto vertical: (X/3)4

Dia 2 – Terça-feira, 1º de setembro
1) Agachamento livre: 60%/4, 70%/4, (80%/4)4 — 24:24
2) Arranque em pé + agachamento de arranque: 60%4+3, 65%/3+3, (70%/3+3)2 — 25:49
3) Primeiro + segundo tempo do arremesso em pé: 60%/3+3, 65%/3+2, (70%/3+2)2 — 21:70
4) Primeiro tempo do arremesso com puxada alta: 80%/3, 85%/3, (90%/2)4 — 14:84:196
Abdominais: (X/25)3

Dia 3 – Quarta-feira, 2 de setembro
1) Arranque: 60%/2, 70%/2, (80%/2)4 — 12:12
2) Arremesso: 60%/2+2, 70%/2+2, (80%/2+1)3 — 17:29
3) Primeiro tempo do arremesso em pé + desenvolvimento com impulso: 60%/1+3, 65%/1+3, (70%/1+3)3 — 20:49
4) Levantamento bom-dia: (X/8)4 — 32:81:277

Dia 4 – Quinta-feira, 3 de setembro

1) Agachamento livre: 60%/3, 70%/3, 80%/3, 85%/2, (75%/3)3 20:20

2) Arranque com extensão + arranque: 60%/3+1, 70%/3+1, (80%/3+1)3 20:40

3) Primeiro tempo do arremesso + agachamento frontal + segundo tempo do arremesso: 60%/1+3+1, 70%/1+3+1, (75%/1+3+1)3 25:65

Salto vertical: (X/4)4

4) Arranque com levantamento terra sobre plataforma: (90%/4)4 16:81

5) Desenvolvimento: (X/5)4 20:101:378

Abdominais: (X/25)4

Dia 5 – Sexta-feira, 4 de setembro

1) Arranque em pé + desenvolvimento com impulso: 60%/3+3, 65%/3+3, (70%/2+3)3 22:22

2) Primeiro tempo do arremesso em pé: 60%/4, 65%/4, (70%/3)3 17:39

3) Primeiro tempo do arremesso com extensão + primeiro tempo do arremesso: (80%/5)5 25:64

4) Agachamento frontal: 60%/3, 70%/3, (80%/3)2 12:76:454

Abdominais: (X/20)4

Dia 6 – Sábado, 5 de setembro

1) Agachamento livre: 60%/2, 70%/2, 80%/2, 85%/2 08:08

2) Arranque: 60%/2, 70%/2, 80%/2, 85%/2 08:16

3) Primeiro tempo do arremesso com extensão + primeiro tempo do arremesso: 60%/3+1, 70%/3+1, (75%/3+1)3 20:36

4) Segundo tempo do arremesso em pé, atrás do pescoço: 60%/4, 65%/4, (70%/3)3 17:51

5) Levantamento bom-dia: (X/8)4 32:83:537

Abdominais: (X/25)3

Semana 7

Dia 1 – Segunda-feira, 7 de setembro

1) Arranque: 60%/2, 70%/2, 80%/2, 85%/2, 90%/1, 80%/2, 85%/2 13:13

2) Arremesso: 60%/2+1, 70%/2+1, 80%/2+1, 85%/2+1, 90%/1+1, 80%/2+1, 85%/2+1 20:33

3) Arranque com extensão: (95%/3)5 15:48

4) Agachamento livre: 60%/3, 70%/3, 80%/3, (85%/3)3 18:66

5) Desenvolvimento: (X/4)4 16:82:82

Abdominais: (X/25)3

Dia 2 – Terça-feira, 8 de setembro

1) Arranque em pé: 60%3, 65%/3, 70%/3, 75%/1, 65%/3, 70%/3	16:16
2) Arremesso em pé: 60%/3+1, 65%/3+1, 70%/3+1, 75%/1+1, 65%/3+1, 70%/3+1	22:38
3) Primeiro tempo do arremesso com extensão: (90%/3)4	15:53
4) Agachamento livre: 60%2, 70%/2, 80%/2, 85%/2, 90%/1	09:62:144
Abdominais: (X/20)4	

Dia 3 – Quarta-feira, 9 de setembro

1) Arranque: 60%/1, 70%/1, 80%/1, 85%/1, 90%/1, (80%/3)3	14:14
2) Arremesso: 60%/1+1, 70%/1+1, 80%/1+1, 85%/1+1, 90%/1+1, (80%/3+1)3	22:36
3) Levantamento terra romeno: (85%/4)4	16:52:196
Abdominais: (X/25)4	

Dia 4 – Quinta-feira, 10 de setembro

Repouso

Dia 5 – Sexta-feira, 11 de setembro

1) Arranque em pé: 60%/4, 65%/4, (70%/4)3	20:20
2) Arremesso em pé: 60%/4+1, 65%/4+1, (70%/4+1)3	25:45
3) Agachamento frontal + segundo tempo do arremesso: 70%/2+2, (80%/2+2)4	20:65
4) Agachamento frontal: (85%/3)4	12:77
5) Desenvolvimento: (X/4)4	16:93:299

Dia 6 – Sábado, 12 de setembro

1) Arranque: 60%/2, 70%/2, 80%/2, (85%/2)3	12:12
2) Arremesso: 60%/2+1, 70%/2+1, 80%/2+1, (85%/2+1)3	18:30
3) Levantamento terra romeno: (90%/4)4	16:46
4) Desenvolvimento com impulso: 60%/4, 65%/4, (70%/4)2	16:62:361
Abdominais: (X/25)4	

Semana 8

Dia 1 – Segunda-feira, 14 de setembro

1) Arranque: 60%/1, 70%/1, 80%/1, (85%/1, 90%/1, 95%/1)3	12:12
2) Arremesso: 60%/1+1, 70%/1+1, 80%/1+1, (85%/1+1, 90%/1+1, 95%/1+1)3	24:36
3) Agachamento frontal: 60%/1, 70%/1, 80%/1, (85%/1, 90%/1, 95%/1)3	12:48
4) Arranque com extensão: (95%/3)4	12:60
5) Desenvolvimento: (X/4)4	16:76:76

Dia 2 – Terça-feira, 15 de setembro

1) Arranque: 60%/2, 70%/2, 80%/2, (85%/2)2 — 10:10
2) Arremesso: 60%/2+1, 70%/2+1, 80%/2+1, 85%/2+1 — 12:22
3) Primeiro tempo do arremesso com extensão: (90%/3)4 — 12:34
4) Agachamento livre: 60%/3, 70%/3, 80%/3, (85%/3)2 — 15:49:125

Abdominais: (X/20)4

Dia 3 – Quarta-feira, 16 de setembro

1) Arranque em pé: 60%/1, (65%/1, 70%/1, 75%/1)3 — 10:10
2) Arremesso em pé: 60%/1+1, (65%/1+1, 70%/1+1, 75%/1+1)3 — 20:30
3) Desenvolvimento com impulso: 60%/3, 65%/3, (70%/2)3 — 12:42
4) Levantamento bom-dia: (X/4)4 — 16:48:173

Dia 4 – Quinta-feira, 17 de setembro

Repouso

Dia 5 – Sexta-feira, 18 de setembro

1) Arranque: 60%/1, 70%/1, 80%/1, (85%/1, 90%/1, 95%/1)3 — 12:12
2) Arremesso: 60%/1+1, 70%/1+1, 80%/1+1, (85%/1+1, 90%/1+1, 95%/1+1)3 — 24:36
3) Agachamento frontal: 60%/3, 70%/3, 80%/3, 85%/3, (90%/1)3 — 15:51
4) Desenvolvimento: (X/3)4 — 12:63:236

Dia 6 – Sábado, 19 de setembro

1) Arranque: 60%/2, 70%/2, 80%/2, 85%/2 — 08:08
2) Arremesso: 60%/2+1, 70%/2+1, 80%/2+1, 85%/2+1 — 12:20
3) Arranque com extensão: (90%/3)4 — 12:32
4) Primeiro tempo do arremesso com extensão: (85%/3)3 — 09:41:277

Abdominais: (X/20)4

Semana 9

Dia 1 – Segunda-feira, 21 de setembro

1) Arranque: 60%/1, 70%/1, 80%/1, 85%/1 — 04:04
2) Arremesso: 60%/1+1, 70%/1+1, 80%/1+1, 85%/1+1 — 08:12
3) Agachamento frontal: 60%/2, 70%/2, 80%/2, 85%/2 — 08:20
4) Desenvolvimento: (X/4)4 — 16:36:36

Dia 2 – Terça-feira, 22 de setembro

1) Arranque em pé: 60%/2, (70%/2)3 — 08:08
2) Arremesso em pé: 60%/2+1, (70%/2+1)3 — 12:20
3) Agachamento livre: 60%/3, (70%/3)3 — 12:32:68

Dia 3 – Quarta-feira, 23 de setembro
Repouso

Dia 4 – Quinta-feira, 24 de setembro
1) Arranque em pé: (60%/2)3 06:06
2) Arremesso em pé: (60%/2+1)3 09:15
3) Agachamento frontal: 60%/3, (70%/3)2 09:24:92

Dia 5 – Sexta-feira, 25 de setembro
Repouso

Dia 6 – Sábado, 26 de setembro
Competição

Semana 10

Dia 1 – Segunda-feira, 28 de setembro
1) Agachamento livre: 60%/4, 70%/4, (80%/4)3 20:20
2) Arranque em pé: 60%/4, 65%/4, (70%/3)3 17:37
3) Arremesso em pé: 60%/4+2, 65%/4+2, (70%/3+2)3 27:64
4) Levantamento terra romeno: (80%/5)4 20:84
5) Desenvolvimento em pé: 60%/4, 65%/4, (70%/3)3 17:101:101

Dia 2 – Terça-feira, 29 de setembro
1) Agachamento livre: 60%/3, 70%/3, 80%/3, 85%/2, 90%/1 12:12
2) Arranque: 60%/3, 70%/3, (80%/3)4 18:30
3) Arremesso: 60%/3+1, 70%/3+1, (80%/3+1)3 20:50
4) Arranque com levantamento terra: (90%/4)5 20:70
5) Arranque em suspensão com puxada alta: (90%/3)4 12:82:183

Dia 3 – Quarta-feira, 30 de setembro
1) Agachamento frontal: 60%/4, 70%/4, (80%/4)3 20:20
2) Arranque: 60%/2, 70%/2, (80%/2)2 08:28
3) Arremesso: 60%/2+1, 70%/2+1, (80%/2+1)2 12:40
4) Primeiro tempo do arremesso com extensão: (85%/3)4 12:52:235

Dia 4 – Quinta-feira, 1º de outubro
1) Agachamento livre: 60%/3, 70%/3, 80%/3, (85%/3)4 18:18
2) Arranque em pé + agachamento de arranque: 60%/3+3, 65%/3+3, (70%/2+3)3 27:45
3) Arremesso em pé: 60%/3+2, 65%/3+2, (70%/2+2)3 22:67
4) Levantamento terra romeno: (85%/4)4 16:83
5) Desenvolvimento: (X/5)4 20:103:338

Dia 5 – Sexta-feira, 2 de outubro

1) Agachamento frontal: 60%/3, 70%/3, 80%/3, 85%/3, 90%/1, 80%/3, 85%/2 18:18
2) Arranque: 60%/2, 70%/2, 80%/2, (85%/2)2 10:28
3) Arremesso: 60%/2+1, 70%/2+1, 80%/2+1, (85%/2+1)2 15:43
4) Arranque com extensão: (90%/3)5 15:58:396

Dia 6 – Sábado, 3 de outubro

1) Agachamento livre: 60%/4, 70%/4, (80%/4)2 16:16
2) Arranque em pé: 60%/4, 65%/4, (70%/3)3 17:33
3) Arremesso em pé: 60%/4+2, 65%/4+2, (70%/3+1)3 24:57
4) Primeiro tempo do arremesso com puxada alta: (80%/4)4 16:73
5) Desenvolvimento: (X/5)4 20:98:494

Semana 11

Dia 1 – Segunda-feira, 5 de outubro

1) Agachamento livre: 60%/5, 70%/5, (80%/5)3 25:25
2) Arranque: 60%/4, 70%/4, 80%/4, 85%/3, 80%/4 19:44
3) Arremesso: 60%/4+1, 70%/4+1, 80%/4+1, 85%/3+1, 80%/4+1 24:68
4) Arranque com puxada alta: (85%4)4 16:84
5) Levantamento bom-dia: (X/6)4 24:108:108

Dia 2 – Terça-feira, 6 de outubro

1) Agachamento livre: 60%/3, 70%/3, (80%/3)3 15:15
2) Arranque em pé + desenvolvimento com impulso + agachamento de arranque: 60%/3+3+3, 65%/3+3+3, (70%/2+2+2)3 36:51
3) Primeiro tempo do arremesso em pé + agachamento frontal + segundo tempo do arremesso: 60%/3+3+3, 65%/3+3+3, (70%/2+2+2)3 36:87
4) Levantamento terra romeno: (85%/4)4 16:103
5) Desenvolvimento: (X/5)4 20:123:231

Dia 3 – Quarta-feira, 7 de outubro

1) Agachamento livre: 60%/3, 70%/3, 80%/3, 85%/3 12:12
2) Arranque: 60%/2, 70%/2, 80%/2, 85%/2 08:20
3) Arremesso: 60%/2+1, 70%/2+1, 80%/2+1, 85%/2+1 12:32
4) Arranque com extensão: (85%/4, 90%/1)2 10:42:273

Abdominais: (X/25)4

Dia 4 – Quinta-feira, 8 de outubro

1) Agachamento frontal: 60%/5, 70%/5, (80%/5)3	25:25
2) Arranque: 60%/4, 70%/4, (80%/4)3	20:45
3) Arremesso: 60%/4+1, 70%/4+1, (80%/4+1)3	25:70
4) Levantamento terra romeno: (85%/5)4	20:90
5) Desenvolvimento: (X/5)4	20:110:383

Dia 5 – Sexta-feira, 9 de outubro

1) Agachamento livre: 60%/3, 70%/3, (80%/3)4	18:18
2) Arranque em pé: 60%/4, 65%/4, (70%/4)3	20:38
3) Arremesso em pé: 60%/4+1, 65%/4+1, (70%/4+1)3	25:63
4) Primeiro tempo do arremesso com extensão: (85%/4)5	20:83
5) Levantamento bom-dia: (X/8)4	32:115:498

Dia 6 – Sábado, 10 de outubro

1) Agachamento livre: 60%/4, 70%/4, 80%/4, 85%/4	16:16
2) Arranque: 60%/2, 70%/2, 80%/2, 85%/2	08:24
3) Arremesso: 60%/2+1, 70%/2+1, 80%/2+1, 85%/2+1	12:36
4) Desenvolvimento com impulso: 60%/4, 65%/4, (70%/3)3	17:53
5) Arranque em suspensão com puxada alta: (80%/4)4	16:79:577
Abdominais: (X/25)4	

Semana 12

Dia 1 – Segunda-feira, 12 de outubro

1) Agachamento livre: 60%/4, 70%/4, 80%/4, (85%/4)4	28:28
2) Arranque: 60%/3, 70%/3, 80%/3, (85%/3)4	21:49
3) Arremesso: 60%/3+1, 70%/3+1, 80%/3+1, (85%/3+1)3	24:73
4) Segundo tempo do arremesso em pé: 60%/4, 65%/4, (70%/4)3	20:93:93

Dia 2 – Terça-feira, 13 de outubro

1) Agachamento livre: 60%/2, 70%/2, 80%/2, 85%/2, (90%/2)2	12:12
2) Arranque: 60%/2, 70%/2, 80%/2, 85%/2, 90%/1	09:21
3) Arremesso: 60%/2+1, 70%/2+1, 80%/2+1, 85%/2+1, 90%/1+1	14:35
4) Arranque com puxada alta: (90%/3)5	15:50:143

Dia 3 – Quarta-feira, 14 de outubro

Repouso

Dia 4 – Quinta-feira, 15 de outubro

1) Agachamento livre: 60%/4, 70%/4, (80%/4)2	16:16
2) Arranque em pé: 60%/3, 65%/3, (70%/3)3	15:31
3) Arremesso em pé: 60%/3+1, 65%/3+1, (70%/3+1)3	20:51
4) Primeiro tempo do arremesso com extensão: (90%/3)5	15:66
5) Desenvolvimento: (X/5)4	20:86:229

Dia 5 – Sexta-feira, 16 de outubro

1) Agachamento frontal: 60%/4, 70%/4, 80%/4, (85%/4)3	24:24
2) Arranque: 60%/2, 70%/2, 80%/2, (85%/2)4	14:38
3) Arremesso: 60%/2+1, 70%/2+1, 80%/2+1, (85%/2+1)3	18:56
4) Levantamento bom-dia: (X/6)4	24:80:309

Dia 6 – Sábado, 17 de outubro

1) Agachamento livre: 60%/2, 70%/2, (80%/2)3	10:10
2) Arranque com extensão: (90%/4)5	20:30
3) Primeiro tempo do arremesso com extensão: (85%/4)5	20:50
4) Desenvolvimento: (X/4)4	16:66:375

Semana 13

Dia 1 – Segunda-feira, 19 de outubro

1) Agachamento livre: 60%/4, 70%/4, 80%/4, (85%/4)3	24:24
2) Arranque: 60%/4, 70%/4, 80%/4, (85%/3)3	21:45
3) Arremesso: 60%/4+1, 70%/4+1, 80%/4+1, (85%/3+1)3	27:72
4) Arranque com extensão: (90%/4)4	16:88
5) Desenvolvimento: (X/5)4	20:108:108

Dia 2 – Terça-feira, 20 de outubro

1) Agachamento livre: 60%/3, 70%/3, 80%/3, 85%/3	12:12
2) Arranque em pé + desenvolvimento com impulso + agachamento de arranque: 60%/3+3+3, 65%/3+3+3, (70%/3+3+3)3	45:57
3) Primeiro tempo do arremesso em pé + agachamento frontal + segundo tempo do arremesso: 60%/3+3+3, 65%/3+3+3, (70%/3+3+3)3	45:102
4) Primeiro tempo do arremesso com extensão: (85%/4)4	16:118:226

Dia 3 – Quarta-feira, 21 de outubro

1) Agachamento frontal: 60%/4, 70%/4, 80%/4, (85%/3)3	21:21
2) Arranque: 60%/2, 70%/2, 80%/2, 85%/2	08:29
3) Arremesso: 60%/2+1, 70%/2+1, 80%/2+1, 85%/2+1	12:41

4) Levantamento terra romeno: (90%/5)4 20:61
5) Desenvolvimento com impulso: 60%/4, 65%/4, (70%/3)3 17:78:304
Abdominais: (X/25)4

Dia 4 – Quinta-feira, 22 de outubro
1) Agachamento livre: 60%/4, 70%/4, 80%/4, (85%/3)2 18:18
2) Arranque em pé: 60%/4, 65%/4, (70%/4)4 24:42
3) Arremesso em pé: 60%/4+1, 65%/4+1, (70%/4+1)4 30:72
4) Arranque com puxada alta: (90%/3)5 15:87
5) Levantamento bom-dia: (X/8)4 32:119:423

Dia 5 – Sexta-feira, 23 de outubro
1) Agachamento livre: 60%/4, 70%/4, 80%/4, 85%/3 15:15
2) Arranque: 60%/3, 70%/3, 80%/3, 85%/3 12:27
3) Arremesso: 60%/3+1, 70%/3+1, 80%/3+1, 85%/3+1 16:43
4) Clean com puxada alta: (90%/4)4 16:59
5) Desenvolvimento: (X/5)4 20:79:502
Abdominais: (X/25)4

Dia 6 – Sábado, 24 de outubro
1) Agachamento livre: 60%/3, 70%/3, (80%/3)3 15:15
2) Arranque em pé: 60%/4, 65%/4, 70%/4, 65%/4 16:31
3) Arremesso em pé: 60%/4+1, 65%/4+1, 70%/4+1, 65%/4+1 20:51
4) Levantamento terra romeno: (90%/5)4 20:71:573

Semana 14

Dia 1 – Segunda-feira, 26 de outubro
1) Arranque: 60%/1, 70%/1, 80%/1, 85%/1, 90%/1 (80%/3)3 14:14
2) Arremesso: 60%/1+1, 70%/1+1, 80%/1+1, 85%/1+1, 90%/1+1, (80%/3+1)3 22:36
3) Arranque com extensão: (90%/3)4 12:48
4) Segundo tempo do arremesso em pé: 60%/3, 65%/3, (70%/3)3 15:63
5) Agachamento livre: 60%/3, 70%/3, 80%/3, 85%/3,
90%/1, (80%/3)3 22:85:85

Dia 2 – Terça-feira, 27 de outubro
1) Arranque em pé: 60%/1, 65%/1, 70%/1, 75%/1, (70%/3)3 13:13
2) Arremesso em pé: 60%/1+1, 65%/1+1, 70%/1+1, 75%/1+1,
(70%/3+1)3 20:33
3) Primeiro tempo do arremesso com extensão: (85%/3)5 15:48
4) Agachamento livre: 60%/2, 70%/2, 80%/2, 85%/2, 90%/1 09:57:142

Dia 3 – Quarta-feira, 28 de outubro

1) Arranque: 60%/2, 70%/2, 80%/2, 85%/2 08:08

2) Arremesso: 60%/2+1, 70%/2+1, 80%/2+1, 85%/2+1 12:20

3) Agachamento frontal: 60%/3, 70%/3, 80%/3, (85%/3)3 18:38:180

Dia 4 – Quinta-feira, 29 de outubro

1) Arranque: 60%/1, 70%/1, 80%/1, 85%/1, 90%/1 (80%/3)3 14:14

2) Arremesso: 60%/1+1, 70%/1+1, 80%/1+1, 85%/1+1, 90%/1+1, (80%/3+1)3 22:38

3) Arranque com extensão: (90%/3)5 15:53

4) Agachamento livre: 60%/1, 70%/1, 80%/1, 85%/1, 90%/1, (80%/3)3 14:67

5) Desenvolvimento: (X/5)4 20:87:267

Dia 5 – Sexta-feira, 30 de outubro

1) Arranque: 60%/1, 70%/1, 80%/1, 85%/1, 90%/1 05:05

2) Arremesso: 60%/1+1, 70%/1+1, 80%/1+1, 85%/1+1, 90%/1+1 10:15:282

Dia 6 – Sábado, 31 de outubro

1) Arranque em pé: 60%/3, 65%/3, (70%/3)3 15:15

2) Arremesso em pé: 60%/3+1, 65%/3+1, (70%/3 +1)3 20:35

3) Primeiro tempo do arremesso com extensão: (85%/3, 90%/1)4 16:51

4) Agachamento frontal: 60%/1, 70%/1, 80%/1, 85%/1, (80%/3)3 16:67

5) Levantamento bom-dia: (X/6)4 24:91:373

Semana 15

Dia 1 – Segunda-feira, 2 de novembro

1) Arranque: 60%/1, 70%/1, 80%/1, 85%/1, (90%/1)2, (80%/3)3 15:15

2) Arremesso: 60%/1+1, 70%/1+1, 80%/1+1, 85%/1+1, (90%/1+1)2, (80%/3+1)3 24:39

3) Arranque com extensão: (95%/3)5 15:54

4) Agachamento frontal: 60%/3, 70%/3, 80%/3, 85%/2, 90%/1, 80%/3, 85%/2 17:71:71

Abdominais: (X/25)4

Dia 2 – Terça-feira, 3 de novembro

1) Arranque em pé: 60%/1, 65%/1, 70%/1, (75%/1)2, (70%/3)3 14:14

2) Arremesso em pé: 60%/1+1, 65%/1+1, 70%/1+1, (75%/1+1)2, (70%/3+1)3 22:36

3) Primeiro tempo do arremesso com extensão: (90%/3)4 12:48

4) Agachamento livre: 60%/2, 70%/2, 80%/2, 85%/2, 90%/2 10:58:129

Abdominais: (X/20)4

Dia 3 – Quarta-feira, 4 de novembro

1) Arranque: 60%/1, 70%/1, 80%/1, 85%/1, 90%/1 05:05
2) Arremesso: 60%/1+1, 70%/1+1, 80%/1+1, 85%/1+1, 90%/1+1 10:15
3) Arranque com extensão: (90%/3)4 12:27
4) Agachamento frontal: 60%/2, 70%/2, 80%/2, 85%/2, 90%/2 10:37:166

Abdominais: (X/25)4

Dia 4 – Quinta-feira, 5 de novembro

1) Arranque em pé: 60%/2, 65%/2, (70%/2)2 08:08
2) Arremesso em pé: 60%/2+1, 65%/2+1, (70%/2+1)2 12:20
3) Primeiro tempo do arremesso com extensão: (85%/3)4 12:32:198

Abdominais: (X/25)4

Dia 5 – Sexta-feira, 6 de novembro

Repouso

Dia 6 – Sábado, 7 de novembro

Competição

Semana 16

Dia 1 – Segunda-feira, 9 de novembro

1) Arranque: 60%/1, 70%/1, 80%/1, 85%/1, (90%/1)3, (80%/3)3 16:16
2) Arremesso: 60%/1+1, 70%/1+1, 80%/1+1, 85%/1+1, (90%/1+1)3, (80%/3+1)3 26:42
3) Arranque com extensão: (100%/3)4 12:54
4) Agachamento frontal: 60%/1, 70%/1, 80%/1, 85%/1, (90%/1)3, (80%/3)3 16:70
5) Desenvolvimento: (X/4)4 16:86:86

Dia 2 – Terça-feira, 10 de novembro

1) Arranque: 60%/2, 70%/2, (80%/2)4 12:12
2) Arremesso: 60%/2+1, 70%/2+1, (80%/2+1)4 18:30
3) Primeiro tempo do arremesso com extensão: (90%/3)4 12:42
4) Agachamento frontal: 60%/3, 70%/3, (80%/3)3 15:57:143

Abdominais: (X/20)4

Dia 3 – Quarta-feira, 11 de novembro

1) Arranque em pé: 60%/1, 65%/1, 70%/1, 75%/1, (70%/3)3 13:13
2) Arremesso em pé: 60%/1+1, 65%/1+1, 70%/1+1, 75%/1+1, (70%/3+1)3 20:33
3) Agachamento livre: 60%/3, 70%/3, 80%/3, 85%/3, 90%/1 13:46:189

Abdominais: (X/25)4

Dia 4 – Quinta-feira, 12 de novembro
Repouso

Dia 5 – Sexta-feira, 13 de novembro
1) Arranque: 60%/1, 70%/1, 80%/1, 85%/1, 90%/1, 80%/1, 85%/1 07:07
2) Arremesso: 60%/1+1, 70%/1+1, 80%/1+1, 85%/1+1, 90%/1+1, 80%/1+1, 85%/1+1 14:21
3) Arranque com extensão: (100%/3)5 15:36
4) Agachamento frontal: 60%/2, 70%/2, 80%/2, 85%/2, 90%/2, 80%/2, 85%/2 14:50
5) Desenvolvimento: (X/5)4 20:70:259
Abdominais: (X/25)4

Dia 6 – Sábado, 14 de novembro
1) Arranque em pé: 60%/2, 65%/2, 70%/2, 65%/2, 70%/2 10:10
2) Arremesso em pé: 60%/2+1, 65%/2+1, 70%/2+1, 65%/2+1, 70%/2+1 15:25
3) Primeiro tempo do arremesso com extensão: (90%/3)4 12:37
4) Agachamento livre: 60%/3, 70%/3, 80%/3, (85%/3, 90%/1, 95%/1)3 24:61
5) Levantamento bom-dia: (X/5)4 20:81:340

Semana 17

Dia 1 – Segunda-feira, 16 de novembro
1) Arranque: 60%/1, 70%/1, 80%/1, (85%/1, 90%/1, 95%/1)3 12:12
2) Arremesso: 60%/1+1, 70%/1+1, 80%/1+1, (85%/1+1, 90%/1+1, 95%/1+1)3 24:36
3) Arranque com extensão: (95%/3)5 15:51
4) Agachamento frontal: 60%/1, 70%/1, 80%/1, (85%/1, 90%/1, 95%/1)3 12:63
5) Desenvolvimento: (X/3)4 12:75:75

Dia 2 – Terça-feira, 17 de novembro
1) Arranque: 60%/2, 70%/2, 80%/2, 85%/2 08:08
2) Arremesso: 60%/2+1, 70%/2+1, 80%/2+1, 85%/2+1 12:20
3) Primeiro tempo do arremesso com extensão: (90%/3)5 15:35
4) Agachamento frontal: 60%/2, 70%/2, 80%/2, 85%/2, 80%/2 10:45:120
Abdominais: (X/20)4

Dia 3 – Quarta-feira, 18 de novembro
1) Arranque em pé: 60%/1, (65%/1, 70%/1, 75%/1)3 10:10
2) Arremesso em pé: 60%/1+1, (65%/1+1, 70%/1+1, 75%/1+1)3 20:30
3) Segundo tempo do arremesso em pé: 60%/3, 65%/3, (70%/3)3 15:45
4) Agachamento livre: 60%/2, 70%/2, 80%/2, 85%/2, 90%/1 09:54:174

Dia 4 – Quinta-feira, 19 de novembro
Repouso

Dia 5 – Sexta-feira, 20 de novembro
1) Arranque: 60%/1, 70%/1, 80%/1, (85%/1, 90%/1, 95%/1)3 12:12
2) Arremesso: 60%/1+1, 70%/1+1, 80%/1+1,
(85%/1+1, 90%/1+1, 95%/1+1)3 24:36
3) Arranque com puxada alta: (90%/3)5 15:51
4) Agachamento frontal: 60%/2, 70%/2, 80%/2, 85%/2, 90%/2, 95%/1 11:62
5) Levantamento bom-dia: (X/4)4 16.78:252

Dia 6 – Sábado, 21 de novembro
1) Arranque em pé: 60%/2, 65%/2, (70%/2)3 10:10
2) Arremesso em pé: 60%/2+1, 65%/2+1, (70%/2+1)3 15:25
3) Agachamento frontal + segundo tempo do arremesso: (80%/2+2)4 16:41
4) Agachamento livre: 60%/3, 70%/3, 80%/3, 85%/3, 90%/2,
80%/3, 85%/2 19:60
5) Desenvolvimento: (X/4)4 16:76:328
Abdominais: (X/25)4

Semana 18

Dia 1 – Segunda-feira, 23 de novembro
1) Arranque: repetições únicas a máximas (máx.-10, máx.-5, máx.)2 12:12
2) Arremesso: repetições únicas a máximas (máx.-10, máx.-5, máx.)2 24:36
3) Arranque com extensão: (100%/2)4 08:44
4) Agachamento frontal: repetições únicas a máximas
(máx.-10, máx.-5, máx.)2 12:56:56

Dia 2 – Terça-feira, 24 de novembro
1) Arranque: 60%/2, 70%/2, 80%/2, (85%/2)2 10:10
2) Arremesso: 60%/2+1, 70%/2+1, 80%/2+1, (85%/2+1)2 15:25
3) Primeiro tempo do arremesso com extensão: (95%/2)4 08:33
4) Levantamento bom-dia: (X/4)4 16:49:105

Dia 3 – Quarta-feira, 25 de novembro

1) Arranque em pé: repetições únicas a máximas (máx.-10, máx.-5, máx.)2 — 11:11
2) Arremesso em pé: repetições únicas a máximas (máx.-10, máx.-5, máx.) — 22:33
3) Agachamento livre: 60%/2, 70%/2, 80%/2, 85%/2, 90%/2, 95%/1 — 11:44
4) Desenvolvimento: (X/3)4 — 12:56:161

Dia 4 – Quinta-feira, 26 de novembro

Repouso

Dia 5 – Sexta-feira, 27 de novembro

1) Arranque: repetições únicas a máximas (máx.-10, máx.-5, máx.)2 — 12:12
2) Arremesso: repetições únicas a máximas (máx.-10, máx.-5, máx.)2 — 24:36
3) Agachamento frontal: repetições únicas a máximas (máx.-10, máx.-5, máx.) — 12:48
4) Arranque com extensão: (100%/2)4 — 08:56:217

Dia 6 – Sábado, 28 de novembro

1) Arranque em pé: repetições únicas a máximas (máx.-10, máx.-5, máx.)2 — 11:11
2) Arremesso em pé: repetições únicas a máximas (máx.-10, máx.-5, máx.) — 22:33
3) Desenvolvimento: (X/3)4 — 12:45:262

Semana 19

Dia 1 – Segunda-feira, 30 de novembro

1) Arranque: repetições únicas a máximas (máx.-10, máx.-5, máx.) — 9:9
2) Arremesso: repetições únicas a máximas (máx.-10, máx.-5, máx.) — 18:27
3) Agachamento frontal: repetições únicas a máximas (máx.-10, máx.-5, máx.) — 9:36:36

Dia 2 – Terça-feira, 1º de dezembro

1) Arranque em pé: 60%/2, (65%/2, 70%/2, 75%/1)3 — 17:17
2) Arremesso em pé: 60%/2+1, (65%/2+1, 70%/2+1, 75%/1+1)3 — 27:44
3) Agachamento livre: 60%/3, 70%/3, 80%/3, (85%/3)3 — 18:62:98

Dia 3 – Quarta-feira, 2 de dezembro

Repouso

Dia 4 – Quinta-feira, 3 de dezembro

1) Arranque: 60%/1, 70%/1, 80%/1, 85%/1, 90%/1, 85%/1 06:06

2) Arremesso: 60%/1+1, 70%/1+1, 80%/1+1, 85%/1+1, 90%/1+1, 85%/1+1 12:28

3) Arranque com extensão: (100%/2)4 08:36

4) Agachamento frontal: 60%/2, 70%/2, 80%/2, 85%/2, (90%/2)2 12:48:146

Dia 5 – Sexta-feira, 4 de dezembro

Repouso

Dia 6 – Sábado, 5 de dezembro

1) Arranque: 60%/2, 70%/2, 80%/2, 85%/2 08:08

2) Arremesso: 60%/2+1, 70%/2+1, 80%/2+1, 85%/2+1 12:20

3) Primeiro tempo do arremesso com extensão: (85%/3)4 12:32

4) Desenvolvimento: (X/3)4 12:44:190

Semana 20

Dia 1 – Segunda-feira, 7 de dezembro

1) Arranque: 60%/1, 70%/1, 80%/1, 85%/1 04:04

2) Arremesso: 60%/1+1, 70%/1+1, 80%/1+1, 85%/1+1 08:12

3) Agachamento frontal: 60%/2, 70%/2, 80%/2, 85%/2 08:20

4) Desenvolvimento: (X/3)4 12:32:32

Dia 2 – Terça-feira, 8 de dezembro

1) Arranque em pé: 60%/2, 65%/2, 70%/1 05:05

2) Arremesso em pé: 60%/2+1, 65%/2+1, 70%/1+1 08:13:45

Dia 3 – Quarta-feira, 9 de dezembro

1) Arranque em pé: (60%/2)3 06:06

2) Arremesso em pé: (60%/2+1)3 09:15

3) Agachamento livre com salto: (50%/2)3 06:21:66

Dia 4 – Quinta-feira, 10 de dezembro

Repouso

Dia 5 – Sexta-feira, 11 de dezembro

Atividade?

Dia 6 ou 7

Competição

Sobre o Livro
Formato: 17 x 24 cm
Mancha: 11,8 x 19,4 cm
Papel: Offset 90g
nº páginas: 296
1ª edição: 2022

Equipe de Realização
Assistência editorial
Liris Tribuzzi

Edição de texto
Gerson Silva (Supervisão de revisão)
Roberta Heringer de Souza Villar (Preparação do original e copidesque)
Gerson Silva (Revisão)

Editoração eletrônica
Évelin Kovaliauskas Custódia (Adaptação de capa e diagramação)

Impressão
Lis